临床前基础医学综合实验教程

第三版

主　编　张鸣号　姜怡邓

主　审　李桂忠

副主编　田　珏　杨晓玲　马胜超　张慧萍

编　委　（按姓氏笔画排序）

马　婷（宁夏医科大学）
马胜超（宁夏医科大学）
王大军（宁夏医科大学）
王晓晖（山西医科大学）
王登科（宁夏医科大学）
王慷慨（中南大学湘雅医学院）
卢　剑（北京大学第三医院）
田　珏（宁夏医科大学）
毕　海（上海市第一人民医院）
孙玉宁（宁夏医科大学）
孙建民（宁夏医科大学）
杜贤进（武汉大学人民医院）
李建宁（宁夏医科大学）
李桂忠（宁夏医科大学）
杨安宁（宁夏医科大学）
杨晓明（宁夏医科大学）
杨晓玲（宁夏医科大学）
肖俊杰（上海大学医学院）
吴倩倩（宁夏医科大学）
邱　艳（上海大学医学院）
何继德（北京大学第三医院）
沈　静（浙江大学医学院）
宋美怡（同济大学附属同济医院）
张　茜（宁夏医科大学）
张鸣号（宁夏医科大学）
张慧萍（湖南省妇幼保健院）
周　娅（宁夏医科大学）
周　勇（中南大学湘雅医学院）
胡优敏（上海交通大学医学院）
姜怡邓（宁夏医科大学）
秦　毅（宁夏医科大学）
秦凯悦（宁夏医科大学）
党　洁（宁夏医科大学）
高玉婧（宁夏医科大学）
郭建红（山西医科大学）
曹相玫（宁夏医科大学）
常　越（宁夏医科大学）
彭　涛（宁夏医科大学）
韩　梅（宁夏医科大学）
管茶香（中南大学湘雅医学院）
廖玉辉（南方医科大学）

秘　书　张玉玲（宁夏医科大学）

科学出版社

北　京

内 容 简 介

本教材分为十八章，第一至十七章为动物实验，内容涉及脊髓损伤、糖尿病、急性细菌性腹膜炎、酸碱平衡紊乱、失血性休克及其抢救、血液循环功能障碍、缺氧与呼吸功能不全、实验性肝损害致肝功能障碍、急性肾衰竭、乳腺癌分子诊断、产前诊断、梅毒分子诊断、脓毒症、有机磷农药中毒及其解救、急性胃溃疡、泌尿系统梗阻和检测 *KIT* 基因在胃肠道间质瘤中的突变等内容。第十八章为虚拟仿真实验，以 ESP 虚拟仿真病人和虚拟动物为基础，模拟临床疾病的发病场景和发病过程，内容涉及急性肺水肿及其救治、气胸、一氧化碳中毒及其救治、支气管哮喘急性发作、失血性休克及其救治、慢性阻塞性肺疾病合并呼吸衰竭、唐氏综合征产前诊断、急性肾衰竭及其救治等国家级和省级一流本科（虚拟仿真）课程。

本书可供医学类专业学生使用。

图书在版编目（CIP）数据

临床前基础医学综合实验教程 / 张鸣号，姜怡邓主编. —3 版. —北京：科学出版社，2023.9

ISBN 978-7-03-076146-0

Ⅰ. ①临… Ⅱ. ①张… ②姜… Ⅲ. ①实验医学–医学院校–教材 Ⅳ. ①R-33

中国国家版本馆 CIP 数据核字（2023）第 151776 号

责任编辑：王 颖 / 责任校对：宁辉彩
责任印制：赵 博 / 封面设计：陈 敬

科学出版社 出版
北京东黄城根北街 16 号
邮政编码：100717
http://www.sciencep.com
天津市新科印刷有限公司印刷
科学出版社发行 各地新华书店经销
*
2008 年 9 月第 一 版 开本：787×1092 1/16
2023 年 9 月第 三 版 印张：14 1/2
2025 年 1 月第八次印刷 字数：353 000

定价：59.80 元

（如有印装质量问题，我社负责调换）

前　言

随着医学模式的转变，为社会培养应用性与创新性人才成为我国医学院校人才培养的宗旨。在医学教育蓬勃发展、各学科新知识和新技术不断涌现的今天，原有的基础医学教学模式已渐露弊端。虽然传统的以学科为中心的教学模式，即由医学基础课、专业基础课向专业课的顺序过渡，强调系统性的传统课程结构，效果肯定，但这个模式存在各学科课程间横向联系不够，基础课和临床课脱节，在基础阶段学生学习缺乏目的性，不能有效地激发学生学习的积极性，学生专业认同感不强，以及在临床实践过程中，普遍存在基础医学知识遗忘，不能有效运用基础医学知识分析临床案例的问题。因此，为解决医学教育理论与实践融合度不高、基础与临床脱节、学生实践操作能力和临床综合思维能力欠缺等教学中存在的问题，课程团队于 2008 年整合基础医学各学科内容，融入临床疾病，形成相互渗透、相互融合的实验课程体系，在全国首创“临床前基础医学综合实验”课程。

本教材充分贯彻党的二十大报告中关于教育、科技、人才是全面建设社会主义现代化国家的基础性、战略性支撑思想，以立德树人为根本任务，在探索淡化学科界限、整合课程内容的教学改革中，我们认识到实验教学并不仅仅是对理论课内容的验证，在实验过程中，由于个体间的差异，会产生许多需要用机体整体结构和功能关系来分析和解决的现象及问题，它是一个能将所学知识很好地连接起来的教学形式，而实施临床前期基础医学综合性课程教学是一种积极的探索模式，可以有效地增加基础与临床“双向渗透”的作用。临床前期指的是医学生从基础向临床过渡、从理论向实践过渡的阶段，是为进入临床阶段打下基础的关键时期。为了适应新时期人才培养的需要，结合我校的实际情况，对标新医科建设对医学人才培养的新要求，对标国家医学人才培养目标，秉持以学生发展为中心、以问题为导向、持续改进的教育教学理念，淡化学科界限，突出基础与临床间联系，加强基本理论、基础知识和基本技能培养的人才培养原则，创新性引入基于虚拟仿真技术和人工智能的场景化教学，把分散在各学科中的医学知识连成一个相互渗透、相互支撑的知识体系，使医学生在进入临床课程前较早地接触临床知识，充分调动学生主动学习的积极性，促使其由“要我学”，向“我要学”转变，通过复习相关知识，查阅有关文献，提出实施或治疗方案，提高医学生发现问题、分析问题、解决问题的能力，有利于应用型与创新型人才的培养。

为了使这门课程顺利实施，同时本着调动学生学习积极性的原则，我们编写了《临床前基础医学综合实验教程》。本教材分为十八章，第一至十七章为动物实验，内容涉及脊髓损伤、糖尿病、急性细菌性腹膜炎、酸碱平衡紊乱、失血性休克及其抢救、血液循环功能障碍、缺氧与呼吸功能不全、实验性肝损害致肝功能障碍、急性肾衰竭、乳腺癌分子诊断、产前诊断、梅毒分子诊断、脓毒症、有机磷农药中毒及其解救、急性胃溃疡、泌尿系统梗阻和检测 *KIT* 基因在胃肠道间质瘤中的突变等内容。第十八章为虚拟仿真实验，以标准化虚拟病人和虚拟动物为基础，模拟临床疾病的发病场景和发病过程，内容涉及失血性休克及其救治、急性肺水肿及其救治、气胸、一氧化碳中毒及其救治、支气管哮喘急性发作、急性心肌梗死及其救治、慢性阻塞性肺疾病合并呼吸衰竭、急性肾衰竭及其救治、唐氏综合征的产前诊断等国家级和省级一流本科（虚拟仿真）课程。本教材适合医学相关专业五年制本科学生在第三学年秋季教学中使用。

由于编者水平有限，本专业处在不断的探索阶段，教材的内容与形式难免存在不妥之处，恳请广大读者、同行和专家批评指正。

张鸣号　姜怡邓

2022 年 12 月

目　　录

第一章　脊 髓 损 伤

一、实验目的与要求

1. 复习脊髓的解剖形态结构。

2. 提高学生收集相关资料以及综合分析、解决问题的能力。

3. 开拓学生的逻辑推理和创新性思维能力，使学生了解临床诊治与科研的思路和基本过程。

4. 使学生充分认识神经系统的复杂性及重要性。

二、实 验 内 容

（一）解剖相关基础课程知识

本部分内容主要从脊髓的外形和内部结构两个方面加以介绍。

1. 脊髓的外形（图 1-1）　脊髓（spinal cord）表面借前、后两条位于脊髓正中的纵行沟分为对称的左、右两半。前面的纵沟较宽而深，称前正中裂；后面的纵沟较浅，称后正中沟。此外，在脊髓表面还有两对外侧沟，即前外侧沟和后外侧沟，分别有脊神经的前根和后根的根丝附着。

脊髓具有明显的节段性。组成每一对脊神经前、后根的根丝附着于脊髓的范围称为一个脊髓节段。因为脊神经有 31 对，脊髓也分为相应的 31 个节段：8 个颈节（C）、12 个胸节（T）、5 个腰节（L）、5 个骶节（S）和 1 个尾节（Co）。

在胚胎 3 个月以后，由于人体脊柱的生长速度较脊髓快，导致成人脊髓与脊柱的长度不相等，脊髓节段与脊柱节段不能完全对应。了解脊髓节段与椎骨的对应关系，对脊髓病变和麻醉平面的判断，具有重要的意义。成人的推算方法：上颈髓节（$C_{1\sim4}$）大致与同序数的椎骨相对应；下颈髓节（$C_{5\sim8}$）和上胸髓节（$T_{1\sim4}$）约与同序数椎骨的上 1 节椎体平对；中胸部脊髓节段（$T_{5\sim8}$）约与同序数椎骨的上 2 节椎体平对；下胸部脊髓节段（$T_{9\sim12}$）约与同序数椎骨的上 3 节椎体平对；腰髓节段平对第 10～12 胸椎；骶髓和尾髓节段约平对第 1 腰椎。故此，腰、骶、尾的脊神经前后根丝在脊髓蛛网膜下腔内下行一段距离再出相应的椎间孔，这些脊神经根丝形成马尾（图 1-2）。

2. 脊髓的内部结构　在脊髓的横切面上（图 1-3，图 1-4），可见椭圆形的脊髓由位于中部的“H”形（似蝶状）的灰质和位于灰质周围的白质组成，正中央为管腔狭小的中央管，纵贯脊髓全长，内含脑脊液。每侧灰质的前部扩大为前角；后部较狭细的部分为后角；前角和后角之间的区域称中间带。在胸髓和上腰髓（T_1～L_3）部，中间常向外伸出侧角，中央管前后的灰质为灰质前连合、灰质后连合，白质借脊髓表面的 3 条纵行沟分为 3 个索：前正中裂与前外侧沟之间的白质为前索；后外侧沟与后正中沟之间的白质为后索；前、后外侧沟之间的白质为外侧索。在灰质前连合的前方，有左、右穿插的横行纤维，称白质前连合；在后角基部的外侧与白质之间，灰质、白质混合交织为网状结构，颈部脊髓最为明显。

（1）脊髓灰质：由大小不等的多极神经元、神经胶质细胞和毛细血管等组成。在横切面上多数神经元的胞体集聚成群或成层，形成边界较分明的神经核（图 1-3）。在脊髓纵切面上，这些细胞群沿脊髓纵轴排列成柱。

根据 Rexed 等（1950 年）对脊髓灰质细胞构筑的研究，可以把脊髓灰质分成 10 个板层（图 1-3）。从后向前分别用罗马数字 Ⅰ～Ⅹ 命名。该分层模式已被广泛地用于描述脊髓灰质的构筑。

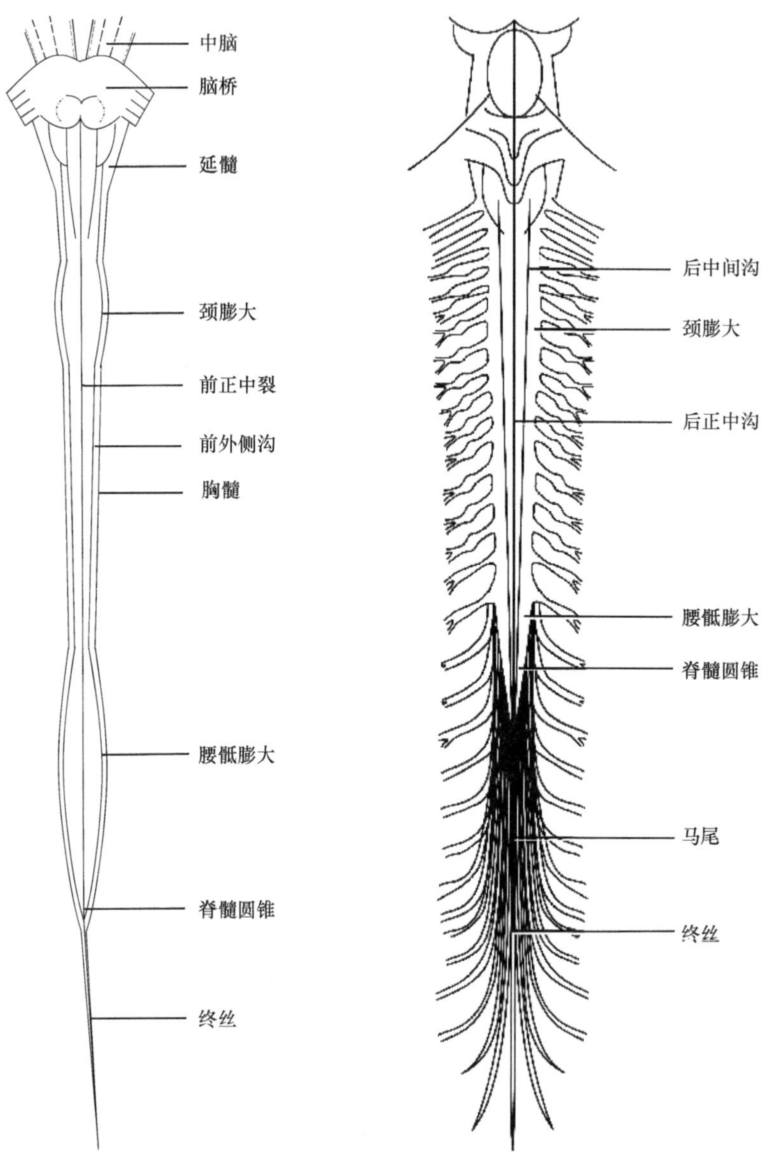

图 1-1 脊髓的外形

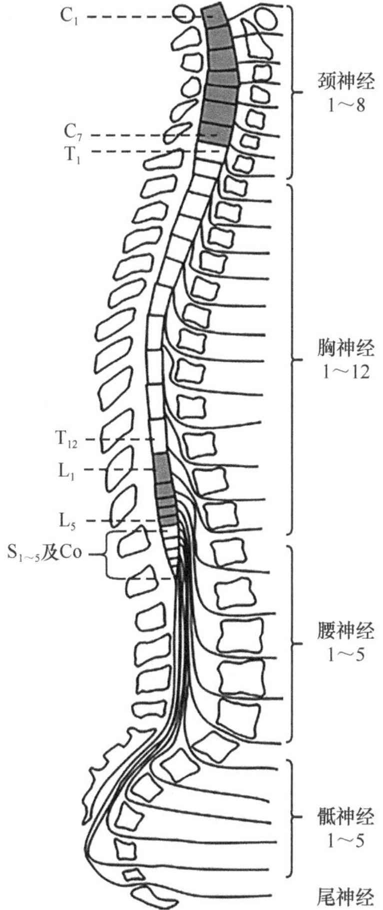

图 1-2 脊髓节段与椎骨序数的关系

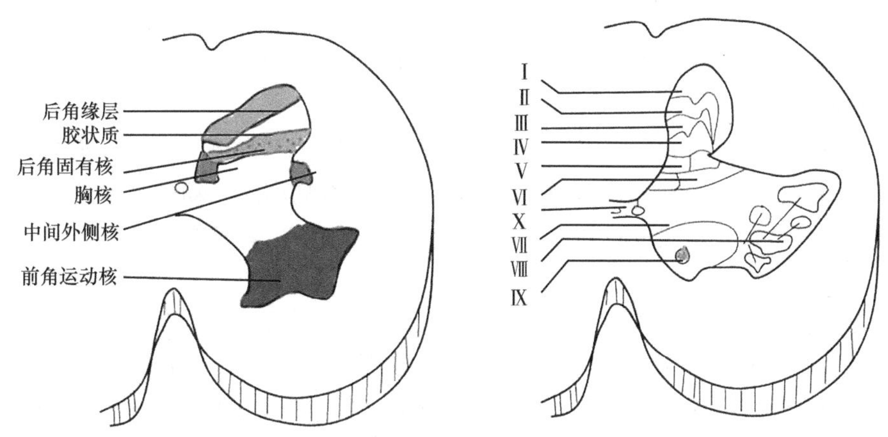

图 1-3 脊髓灰质分层和主要核团模式

Ⅰ层：边界不清，内含后角缘层，接受后根的传入纤维。

Ⅱ层：相当于胶状质，纵贯脊髓全长，由大量密集的小型细胞组成，对分析加工传入脊髓的感觉信息尤其是痛觉信息起重要作用。

Ⅲ层：与Ⅰ、Ⅱ层平行，神经元胞体较Ⅱ层略大。

Ⅳ层：较厚，细胞大小不一。Ⅲ、Ⅳ板层内含后角固有核，此两层接受大量的后根传入纤维。

Ⅴ层：位于后角颈部，可分为内、外两部分。外侧部细胞较大，与白质的边界不清，形成网状结构（网状核）。该部的许多细胞发出轴突越边到对侧，参与组成脊髓丘脑束。

Ⅵ层：位于后角基底部，于颈膨大、腰骶膨大处明显，主要接受与深部感觉有关的后索内传入纤维。

Ⅶ层：占据中间带大部，内含几个易于分辨的核团。中间外侧核位于 T_1～L_2（或 L_3）节段的侧角，是交感神经节前神经元胞体所在处，该核中的神经元发出节前纤维经前根入脊神经，再经白交通支到交感干。中间内侧核位于第Ⅹ层外侧，纵贯脊髓全长，接受后根内脏感觉纤维的传入。胸核又叫背核，该核仅见于 C_8～L_2 脊髓节段，位于后角根内侧部，发出纤维参与脊髓小脑后束的组成。骶副交感核，位于 $S_{2\sim4}$ 节段Ⅶ层的外侧部，是支配盆腔脏器的副交感神经节前神经元胞体所在的部位。

Ⅷ层：位于前角，由中间神经元组成，接受大量来自脑部的下行纤维，并发出纤维至第Ⅸ层的前角运动神经元。

Ⅸ层：位于前角最腹端，由前角运动神经元等组成。在颈膨大、腰骶膨大处，前角运动神经元分为内、外侧两群。内侧群称前角内侧核，位于前角腹内侧部，支配躯干固有肌，外侧群称前角外侧核，位于前角前外侧部，支配四肢肌。前角运动神经元包括 α-运动神经元和 γ-运动神经元。α-运动神经元支配跨关节的梭外骨骼肌纤维，直接引起关节的运动；γ-运动神经元胞体小，支配梭内骨骼肌纤维，调节肌张力。

脊髓前角运动神经元接受锥体系和锥体外系的下行信息，成为运动传导通路的最后通路。若前角运动神经元或其轴突受损，可导致其所支配的骨骼肌瘫痪并萎缩，肌张力降低，腱反射减退或消失，称为弛缓性瘫痪，如脊髓灰质炎。

Ⅹ层：为中央管周围的灰质，部分后根传入纤维终止于此层。

（2）脊髓白质：脊髓白质主要由纵行的纤维束构成，各纤维束的界线并不是很清楚，而且不少的纤维束之间相互重叠并行。因此，图 1-4 所提供的各纤维束的位置，仅表示该纤维束集中的部位。

脊髓白质中的纤维束包括长的上、下行纤维束和短的固有束。上行纤维束将各种感觉信息传递到脑干、小脑和丘脑等脑部；下行纤维束将脑部的运动信息下传到脊髓，短的固有纤维完成脊髓各节段间的联系，其起止均在脊髓内，紧靠灰质分布，组成脊髓固有束。

1）上行纤维束（或称感觉传导束）：①薄束和楔束，位于后索，是同侧后根内侧部粗纤维的直接延续。薄束起自同侧 T_5 以下脊神经节细胞的中枢突；楔束起自同侧 T_4 以上脊神经节细胞的中枢突。这些脊神经节细胞的周围突分布到躯干和四肢的肌、肌腱、关节、韧带、骨膜等深部感受器（本体感觉感受器）以及皮肤的精细触觉感受器；中枢突经后根内侧部入脊髓组成薄束、楔束上行，分别止于延髓下部的薄束核和楔束核。薄束和楔束分别传导来自身体同侧下半部和上半部的本体感觉（肌、肌腱、关节、骨膜的位置觉、运动觉和振动觉）以及精细触觉（如辨别两点之间的距离和物体的质地、纹理粗细）。②脊髓小脑后束，位于外侧索周边的后部，起自同侧 L_2 以上的背核，上行经小脑下脚止于小脑皮质。传导来自同侧躯干下部和下肢的本体感觉（肌梭和腱器），反馈其活动的信息至小脑，参与调节下肢肌张力和肌肉间的共济协调等过程。③脊髓小脑前束，位于外侧索周边的前部，起自双侧（以对侧为主）腰髓以下节段Ⅴ～Ⅸ层，经小脑上脚入小脑皮质。④脊髓丘脑束，分为位于外侧索前半部的脊髓丘脑侧束和位于前索的脊髓丘脑前束。脊髓丘脑束起自对侧脊髓灰质的Ⅰ层和Ⅳ～Ⅷ层细胞，以颈膨大、腰骶膨大处最为集中。纤维经白质前连合越边至对侧，在上 1～2 节对侧白质外侧索和前索上行，终止于背侧丘脑。脊髓丘脑束传导对侧半躯干和肢体的痛觉、温度觉和粗略触觉。一侧脊髓丘脑束损伤，对侧损伤平面 1～2 节以下区域痛温觉减退或消失。

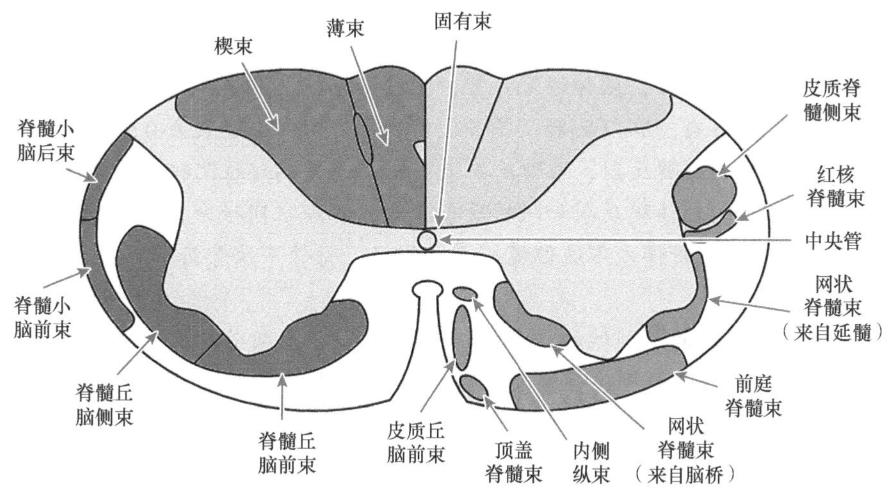

图 1-4　脊髓白质上、下行纤维束

2）下行纤维束（或称运动传导束）：①皮质脊髓束，起自大脑皮质中央前回中、上部和中央旁小叶前部，下行至延髓下部锥体，大部分纤维越边到对侧于脊髓侧索后部下行，称为皮质脊髓侧束。该束纵贯脊髓全长，沿途发出的纤维止于同侧脊髓灰质，支配上、下肢骨骼肌的随意运动。少数皮质脊髓束纤维在延髓不交义而直接下行于脊髓前索的最内侧称为皮质脊髓前束，该束止于双侧的前角运动神经元，支配双侧躯干肌的随意运动。因此，支配上、下肢骨骼肌随意运动的脊髓前角运动神经元，只接受对侧大脑皮质运动中枢的纤维，而支配躯干肌随意运动的前角运动神经元，则受双侧大脑皮质运动中枢的控制。②前庭脊髓束，起自前庭神经外侧核，向下行于同侧前索外侧部，止于板层Ⅷ和部分板层Ⅶ。主要兴奋躯干肌和肢体的伸肌，在调节身体平衡中起重要作用。③红核脊髓束，位于外侧索皮质脊髓侧束前方。该束起自中脑红核，纤维交叉至对侧在脊髓外侧索下行，终止于上位颈髓的Ⅴ～Ⅶ层，此束对支配屈肌的脊髓前角运动神经元有较强的兴奋作用，它与皮质脊髓束一起对肢体远端肌肉运动发挥重要影响。④顶盖脊髓束，起自对侧中脑上丘，纤维行经中脑水管周围灰质腹侧与被盖背侧之间，交叉越边下行于脊髓前索，止于上颈髓Ⅵ、Ⅶ层，参与完成视听反射。⑤网状脊髓束，起自脑桥和延髓网状结构，大部分纤维在同侧下行于白质前索和外侧索前内侧部，止于Ⅶ、Ⅷ层。该束主要参与对躯干和肢体近端肌肉运动的控制。⑥内侧纵束，主要起自双侧前庭神经核，于前索下行至颈髓，止于Ⅶ、Ⅷ层，主要协调眼球的运动和头、颈部的运动。

（二）临床典型病例分析、讨论与救治

要求同学们查阅所列病例涉及的相关临床学科内容，对病例进行分组讨论。分析患者引起左侧小腿瘫痪的原因和处理原则。

【临床病例 1-1】

患者，男，38 岁，入院前 3h 在高速公路上发生车祸，被人施救后即感觉胸部、腰背部剧烈疼痛，胸背部后突畸形明显，左侧下肢运动消失，右下肢麻木，大小便失禁，呼吸正常，双上肢活动良好，腹部无异常。X 线片检查：T_{10} 椎体骨折、畸形，左侧胫、腓骨下端骨折。

专科情况：头颅无异常，脑神经无异常，上肢活动好，胸背部后突畸形明显，压痛、叩痛明显。腹壁反射存在，肛门反射、提睾反射存在，左侧小腿肌力 0 级，膝以下疼痛觉消失，左足肿胀，左侧膝腱反射、跟腱反射未引出，左侧病理征阴性。右侧小腿外侧皮肤有擦伤，活动正常，右侧膝腱反射和跟腱反射正常，病理征阴性。

诊断：①T_{10} 爆裂骨折伴左下肢偏瘫。②左侧胫、腓骨下端骨折。

讨论：

（1）根据人体脊髓的解剖结构特点，分析第 10 胸椎爆裂骨折有可能损伤哪个脊髓节段？典型的左侧脊髓半横断损伤会累及脊髓中的哪些传导束与核团？患者将会有哪些临床体征？

（2）如何鉴别本临床病例中左下肢瘫痪是由第 10 胸椎爆裂骨折所致，还是由胫、腓骨骨折引起的？

【病因】

外伤、刃物刺伤或棒伤等引起脊髓切断，脊髓出血或脊柱骨折使脊髓挫伤，以及一般病毒感染引起的急性横贯性脊髓炎、周围神经病变、脊髓血管病变、脊髓压迫症、脊髓变性疾病等均可出现瘫痪。

【分类】

1. 弛缓性瘫痪 以双上肢或双下肢肌张力减低，腱反射减低或消失为特征。

（1）上运动神经元性：瘫痪程度不等，可以是不完全性或完全性。

（2）下运动神经元性：由于脊髓突然出现完全横断性病损导致脊髓休克状态，而主要表现为弛缓性瘫痪。

2. 痉挛性瘫痪

（1）脑性瘫痪：偶见于旁中央小叶脑膜瘤或大脑前动脉梗死。患者双下肢呈上运动神经元瘫痪。

（2）遗传性痉挛性截瘫：是一组家族性遗传性疾病。多于儿童期或青春期起病，男性多见。主要表现：缓慢起病，逐渐进展的双下肢痉挛性瘫痪，肌张力增高明显，行走时呈剪刀步态，病理反射阳性，多数患者伴有骨骼发育异常，如弓形足、平跖足等。头部 CT 及 MRI 多数正常。

（3）脊髓性瘫痪

1）胸髓病损性瘫痪：其横贯性损害的共同特点是双下肢上运动神经元损害，病灶以

下深浅感觉障碍，腱反射亢进。

2）腰髓以下各部位病损：包括腰骶膨大、圆锥及马尾三部分。这三部分病变后的共同特点：双下肢下运动神经元瘫痪、双下肢和鞍区疼痛及感觉障碍、尿道与肛门括约肌功能障碍。

（4）其他

1）多发性神经炎（末梢神经炎或多发性神经病）：临床以四肢远端对称性感觉、运动及自主神经功能障碍为特征。可在任何年龄发病，大部分患者症状经数周至数月的发展，临床表现为四肢远端对称性深浅感觉障碍，针刺感、蚁爬感、灼热感，以后可出现疼痛、痛觉过敏、感觉减退或消失，皮肤及肌肉有触痛或压痛，感觉障碍呈手套/袜套样，四肢远端对称性下运动神经元性运动障碍。

2）糖尿病性瘫痪。

3）马尾神经病变：表现双下肢弛缓性瘫痪。

4）急性感染性多发性神经炎：起病常有双下肢无力，并逐渐加重向上发展，瘫痪程度下肢重于上肢，呈弛缓性瘫痪，腱反射减弱或消失，无锥体束病损的体征。

【脊髓不同节段病损的临床特征】

1. 枕骨大孔区

（1）病因：外伤、肿瘤、脊髓空洞症、多发性硬化、寰枢椎脱位以及颅颈交界区的骨骼异常。

（2）症状：运动颈部时疼痛加剧。疼痛可放射至肩部或同侧臂部，痉挛性瘫痪表明运动系统受累。皮质脊髓束受压迫的典型表现，开始是同侧上臂肌无力，随即同侧下肢和上肢瘫痪。

2. 上位颈段脊髓 产生类似于枕骨大孔区压迫性病变的症状，患者的瘫痪可以表现为偏瘫，后进展成为四肢瘫。

3. 下位颈段脊髓和上位胸段脊髓 在 C_5～T_1 平面的脊髓和神经根压迫，最常见的症状为肩部或上臂的根性疼痛，后继发反射、运动和感觉障碍。

在 $C_{4\sim6}$ 平面的病变，则呈现上臂、前臂和拇指桡侧疼痛。

在 C_7～T_1 平面的病变，则呈现上臂、前臂和手的尺侧疼痛。

在 $T_{1\sim2}$ 平面的病变，则疼痛放射至肘部和手，而且伴有手的尺侧感觉异常。

在 C_7～T_2 平面的病变，则会造成手肌无力及肌萎缩。

4. 胸段脊髓平面 胸段脊髓平面病变病情发展很快，出现疼痛之后，很快出现瘫痪、感觉丧失和腱反射异常，最后发生括约肌功能障碍。

5. 腰段脊髓平面 腰骶膨大支配下肢运动，此处病变引起下肢弛缓性瘫痪，腰髓受损的感觉障碍在下肢及鞍区。

6. 脊髓圆锥和马尾 脊髓圆锥和马尾损伤的临床表现，见表 1-1。

表 1-1 脊髓圆锥和马尾损伤的临床表现

症状	圆锥损伤	马尾损伤
自发性疼痛	罕见且不严重；在会阴或大腿呈双侧性对称分布	往往很显著且严重，不对称性的根性分布
运动障碍	不严重，对称性，肌纤颤罕见	可以很严重，不对称性，瘫痪肌有纤维颤动

续表

症状	圆锥损伤	马尾损伤
感觉障碍	呈马鞍形，双侧，对称，感觉分离	呈马鞍形，可能不对称，无感觉分离
腱反射改变	圆锥上方损伤：仅跟腱反射消失 圆锥部损伤：跟腱反射和膝反射存在	跟腱反射和膝反射可能丧失
括约肌障碍	早期出现且严重（大小便失禁）	晚期出现，且不严重
急性性功能障碍	早期受累	不严重
起病形式	急性，且为双侧	逐渐起病，且为单侧

【外伤导致脊髓损伤后的抢救和治疗原则】

1. 急救搬运

（1）原则：对怀疑有脊柱、脊髓损伤者，一律按脊柱骨折处理。搬动伤员需 3～4 人，动作要轻柔，要协调一致，平起平放，勿使患者脊柱前后晃动或扭转。切忌一人抬上身，另一人搬腿的做法，因其不但会增加患者的痛苦，还可将碎骨片向后挤入椎管内，加重脊髓的损伤，可使脊髓与神经的部分挫伤变为完全断裂。

（2）正确搬运伤员的方法：采用担架，木板甚至门板运送。先使伤员双下肢伸直，木板放在伤员一侧，三人用手将伤员平托至木板上，或二三人采用滚动法，使伤员保持平直状态，成一整体滚动至木板上。有颈椎损伤者，应保持其颈部中立位，而头颈部两侧置沙袋以防摆动和扭转，如不得已使用软担架时，应让伤员呈俯卧位。并使伤员呈 30°～40°的头低足高位。

2. 治疗原则

（1）脊柱骨折、脱位的处理：若伤员有明显的脊柱骨折、脱位，应做颅骨牵引。采用合适的固定方法，防止因损伤部位的移动而产生脊髓的再损伤。一般采用颌枕带牵引或持续的颅骨牵引。

（2）脊髓损伤后的手术治疗

1）手术治疗：解除对脊髓的压迫和恢复脊柱的稳定性。

2）治疗原则：①开放性脊髓损伤的减压手术。首要任务是控制休克；其次是在应用抗生素的情况下进行及时、细致而彻底的清创术；对于脊髓组织和马尾神经有压迫迹象者，应做椎板切除术，去除游离骨片和异物。②依不同情况可进行脊髓减压手术、脊髓脊神经手术等。

（3）脊髓损伤的非手术疗法：减轻脊髓水肿和继发性损害。

1）脊髓损伤的局部降温疗法。

2）脊髓损伤的高压氧疗法。

3）脊髓损伤的药物疗法：①脱水疗法；②利尿剂；③肾上腺皮质激素；④抗儿茶酚胺药物；⑤抗纤维蛋白溶解药物；⑥低分子右旋糖酐。

（4）脊髓损伤患者的康复

1）思想教育：使患者树立战胜疾病的信心，并积极按照医嘱进行锻炼和康复治疗。

2）物理治疗：①按摩；②电疗；③水疗。

3）功能锻炼。

4）功能性电刺激。

5）职业训练。

6）畸形的防治：①畸形的预防；②畸形的矫治。

注意：肌力是指肌肉或肌群收缩的力量。肌力评定应用于评估肌力大小、确定肌力障碍程度、制定康复治疗方案、评定康复疗效、判断预后等方面。

肌力的分级如下。

0 级：肌肉完全麻痹，触诊肌肉完全无收缩力。

Ⅰ级：肌肉有主动收缩力，但不能带动关节活动（可见肌肉轻微收缩）。

Ⅱ级：可以带动关节水平活动，但不能对抗地心引力（肢体能在床上平行移动）。

Ⅲ级：能对抗地心引力做主动关节活动，但不能对抗阻力，肢体可以克服地心引力，能抬离床面。

Ⅳ级：能对抗较大的阻力，但比正常者弱（肢体能做对抗外界阻力的运动）。

Ⅴ级：正常肌力（肌力正常，运动自如）。

（三）动物实验

兔脊髓半横断模型制作、术后检查、观察与分析。

1. 实验材料

（1）实验动物：选用 1.5～2.5kg 健康的青紫蓝兔或中国白兔，雌雄不限等。

（2）实验试剂：10%水合氯醛溶液、75%乙醇溶液、生理盐水等。

（3）实验用品和仪器：消毒棉球、纱布、10ml 注射器、兔固定台、常用手术器械（如手术刀、组织剪、外科镊、止血钳、持针器、缝合针）、咬骨钳、开胸器、电动剃须刀、便携式吸尘器等。

2. 制作动物模型

（1）麻醉与体位：将实验兔用 10%水合氯醛（300～350mg/kg）自耳缘静脉缓慢注射麻醉药（1ml/min）后，俯卧位置于手术台上，固定四肢和头部，剃除背部（在 T_6 至 L_4 范围内）脊柱区兔毛，用便携式吸尘器吸去碎毛残渣。

（2）打开椎板：用碘伏消毒手术野，用手术刀沿 T_8 至 L_2 背部正中线棘突作一长切口，切开皮下脂肪和深筋膜直达棘突及棘上韧带，将椎旁肌从棘突和椎板表面剥离牵开，显露出 $T_{10\sim12}$ 的椎板和棘突。用咬骨钳咬除 $T_{10\sim12}$ 的棘突，小心咬除 $T_{10\sim12}$ 的椎板，暴露脊髓。在打开椎板时要注意避免损伤血管，如有出血可用棉球止血。

（3）半横断脊髓：在显露的脊髓背部正中剪开硬脊膜和蛛网膜，纵向做一切口，用锋利的尖刀片在脊髓后正中沟处，快速向一侧横行断离脊髓。如发现一侧躯体及下肢痉挛性抽搐后瘫痪，则证明已断离脊髓成功，仔细止血，依次连续缝合椎旁肌和筋膜，间断缝合皮肤，然后消毒切口周围皮肤，并用纱布覆盖包扎伤口。

（4）术后护理：术后在室温下保持自然光照明，在兔笼内放置食物（如胡萝卜、大白菜、卷心菜等），饮水不加限制，自然状态下饲养。

3. 兔清醒后观察模型动物各项指标

（1）感觉功能检测：待实验兔清醒后，针刺前后双侧肢体和躯干，比较前后两侧肢体和躯干对刺激的反应，并将结果记录在实验记录本上。

（2）运动功能测定：通过观察动物损伤侧和对侧前后肢体爬行及后蹬能力，观测四肢和躯干肌肉运动情况，并将比较结果记录在实验记录本上。

（3）其他内容观察：如饮食、呼吸、大小便、体表温度等。

4. 结果分析和讨论 根据兔脊髓半横断后的检测结果，结合解剖学知识，分析原因。

（1）结合兔脊髓半横断后的症状分析脊髓损伤后表现。

（2）进一步推断在脊髓和脑干不同部位损伤后的临床表现。

三、脊髓损伤治疗的临床进展

（一）脊髓损伤治疗原则

脊髓损伤后首先应对患者损伤情况进行全面评估，迅速制定个性化的治疗及康复方案进行早期干预，可最大程度地减少脊髓继发损伤，防止并发症，促进神经功能恢复。在药物治疗方面，早期大剂量甲泼尼龙冲击治疗可作为一种治疗选择，但要注意相关的并发症。对需要进行手术治疗者，可根据病情和脊柱骨折情况选择合适的手术方式尽早手术。同时遵循个体化和循序渐进的原则，尽早开展脊髓损伤的康复治疗，包括早期的康复护理指导和训练、床上运动和心理康复，以及随后进行借助辅助器行走、床上自行翻身坐起等运动功能康复。

（二）中医中药

临床多采用电针、推拿、按摩。中药治疗多主张以补肾为关键，活血化瘀为基础，改善血供（黄芪、藜芦等），营养脊髓（枸杞、肉苁蓉等），抑制神经纤维生长（人参、淫羊藿等），但早期主张需控制好脊髓兴奋药物的用量（马钱子、麝香等），以免增加代谢加重组织水肿、过敏等反应。

（三）细胞移植

1. 干细胞移植

（1）胚胎干细胞（embryonic stem cells，ESCs）：属于全能干细胞，可在未分化状态下无限增殖，在适当的培养条件下可以分化为各种神经细胞。目前的研究大多是在体外将ESCs分化成神经前体细胞再进行移植，由于各个国家都存在伦理、道德与法律上的争议，也对ESCs植入部位形成肿瘤的危险性提出质疑，使ESCs的临床应用受到限制。

（2）神经干细胞：是一种具有高度增殖和高度自我更新能力的细胞，它的子细胞能够分化产生神经系统的各类细胞，且经过多次分裂后仍能稳定地保持自身的特性。目前认为神经干细胞作用于脊髓损伤的机制可能有以下几点。

1）神经干细胞分化后产生的神经元和胶质细胞可以分泌多种神经营养因子，改善脊髓局部的微环境，启动再生相关基因的顺序表达使轴突开始再生，它们同时产生多种细胞外基质，填充脊髓损伤后遗留的空腔，为再生轴突提供支持物。

2）补充外伤后缺失的神经元和胶质细胞。

3）使残存脱髓鞘的神经纤维和新生的神经纤维形成髓鞘，保持神经纤维的完整性。

（3）骨髓间充质干细胞：实验证明，在一定条件的诱导下，骨髓间充质干细胞可成为神经元样细胞。

（4）脐血干细胞：近来研究表明，脐血干细胞在体外培养或体内移植后可分化成神经干细胞，并可促进神经损伤动物的功能恢复。因脐血干细胞来源广泛，具有免疫原性低、可塑性强、体外诱导分化好等特点，有很好的应用前景。

2. 干细胞移植方式

（1）脊髓损伤部位原位移植：在脊髓损伤手术治疗中，将干细胞直接移植到损伤区周围，可促进神经细胞功能的改善和恢复。但要把握手术时机并不太容易，尤其是急诊手术。

（2）脑脊液途径移植：可选择合适时机进行干细胞移植，通过椎体穿刺将干细胞注入脑脊液中，干细胞会迁移至脊髓损伤部位并修复受损的神经细胞。此种方法简便易行，可重复性好。

（3）静脉途径移植。

3. 展望 随着对神经生物学和再生医学研究的不断深入，干细胞移植治疗脊髓损伤已表现出广阔的应用前景，骨髓间充质干细胞诱导分化为神经干细胞是目前最具挑战性的研究课题。虽然基础研究和动物实验已取得可喜的进展，但临床上仍存在一些问题尚待解决。

（1）脊髓损伤的程度、病程与干细胞治疗的效果尚无明确的相关标准。

（2）骨髓间充质干细胞分化的神经干细胞是否可以替代损伤的脊髓神经细胞尚存在争议，是结构的替代，还是功能的替代目前未得到明确的答案。

（3）干细胞对脊髓损伤后神经功能改善的机制尚不明确。随着对干细胞研究的不断深入，未来干细胞移植有可能将成为治疗脊髓损伤的有效手段。

（4）近年来基因治疗在脊髓损伤的动物实验研究中也取得了令人可喜的进展，成功地进行了腺苷脱氨酶缺乏的基因治疗，为脊髓损伤的修复带来了新的希望。

四、练 习 题

1. 脊髓后角固有核的功能性质是：
A. 躯体运动　B. 躯体感觉
C. 内脏感觉　D. 交感神经
E. 副交感神经

2. 脐平面以下浅感觉消失，可能损伤的脊髓节段是：
A. 第 4 节胸髓　B. 第 7 节胸髓
C. 第 10 节胸髓　D. 第 12 节胸髓
E. 第 2 节腰髓

3. 切断下述纤维束可引起痛、温觉消失的是：
A. 内侧纵束　B. 外侧丘系
C. 脊髓丘脑束　D. 薄束和楔束
E. 脊髓小脑前后束

4. 成人脊髓圆锥下端平齐：
A. 第 12 胸椎体下缘　B. 第 1 腰椎体上缘
C. 第 1 腰椎体下缘　D. 第 2 腰椎体上缘
E. 第 2 腰椎体下缘

5. 关于楔束的描述，错误的是：
A. 由脊神经节发出的纤维组成
B. 终止于同侧延髓的楔束核
C. 在脊髓后索内上行
D. 位于薄束的外侧
E. 传导下肢的本体感觉和精细触觉

6. 有关内侧丘系的描述，正确的是：
A. 纤维束起自同侧薄束核和楔束核
B. 在延髓穿过斜方体内

C. 终于丘脑腹后外侧核
D. 在延髓行经锥体腹侧
E. 传导本体觉和粗触觉
7. 关于楔束的描述，正确的是：
A. 位于脊髓后索全长
B. 主要传导下肢的深感觉和精细触觉
C. 在脊髓后索中位于薄束的内侧
D. 属第二级感觉纤维束
E. 起于 T_4 以上的脊神经节细胞
8. 损伤下列哪一结构后，患者出现的症状发生于病灶的同侧：
A. 内侧丘系　B. 三叉丘系
C. 薄束、楔束　D. 脊髓丘脑束
E. 外侧丘系
9. 脊髓前角运动神经元的胞体或轴突损伤，会造成其所支配的：
A. 对侧骨骼肌的肌张力减弱，腱反射消失
B. 同侧骨骼肌的肌张力减弱，腱反射消失
C. 同侧骨骼肌的肌张力减弱，腱反射亢进
D. 同侧骨骼肌的肌张力加强，腱反射亢进
E. 对侧骨骼肌的肌张力加强，腱反射亢进
10. 副交感神经的低级中枢位于：
A. 脑干和 T_1～L_3 脊髓侧角
B. 间脑和 T_1～L_3 脊髓侧角
C. 间脑和脊髓侧角
D. 脑干和脊髓侧角
E. 脑干和 $S_{2\sim4}$ 脊髓节段副交感核
11. 脊髓第 8 颈节平对：
A. 第 4 颈椎　B. 第 5 颈椎
C. 第 6 颈椎　D. 第 7 颈椎
E. 第 8 颈椎
12. 经白质前连合交叉到对侧形成的纤维束是：
A. 红核脊髓束　B. 脊髓丘脑束
C. 脊髓小脑后束　D. 顶盖脊髓束
E. 皮质脊髓侧束
13. 脊神经前、后根合成部位是在：
A. 横突孔处　B. 椎孔内
C. 椎间孔处　D. 椎管内
E. 骶管裂孔处
14. 在下列神经纤维中，只含运动纤维的为：
A. 脊神经前根　B. 脊神经后根
C. 脊神经前支　D. 脊神经后支
E. 脊神经脊膜返支
15. 脊髓颈膨大和腰骶膨大相应的脊髓节段是：
A. C_6～T_4 和 L_4～S_3　B. C_5～T_1 和 L_4～S_3
C. C_6～T_4 和 L_2～S_2　D. C_4～T_1 和 L_1～S_3
E. C_6～T_1 和 L_5～S_3
16. 第 4～5 胸椎受损伤，可累及脊髓的节段是：
A. 颈段　B. 胸段
C. 腰段　D. 骶段
E. 骶段、尾段
17. 在脊髓外侧索内下行的纤维束是：
A. 脊髓脑桥束　B. 脊髓丘脑束
C. 皮质脊髓侧束　D. 薄束
E. 内侧纵束
18. 分布到肋弓平面的胸神经为：
A. T_4　B. T_6
C. T_8　D. T_{10}
E. T_{12}
19. 脊髓半侧因肿瘤或外伤引起损伤，可产生：
A. 同侧损伤节段以下弛缓性瘫痪，运动觉和位置觉障碍，对侧损伤节段以下痛温觉减退
B. 同侧损伤节段以下痉挛性瘫痪，触觉、运动觉和位置觉障碍，对侧损伤节段以下痛温觉丧失
C. 同侧损伤节段以下痉挛性瘫痪，触觉完好，运动觉和位置觉障碍，对侧损伤节段以下痛温觉丧失或减退
D. 运动、感觉均无明显影响
E. 同侧损伤节段以下运动障碍，运动觉、触觉障碍，对侧仅损伤节段部分痛温觉丧失
20. 有关脊髓的描述，错误的是：
A. 脊髓具有传导兴奋的功能，是低级反射中枢
B. 脊髓后索的纤维束传导同侧的深部感觉冲动
C. 侧索中仅包括感觉纤维束
D. 成人腰髓平对第 10～12 胸椎
E. 椎管内的马尾围绕终丝

21. 成人脊髓的终丝：
A. 全长被硬脊膜包裹
B. 附着于骶骨的背面
C. 内有神经细胞
D. 在第 2 骶椎处被硬脊膜包裹，向下止于尾骨背面
E. 在第 2 腰椎处出硬脊膜，止于第 2 骶骨背面下缘
22. 成人脊髓下端平对腰椎的序数是：
A. 第 1 B. 第 2 C. 第 3
D. 第 4 E. 第 5
23. 第 11～12 胸椎受损伤可累及脊髓的节段是：
A. 胸段 B. 腰段 C. 骶段
D. 腰段、骶段 E. 骶段、尾段
24. 脊髓后索的纤维排列由内向外依次为：
A. 颈、胸、腰、骶 B. 腰、骶、颈、胸
C. 胸、腰、骶、颈 D. 骶、腰、胸、颈
E. 骶、颈、胸、腰
25. 脊髓上端平对与延髓相连接的位置是：
A. 第 1 颈椎 B. 枕骨大孔
C. 斜坡 D. 枕外隆凸
E. 枕骨髁
26. 脊神经节位于脊神经的：
A. 前根上 B. 前支上 C. 后根上
D. 后支上 E. 主干上
27. 脊髓后索受损伤时：
A. 闭眼时指鼻不准确
B. 受损的对侧有痛觉障碍
C. 闭眼时能确定各关节的位置
D. 闭眼时身体直立不摇晃
E. 闭眼时不能确定各关节的位置
28. 关于皮质脊髓束的描述，正确的是：
A. 皮质脊髓前束部分纤维经白质前连合越边止于对侧前角运动细胞
B. 皮质脊髓束在脊髓都直接止于前角运动细胞
C. 皮质脊髓前束纵贯脊髓全长
D. 脊髓内损伤皮质脊髓侧束属下运动神经元损伤
E. 皮质脊髓前束仅止于同侧脊髓灰质前角
29. 关于脊髓运动神经元的描述，正确的是：
A. 是前角中的小型神经元
B. 发出纤维仅支配梭外肌
C. 与肌张力的调节有关
D. 参加脊髓节段内和节段间反射
E. 以上都不是
30. 下列脊髓上行纤维束中，属于一级感觉纤维束的是：
A. 脊髓小脑前束 B. 脊髓小脑后束
C. 薄束 D. 楔小脑束
E. 脊髓丘脑侧束

（秦 毅 王登科）

第二章　糖　尿　病

一、实验目的与要求

1. 理解糖尿病的发病机制。
2. 了解糖尿病的临床表现和并发症。
3. 解释糖尿病的临床表现和并发症的可能机制。
4. 培养学生科研思路。

二、实 验 内 容

（一）相关知识回顾

1. 糖尿病的病因和发病机制

（1）病因：糖尿病（diabetes mellitus，DM）的病因十分复杂，目前认为与以下因素有关。

1）遗传因素：糖尿病是遗传性疾病，遗传学研究表明，糖尿病发病率在血统亲属中与非血统亲属中有显著差异，前者较后者高出 5 倍。在同卵双生子中 1 型糖尿病的同病率达 30%～40%；在同卵双生子中 2 型糖尿病的同病率接近 100%，因此引起 2 型糖尿病的遗传因素明显高于 1 型糖尿病。

2）精神因素：近年来，中外学者确认了精神因素在糖尿病发生、发展中的作用，认为伴随着精神的紧张、情绪的激动及各种应激状态，会引起血糖激素（如生长激素、去甲肾上腺素、胰高血糖素及肾上腺皮质激素等）的大量分泌。

3）人体组织改变因素：有基础研究材料表明，随着年龄的增长，体力活动逐渐减少时，人体肌肉与脂肪的比例也在改变。25～75 岁，肌肉组织逐渐减少，由占体重的 47%减少到 36%，而脂肪由 20%增加到 36%，此系老年人（特别是肥胖多脂肪的老年人）中糖尿病患者明显增多的主要原因之一。

4）肥胖因素：目前认为肥胖是糖尿病的一个重要诱发因，60%～80%的成年糖尿病患者在发病前均为肥胖者，肥胖的程度与糖尿病的发病率成正比。饮食过多而不节制，营养过剩，使原已有潜在功能低下的胰岛 B 细胞负担过重，而诱发糖尿病。现在国内外亦形成了“生活越富裕，身体越丰满，糖尿病越增多”的情况。

5）感染：幼年型糖尿病与病毒感染有显著关系，病毒感染可直接损伤胰岛 B 细胞，还可导致胰岛 B 细胞抗原成分暴露。

6）妊娠：有关专家发现，妊娠次数与糖尿病的发病有关，多次妊娠易使遗传因素转弱诱发糖尿病。

7）基因因素：目前科学认为糖尿病是由基因受损所造成的：1 型糖尿病——人类第六对染色体短臂上的 *HLA* 基因损伤；2 型糖尿病——胰岛素基因、胰岛素受体基因、葡萄糖溶酶基因和线粒体基因损伤。总之，不管哪种类型的糖尿病，也不论是因为遗传易感而发病，还是环境因素、病毒感染发病，归根结底都是基因受损所致。换言之糖尿病是一种基因病。

（2）糖尿病发病机制目前尚未完全阐明，但归根到底则是胰岛素绝对或相对缺乏，或胰岛素抵抗。因此，在B细胞产生胰岛素、血液循环系统运送胰岛素以及靶细胞接受胰岛素并发挥生理作用这三个步骤中任何一个发生问题，均可引起糖尿病。

1）胰岛B细胞水平：由于胰岛素基因突变，B细胞合成变异胰岛素，B细胞合成的胰岛素原结构发生变化，不能被蛋白酶水解，或B细胞遭到自身免疫反应或化学物质的破坏，细胞数目显著减少，合成胰岛素很少或根本不能合成胰岛素，均可导致1型糖尿病的发生。而如果各种原因使胰岛素促进葡萄糖摄取和利用的效率下降，机体代偿性地分泌过多胰岛素产生高胰岛素血症，以维持血糖的稳定，则易出现2型糖尿病。

2）血液运送水平：血液中抗胰岛素的物质增加，可引起糖尿病。这些对抗性物质可以是胰岛素受体抗体，受体与其结合后，不能再与胰岛素结合，因而胰岛素不能发挥生理性作用。激素类物质也有对抗胰岛素的作用，如儿茶酚胺、皮质醇在血液中的浓度异常升高时，可致血糖升高。

3）靶细胞水平：受体数量减少或受体与胰岛素亲和力降低以及受体的缺陷，均可引起胰岛素抵抗、代偿性高胰岛素血症。最终使B细胞逐渐衰竭，血浆胰岛素水平下降。胰岛素抵抗在2型糖尿病的发病机制中占有重要地位。

2. 糖尿病的病理

（1）糖尿病的胰岛病变（图2-1～图2-3）：胰岛B细胞数量减少，细胞核深染，细胞质稀少，存在脱颗粒现象。A细胞相对增多，胰岛内毛细血管旁纤维组织增生，严重的可见广泛纤维化，血管内膜增厚。1型糖尿病（胰岛素依赖型）常发生明显的胰岛病理改变，B细胞数量只有正常的10%，而1型糖尿病患者（非胰岛素依赖型）胰岛病变较轻，在光学显微镜下约有1/3病例组织学上没有确定病变，在1型糖尿病的早期，50%～70%的病例在胰岛及周围可见淋巴细胞和单核细胞浸润，称为“胰岛炎”。

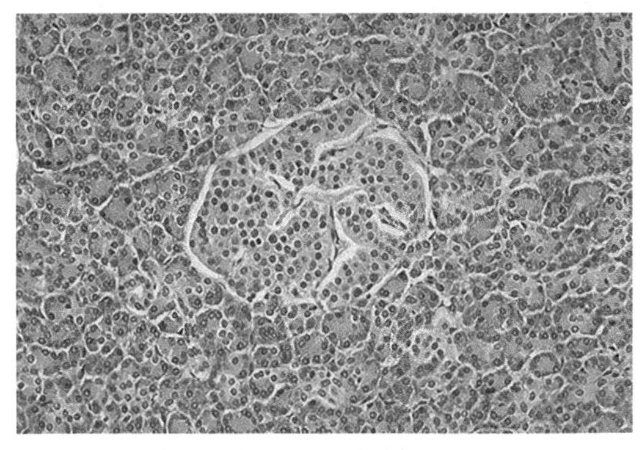

图2-1　正常的胰岛

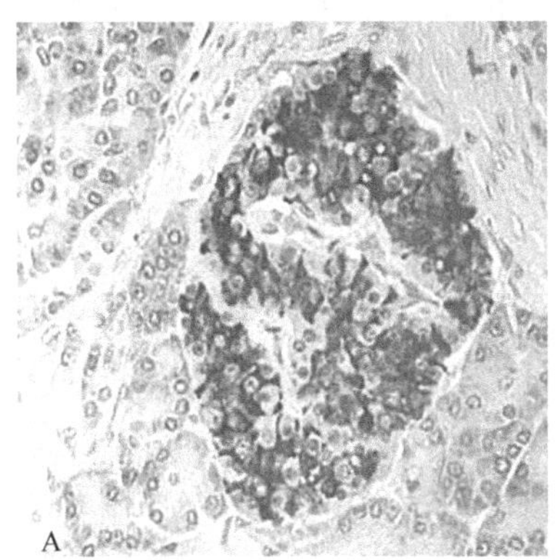

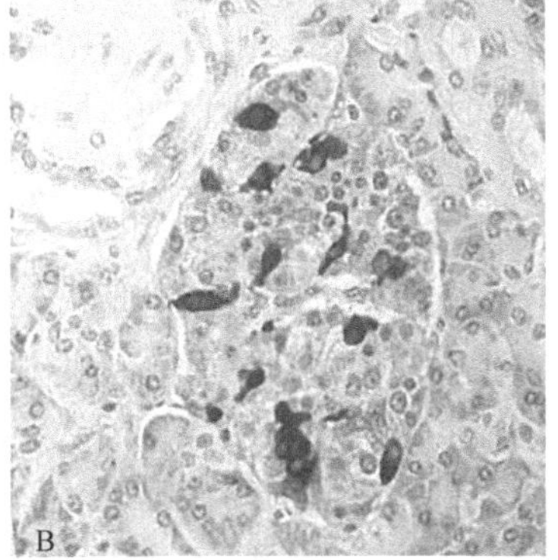

图2-2　细胞免疫组化

A. B细胞免疫组化；B. A细胞免疫组化

彩图

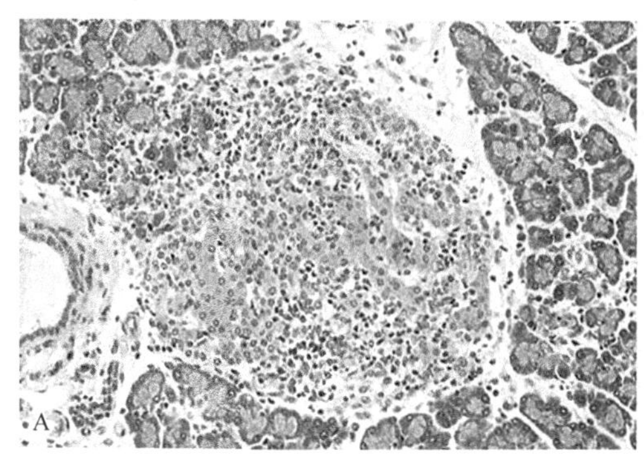
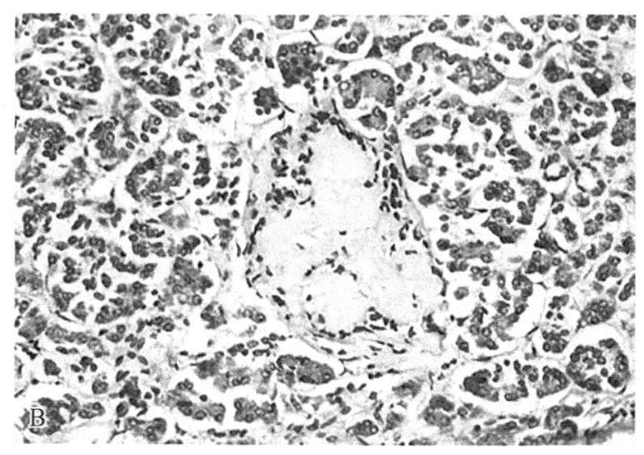

图 2-3 糖尿病的胰岛病变

A. 1 型糖尿病的胰岛；B. 2 型糖尿病的胰岛

（2）糖尿病的血管病变：约 70%糖尿病患者全身小血管和微血管出现病变，称为糖尿病性微血管病变，常见于视网膜、肾、肌肉、神经、皮肤等组织。基本病变是高碘酸-无色品红染色阳性物质沉着于内皮下引起微血管基底膜增厚，此病变具有较高的特异性，糖尿病患者的大、中动脉，包括脑动脉、椎动脉、肾动脉和冠状动脉，因同样病变亦可见非糖尿病患者，故缺乏特异性。

（3）糖尿病性神经病：糖尿病性神经病多见于病程较长和病情控制不良患者，末梢神经纤维呈轴变性，继以节段性弥漫性脱髓鞘改变，神经营养血管亦可出现微血管病变，病变有时累及神经根、椎旁交感神经节、脊髓、脑神经和脑实质，感觉神经损害比运动神经损害明显。

3. 糖尿病的主要症状

（1）糖尿病的初期症状：糖尿病初期一般没有特异症状。比较突出的口渴多饮、饥饿感也是糖尿病初期的易发症状，多发生在餐后或下一餐前，患者出现心慌、手抖等类似低血糖的症状，进食后可缓解。

（2）糖尿病的主要症状：多尿、多饮、多食及体重下降，即所谓“三多一少”。

1）多尿：由于胰岛素分泌减少，或虽有足量甚至过量胰岛素，但不能充分发挥作用，使血中葡萄糖（血糖）不能有效利用而蓄积升高，形成高血糖。正常时，葡萄糖随血流经肾脏被肾小球滤过进入肾小管，这些葡萄糖又能被近端肾小管全部重吸收到血液，因此尿中不含葡萄糖。当血糖超过 10mmol/L（180mg/dl）时，被肾小球滤过的过高浓度的葡萄糖超过肾小管重新吸收能力时，则葡萄糖随尿排出，即出现尿糖。尿中排出的葡萄糖有利尿作用，因而排尿次数增多，尿量增加，尿糖增高。

2）多饮：多尿使机体丢失水过多，令人烦渴多饮。排尿越多，口渴越甚，可见是多尿引起多饮，并非多饮导致多尿。

3）多食：体内的葡萄糖原来由胰岛素经过复杂的作用产生能量，用以维持体内各种脏器的生理活动，以及人体各种生活及生产活动的需要，糖尿病患者的血糖虽高但不能利用，因而能量缺乏，为了补偿损失，维持人体活动，患者善饥，食量大增，然而进食虽多，因葡萄糖不能充分利用，反而使血糖更高，尿糖更高，反复形成恶性循环。

4）体重下降：体内能量不足，改而用脂肪、蛋白质供能。由于原来储存的脂肪、蛋白质被动员作为能量来源而消耗，逐渐出现全身虚弱无力，劳动能力减退，精神萎靡不振，且严重多饮、多尿可扰乱日常生活及睡眠规律，进一步加重症状。

5）大血管并发症

A. 脑血管：患病率比非糖尿病者高 3 倍，是糖尿病患者残疾或早亡的主要原因，其中堵塞性脑血管疾病多见。

B. 心血管：患病率比非糖尿病者高 3 倍，是糖尿病患者早亡的主要原因，以冠状动脉粥样硬化性心脏病（冠心病）较为多见。临床特点包括冠心病发病率高而且发病时间早，女性糖尿病的心血管病变发生率增高更为明显，无痛性心肌梗死等非典型性临床表现多见等。

C. 下肢血管：患病率比非糖尿病者高 5 倍，糖尿病下肢血管病变造成截肢者要比非糖尿病者多 10 倍以上，是引起糖尿病患者肢体残疾的主要原因。

6）微血管并发症

A. 肾脏：尿毒症的患病率比非糖尿病者高 17 倍，是糖尿病（特别是 1 型糖尿病）患者早亡的主要原因。患者可有蛋白尿、高血压、水肿等表现，晚期则发生肾功能不全。

B. 视网膜：双目失明比非糖尿病者高 25 倍，是糖尿病患者残疾的主要原因之一。

7）神经并发症

A. 感觉神经：疼痛、麻木、感觉过敏。

B. 运动神经：可见单神经麻痹引起的运动障碍，局部肌肉可萎缩。

C. 自主神经：出汗异常、血压及心率变化、尿失禁或尿潴留、腹泻或便秘以及阳痿等。

4. 糖尿病的诊断 1999 年 WHO 推荐的糖尿病诊断标准如下。

（1）糖尿病的症状加任意时间的静脉血浆葡萄糖浓度≥11.1mmol/L（200mg/dl）。

（2）空腹静脉血浆葡萄糖浓度≥7.0mmol/L（126mg/dl）。

（3）口服葡萄糖耐量试验（OGTT）：口服 75g 无水葡萄糖后 2h 静脉血浆葡萄糖浓度≥11.1mmol/L（200mg/dl）。

以上三项标准中，只要有一项达到标准，并在随后的一天再选择上述三项中的任一项重复检查也符合标准者，即可确诊为糖尿病。

5. 糖尿病的药物治疗

治疗目标：由于糖尿病的病因和发病机制尚未完全明确，目前还缺乏有效的病因治疗方法。糖尿病治疗的近期目标是通过控制高血糖和相关代谢紊乱以消除糖尿病症状和防止出现严重的急性代谢紊乱；远期目标是通过良好的代谢控制达到预防及（或）延缓糖尿病慢性并发症的发生和发展，维持良好的健康和学习、劳动能力，保障儿童生长发育，提高患者的生活质量、降低病死率和延长寿命。为达上述目标，强调早期治疗、长期治疗、综合治疗、措施个体化的基本治疗原则。国际糖尿病联盟（IDF）提出糖尿病综合管理五个要点，即糖尿病教育、医学营养治疗、运动治疗、病情监测和药物治疗。

（1）糖尿病教育：向全民宣传糖尿病知识，让全民了解糖尿病的危害、发病原因和防治方法，提高群防群治和自我防治的意识。

（2）医学营养治疗：纠正代谢紊乱以达到良好的代谢控制，减少脑血管疾病（CVD）发生的危险因素，提供最佳营养以改善患者健康状况，减缓胰岛 B 细胞功能障碍的进展。总的原则是确定合理的总能量摄入，合理、均衡地分配各种营养物质，恢复并维持理想体重。

（3）运动治疗：可增加胰岛素敏感性，有助于控制血糖和体重。根据年龄、性别、体力、病情、有无并发症以及既往运动情况等，在医师指导下开展有规律的合适运动，循序渐进，并长期坚持。

（4）病情监测：包括血糖监测、其他 CVD 危险因素和并发症的监测。

（5）药物治疗：目前临床应用的口服降糖药主要有五大类，即磺脲类（sulfonylureas，SU）、双胍类（biquanides）、葡萄糖苷酶抑制剂（glucosidase inhibitors）、噻唑烷二酮类（thiazolidinediones）以及苯甲酸衍生物（benzoic acid derivatives）。

1）磺脲类：本类药物的作用机制主要是刺激胰岛 B 细胞分泌胰岛素。适应证：①饮食治疗和体育锻炼不能使血糖获得良好控制的 2 型糖尿病患者。如已应用胰岛素治疗，每日用量在 20～30U 以下者；②肥胖的 2 型糖尿病患者应用双胍类药物治疗后血糖控制仍不满意或因胃肠道反应不能耐受者；③胰岛素不敏感者可试加用磺脲类药物。

磺脲类药物的主要副作用是低血糖反应，与剂量过大、饮食配合不妥、使用长效制剂或同时应用增强磺脲类药物降糖作用的药物等有关。其他副作用有恶心、呕吐、消化不良。胆汁郁滞性黄疸、肝功能损害，粒细胞缺乏、再生障碍性贫血、溶血性贫血、血小板减少，皮肤瘙痒、皮疹和光敏性皮炎等副作用少见，一旦出现，应立即停药，并给予相应治疗。

2）双胍类：双胍类药物降血糖机制主要是通过肝细胞膜 G 蛋白恢复胰岛素对腺苷酸环化酶的抑制能力，从而减少肝糖异生及肝糖输出，促进无氧糖酵解，增加肌肉等外周组织对葡萄糖的摄取和利用，抑制或延缓葡萄糖在胃肠道的吸收等改善糖代谢。本类药物对正常血糖并无降低作用，单独应用不引起低血糖。适应证：①超重或肥胖 2 型糖尿病；②磺脲类药物治疗效果不佳者可加用双胍类；③胰岛素治疗的糖尿病患者，包括 1 型糖尿病，加用双胍类有助于稳定血糖，减少胰岛素用量；④原发性肥胖症，尤其伴多囊卵巢综合征的女性肥胖者。凡不适于应用磺脲类药物治疗的情况也不适于应用双胍类治疗，酮症酸中毒、非酮症性高渗性昏迷、乳酸性酸中毒、严重缺氧、心力衰竭、严重肝病和肾病、妊娠、哺乳期者禁用。

3）葡萄糖苷酶抑制剂：α-葡萄糖苷酶抑制剂在小肠黏膜刷状缘竞争性抑制葡萄糖淀粉酶、蔗糖酶、麦芽糖酶和异麦芽糖酶，延缓葡萄糖和果糖等的吸收。可降低餐后血糖。对乳糖酶无抑制作用，不影响乳糖的消化吸收。适应证：本类药物可用于 2 型糖尿病的治疗，单独应用可降低餐后血糖，与其他口服降糖药联合应用可提高疗效；对于 1 型糖尿病或胰岛素治疗的 2 型糖尿病患者，加用本药可改善血糖控制，减少胰岛素用量。

4）噻唑烷二酮类：本类药物可增强胰岛素在外周组织的敏感性，减轻胰岛素抵抗，为胰岛素增敏剂，药物进入靶细胞后与核受体结合，激活过氧化物酶体增殖因子受体 γ（PPARγ），PPARγ 为核转录因子，可调控多种影响糖脂代谢基因的转录，使胰岛素作用放大。适应证：主要用于 2 型糖尿病的治疗，尤其是存在明显胰岛素抵抗者，可单独或与磺脲类药物、非磺脲类促胰岛素分泌药、胰岛素等合用。常见副作用有头痛、头晕、乏力、恶心、腹泻，部分患者可出现肝功能异常，少数可发生肝损害。

5）非磺脲类促胰岛素分泌药：苯甲酸衍生物属新一代快速作用的非磺脲类促胰岛素分泌药。本类药物化学结构与磺脲类药物不同，但可直接刺激胰岛 B 细胞分泌胰岛素。通过与胰岛 B 细胞膜上 36kDa 特异蛋白结合，使钾通道关闭而促进胰岛素分泌。与磺脲类药物不同的是该药物不进入细胞内。口服后作用快，半衰期短，为速效餐后降糖药。不良反应与磺脲类药物类似。

（6）胰岛素（insulin）治疗：胰岛素由胰岛 B 细胞合成。先合成前胰岛素原（preproinsulin），后从N-端水解脱下一个23肽，成为86个氨基酸残基组成的胰岛素原（proinsulin），转运到高尔基体，形成颗粒，在颗粒内被转化酶分解，脱下一个31肽（即C肽）和四个游离的碱性氨基酸而形成由两条肽链组成的胰岛素。

1）适应证：所有1型糖尿病和妊娠糖尿病患者都必须接受胰岛素治疗。发生下列情况的2型糖尿病患者也需要胰岛素治疗：①糖尿病非酮症高渗性昏迷（HNDC）、乳酸性酸中毒、糖尿病酮症酸中毒（DKA）或反复出现酮症；②血糖控制不良的增生型糖尿病视网膜病变患者；③重症糖尿病肾病；④神经病变导致的严重腹泻、吸收不良综合征；⑤合并严重感染、创伤、手术、急性心肌梗死及脑血管意外等应激状态；⑥肝、肾功能不全；⑦妊娠期及哺乳期；⑧磺脲类药物原发性和继发性失效；⑨显著消瘦；⑩同时患有需用糖皮质激素治疗的疾病，如系统性红斑狼疮、腺垂体功能减退等。

2）不良反应

A. 低血糖症：为胰岛素过量所致，是最重要，也是最常见的不良反应

B. 过敏反应：较多见，一般反应轻微，偶可引起过敏性休克。

C. 胰岛素抵抗：急性抵抗多为并发感染、创伤、手术等应激状态所致，慢性抵抗指每日需用胰岛素200U以上，且无并发症者。形成原因复杂：①受体前异常，主要因胰岛素抗体与胰岛素结合后妨碍胰岛素向靶部位转运所致；②受体水平变化，高胰岛素血症时靶细胞上的胰岛素受体数目减少；老年、肥胖、肢端肥大症及尿毒症时胰岛素受体数目也减少；③酸中毒时受体与胰岛素的亲和力减低；④受体后异常，靶细胞膜上葡萄糖转运系统及某些酶系统异常等都可能妨碍胰岛素的正常作用而表现为胰岛素抵抗性。

D. 脂肪萎缩：见于注射部位，女性多于男性。应用高纯胰岛素制剂后已较少见。

（二）临床典型糖尿病病例分析与讨论

【临床病例2-1】

患者，男，34岁。主诉：多饮、多尿、多食、体重下降18年，视物模糊1年。18年前出现多饮、多尿、多食、体重下降，口服格列本脲2.5mg，每日3次，本乙双胍25mg，每日3次。8年前于外院使用胰岛素，间断服用二甲双胍。1年前视物模糊，1个月前使用人胰岛素注射液20U，阿卡波糖100mg，每日3次。家族史：父亲、叔叔及一兄患糖尿病。体格检查及化验：血压130/90mmHg（17.33/12kPa*），身高168cm，体重80kg，身体质量指数28.3kg/m^2，腰围97cm，臀围105cm，腰臀比0.92，糖化血红蛋白9.1%，血糖14.87mmol/L。

讨论：

（1）本病例诊断是什么？其依据是什么？

（2）患者体重下降的机制是什么？

（3）患者一直服药治疗，为什么出现视物模糊？可能的原因是什么？

【临床病例2-2】

患者，女，28岁，主因多饮、多尿1年余，加重伴乏力1周入院。平素胰岛素治疗（精蛋白人胰岛素混合注射液），血糖控制不稳，空腹血糖7～10mmol/L，餐后血糖9～

*1mmHg=0.133kPa。

12mmol/L。查体及化验检查：血压 96/60mmHg（12.8/8kPa），身高 160cm，体重 44kg，腰围 66cm，身体质量指数 17.2kg/m^2，随机血糖 22mmol/L，K^+ 3.83mmol/L，Na^+ 135mmol/L，尿糖 1000mg/dl，尿酮体 150mg/dl，动脉血 pH 7.40，碱剩余 0.5mmol/L，HCO_3^- 24.6mmol/L，糖化血红蛋白 7.8%，Alb/Cr＜11mg/g。

讨论：

（1）本病例诊断是什么？其依据是什么？

（2）酮症酸中毒的诊断及其治疗依据是什么？

（3）制定本病的治疗方案。

（三）糖尿病动物模型的复制、观察分析及救治

1. 实验材料

（1）实验动物：体重 200～220g，健康 SD 大鼠，雌雄不限。

（2）实验用品：链脲佐菌素（streptozotocin，STZ）；人胰岛素；血糖仪及同批号血糖试纸；微量注射泵；10%水合氯醛；无水葡萄糖；枸橼酸-枸橼酸钠缓冲液等。

2. 1 型糖尿病与胰岛素干预糖尿病模型的制备

（1）1 型糖尿病模型制备：将造模大鼠禁食 10h，用 STZ 溶于 0.1mol 枸橼酸-枸橼酸钠缓冲液（pH 4.5），配成 2%的溶液，按 50mg/kg 单次腹腔注射，24～72h 后取尾静脉血，用血糖仪测定血糖，血糖≥16.7mmol/L 为糖尿病大鼠。且尿糖（+++）持续 3 天以上者视为糖尿病，在整个实验周期内该标准不变。

（2）胰岛素干预糖尿病模型：按照一定剂量腹腔注射胰岛素进行糖尿病干预，与糖尿病模型对比观察体重、血糖。

3. 糖尿病的临床表现和并发症观察（同周龄正常大鼠、成模 4 周糖尿病大鼠和干预 4 周胰岛素干预大鼠比较观察）

（1）体重下降：同周龄模型组和对照组体重比较，同时观察动物毛色、精神状态等。其机制是由于胰岛素绝对或相对缺乏或胰岛素抵抗，机体不能充分利用葡萄糖产生能量，致脂肪和蛋白质分解加强，消耗过多，呈负氮平衡，体重逐渐下降。

（2）多食：记录每日同周龄正常大鼠、糖尿病大鼠和胰岛素干预大鼠食量。其机制不清，多数学者倾向是葡萄糖利用率降低。由于胰岛素的绝对或相对缺乏，或组织对胰岛素不敏感，组织摄取利用葡萄糖能力下降，虽然血糖处于高水平，但动、静脉血中葡萄糖的浓度差很小，组织细胞实际上处于“饥饿状态”，从而刺激摄食中枢，引起饥饿、多食。另外，机体不能充分利用葡萄糖，大量葡萄糖从尿中排出，因此机体实际上处于半饥饿状态，能量缺乏亦引起食欲亢进。

4. 血糖调节试验（观察正常大鼠、糖尿病大鼠和胰岛素干预大鼠血糖调节能力） 正常大鼠、糖尿病大鼠和胰岛素干预大鼠腹腔注射等剂量胰岛素，比较观察不同状态大鼠血糖降低和回升速度。

5. 糖尿病晚期各器官损伤病理学改变（正常大鼠、糖尿病大鼠和胰岛素干预大鼠比较观察）

（1）血管（心、脑、肾、四肢大血管）：①血管内皮细胞增生，内皮层增厚伴乳突样突起，有时呈桥型；②内皮下纤维化伴弹力纤维增生，形成管壁环状或垫状增厚；③中膜

钙化和纤维化；④中小血管壁内层有透明变性样物质沉积和渗出；⑤中小动脉内膜下有粥样斑块增厚，伴胆固醇沉积和透明变性；⑥受累肌层内微小动脉基底膜增厚及增殖性改变；⑦心肌细胞内和心肌间质内可见PAS染色阳性的糖蛋白沉积，更有结缔组织在心肌间质内呈局灶性分布，有时可见肌纤维浑浊或坏死，间质细胞浸润及纤维斑块形成。

（2）肾脏、视网膜

1）肾脏：肾小球硬化症有两种类型。①弥漫性糖尿病肾小球硬化症：肾小球系膜基质增多，系膜区增宽，毛细血管基底膜弥漫性增厚；②结节性糖尿病肾小球硬化症：肾小球系膜区出现圆形或卵圆形均质嗜伊红蛋白物质结节沉积（Kimmelstiel-Wilson结节），结节周围毛细血管压迫或呈血管瘤样扩张，毛细血管基底膜弥漫性增厚。

2）视网膜（示教）：小动脉及毛细血管发生糖尿病性血管硬化。

思考题：

（1）现在生活中为何糖尿病，尤其是2型糖尿病发病率居高不下？

（2）该病是否有家族遗传？其机制是什么？

（3）治疗糖尿病过程中，除积极药物降糖外，还应注意控制哪些并发症？

三、糖尿病治疗的临床进展

2型糖尿病的新型治疗：在短期内，极低热量饮食或减肥手术能实现糖尿病缓解，但这两种方法可能造成潜在的损伤且不能大范围实施。干细胞研究能增加胰岛B细胞数量，可延迟2型糖尿病进展，但仍需辅助降糖治疗。胰岛素治疗包括生物胰腺，可能仍是2型糖尿病未来的治疗策略。抑制食欲的激素（如神经肽Y-Y、瘦素、GLP-1）或食欲抑制剂的作用尚处在研究中。在啮齿动物模型中，GLP-1、胃抑制性多肽与胰高血糖素受体的三重激动剂能有效改善血糖，抑制热量摄入。胰岛素泵是用于1型糖尿病患者的胰岛素递送装置，但是尚未被广泛用于2型糖尿病。早期试验结果表明，胰岛素泵能改善葡萄糖稳定性、控制血糖，并可通过持续葡萄糖监测系统，尤其是餐后血糖控制而增强。胰岛素递送系统包括贴片装置和吸入器，但生物利用度、有效性和安全性仍需评估。胰高血糖素受体拮抗剂是一类新药，具有良好的治疗潜力，尚处在长期试验评估中。这类药物能降低空腹血糖，维持每日葡萄糖浓度约14天，且低血糖风险较低。

四、练 习 题

1. 患儿，女，11岁。感冒后出现多尿、口渴、多饮症状，时常伴有乏力、头痛和食欲缺乏。临床检查：血糖增高，尿酮体强阳性。该患者可能患有的疾病是：

A. 重感冒　B. 消化不良
C. 肾小球疾病　D. 1型糖尿病
E. 2型糖尿病

2. 患者，男，58岁，有13年糖尿病的病史。近5年来，血压有些增高，临床诊断为临界高血压（145/90mmHg）。最近体检发现尿中有蛋白，但无水肿及肾功能改变。此患者目前可能患有：

A. 糖尿病肾病　B. 肾病综合征
C. 肾小球肾炎　D. 尿路感染
E. 2型糖尿病

3. 不属于1型糖尿病特点的是：

A. 多发生于成年，发病缓慢
B. 胰岛B细胞明显减少
C. 是自身免疫性疾病
D. 血中胰岛素明显降低

E. 治疗依赖胰岛素

4. 不符合 2 型糖尿病的描述是：

A. 成年发病，起病较轻，发病缓慢

B. 无抗胰岛细胞抗体

C. 胰岛数目正常或轻度减少

D. 血胰岛素水平明显降低

E. 肥胖者多见

5. 糖尿病主要的临床表现是：

A. 血糖正常，尿糖增高

B. 血糖增高，尿糖增高

C. 血糖降低，尿糖正常

D. 血糖降低，尿糖增高

E. 血糖增高，尿糖正常

6. 导致 2 型糖尿病最重要的因素是：

A. 肥胖　　B. 肝脂肪变性

C. 肾功能不全　　D. 垂体疾病

E. 脂肪和蛋白质代谢异常

7. 不符合 2 型糖尿病的描述是：

A. 多为中老年患者

B. 无抗胰岛细胞抗体

C. 胰岛数目正常或轻度减少

D. 血胰岛素水平明显降低

E. 肥胖是重要因素

8. 不符合胰岛素依赖型糖尿病特点的是：

A. 患者多为青少年

B. 胰岛无明显病理变化

C. 血中胰岛素明显降低

D. 易合并酮症甚至昏迷

E. 治疗依赖胰岛素

9. 不符合非胰岛素依赖型糖尿病特点的是：

A. 患者发病年龄多在 40 岁以上

B. 胰岛 B 细胞明显减少，胰岛数目亦减少

C. 血中胰岛素可以不下降

D. 无自身免疫反应的表现

E. 肥胖与本型发病有重要关系

10. 不符合 1 型糖尿病的描述是：

A. 多为青少年患者

B. 胰岛 B 细胞明显减少

C. 血胰岛素水平明显降低

D. 有遗传倾向

E. 与自身免疫反应无关

11. 关于糖尿病，下列描述错误的是：

A. 发病后患者多肥胖

B. 青年人发病者提示家族内直系亲属亦有糖尿病患者

C. 糖尿病主要是由胰岛素相对缺乏引起的

D. 糖尿病患者比非糖尿病患者较早而且较重地出现动脉粥样硬化

E. 糖代谢发生障碍后脂肪和蛋白质代谢也可出现异常

12. 1 型糖尿病的病变特点是：

A. 胰岛无炎症改变

B. 胰岛进行性破坏，B 细胞减少

C. 胰岛体积正常

D. 胰岛 B 细胞数目正常

E. 胰岛数量正常

13. 2 型糖尿病的病变特点是：

A. 胰岛内淋巴细胞浸润

B. 胰岛进行性破坏，B 细胞减少

C. 胰岛细胞无明显减少

D. 胰岛纤维化

E. 胰岛变小

14. 糖尿病引起的动脉病变是：

A. 结节性动脉炎

B. 大、中动脉粥样硬化及细动脉内皮细胞增生

C. 动脉中层钙化

D. 多发大动脉炎

E. 血栓闭塞性脉管炎

15. 不符合糖尿病引起的肾脏病变是：

A. 弥漫性肾小球硬化

B. 结节性肾小球硬化

C. 细动脉硬化

D. 脂性肾病

E. 肾盂肾炎

16. 糖尿病患者视网膜病变不包括：

A. 视网膜水肿

B. 视网膜微小动脉瘤

C. 视网膜纤维组织增生

D. 毛细血管基底膜增厚
E. 视网膜剥离
17. 不符合糖尿病引起的神经系统病变的描述是：
A. 主要累及外周神经
B. 可引起肢体疼痛
C. 可引起肌肉麻痹
D. 可引起胃肠功能障碍
E. 脑细胞不受累
18. 糖尿病引起的动脉病变特点是：
A. 引起动脉壁纤维蛋白样坏死
B. 肉芽肿性动脉炎
C. 引起动脉中层钙化
D. 累及大、中动脉
E. 引起心、脑血管病
19. 糖尿病引起的最常见的肾脏病变是：
A. 结节性肾小球硬化
B. 急性肾盂肾炎
C. 细动脉硬化
D. 脂性肾病
E. 慢性肾盂肾炎
20. 糖尿病引起的具有特异性的血管病变是：
A. 血管壁纤维蛋白样坏死
B. 粥瘤形成
C. 毛细血管基底膜增厚
D. 细动脉玻璃样变
E. 静脉血栓形成
21. 不符合糖尿病的描述是：
A. 高血糖为主要指标
B. 多食、多饮、多尿、体重下降为主要症状
C. 易发生酮症酸中毒
D. 易发生心、脑血管病
E. 抗感染能力正常

（常 越 曹相玫）

第三章　急性细菌性腹膜炎

一、实验目的与要求

1. 熟悉一种急性细菌性腹膜炎动物模型的制备、病原菌分离鉴定及抗生素疗效观察的方法。

2. 了解急性细菌性腹膜炎的主要病因、临床表现、诊断方法、病程演变和抗生素治疗原则。

3. 能够结合所学理论知识和实验内容对病例进行分析，针对实验内容查阅相关资料、分析并解决问题。

二、实验内容

（一）腹膜炎相关知识

1. 与腹膜相关的解剖及病理生理知识　腹膜由三层组织结构组成，一层由扁平状间皮细胞（mesothelial cell，MC）呈连续排列构成，一层为间皮细胞下结缔组织，两者之间为基底膜，将两层分隔。腹膜分为互相连续的壁腹膜和脏腹膜两部分，壁腹膜贴衬于腹壁的里面，脏腹膜覆盖在脏器的表面，把内脏固定于膈肌、后腹壁、盆腔壁，并延伸形成不同的结构，分别称为网膜、系膜、韧带、皱襞和陷凹。腹膜总面积几乎与全身的皮肤面积相等，为 1.7～2m^2。壁腹膜与脏腹膜之间的潜在腔隙构成腹膜腔，正常情况下腹膜腔内有 75～100ml 黄色澄清液体，可起润滑作用，减少脏器运动时的摩擦，但在病理状态下却可容纳数千毫升以上液体（如腹水、血液、脓液）和气体。腹膜腔又可分大腹膜腔和小腹膜腔两部分，经由网膜孔相通。小腹膜腔位于小网膜，胃后壁和胃结肠韧带的后方。剩余部分包括盆腔在内均称为大腹膜腔。

腹膜是双向性的半透膜，水、电解质、尿素等一些小分子物质能透过腹膜；腹膜还具有强大的吸收能力，可快速吸收腹腔内积液、血液、空气以及毒素等，一方面可减轻对腹膜的刺激，另一方面又因大量毒性物质被吸收，可导致感染性休克。急性炎症时腹膜分泌大量含有淋巴细胞与巨噬细胞的渗出液，以稀释毒素、减少刺激，并吞噬细菌、异物和坏死组织。渗出液中的纤维蛋白沉积在病变周围，发生粘连，以阻止感染扩散，促进受损组织修复。但也可因此造成腹腔内广泛的纤维性粘连，甚至引发肠梗阻。

腹膜上有来自腹盆壁和内脏器官的血管和神经。腹膜血管的功能除吸收营养物质及从组织中带走代谢产物外，一些小血管（仅仅是壁层腹膜中的微小血管），如直径在 5～6μm 的毛细血管及直径在 7～20μm 的毛细血管后静脉，还具有正常血管的物质交换作用。在脏层腹膜和壁层腹膜上均有呈网状分布的淋巴管参与腹腔的液体转运。壁腹膜受体神经支配，对痛觉及各种刺激敏感，定位准确，受刺激时，可引起反射性腹肌紧张、压痛、反跳痛；脏腹膜受交感神经和迷走神经支配，对膨胀、牵拉、压迫等刺激敏感，痛觉定位较差，易引发心率、血压改变。

2. 急性细菌性腹膜炎（acute bacterial peritonitis）　腹膜炎按其发病机制分原发性腹膜炎和继发性腹膜炎。临床病例中 98%以上是继发性腹膜炎。

（1）继发性腹膜炎（secondary peritonitis）

1）病因和病理：腹腔内脏器病变坏死、穿孔、损伤破裂、脓肿破裂，使大量消化液及细菌进入腹腔，早期为化学性炎症（如胆汁、胰液、胃液所致腹膜炎），6～8h 后可因继发感染发展为化脓性炎症。

引起继发性腹膜炎的细菌主要是肠道的常驻菌群，以大肠埃希菌多见，其次为无芽孢厌氧菌、链球菌、变形杆菌、铜绿假单胞菌等，一般都是混合性感染。

最常见的原发病为腹腔内空腔脏器穿孔，如胃及十二指肠溃疡穿孔、急性阑尾炎穿孔、急性胆囊炎并发囊壁坏死穿孔、肠伤寒穿孔等，还有外伤引起的如肠管破裂、膀胱破裂等。腹腔内脏器炎症扩散也是常见原因，如急性阑尾炎、急性胰腺炎、女性生殖系统化脓性感染等。此外，如细菌进入腹壁伤口、腹腔脏器手术吻合口渗漏等也可引起腹膜炎。

2）临床表现和诊断：腹膜炎症状可因原发病不同而表现为突然发生或逐渐出现。

腹痛是最主要的临床症状。腹痛开始部位和原发病部位一致，很快弥散，蔓延至全腹或局限于一定范围，但原发部位显著。多为剧烈、持续性疼痛，深呼吸、咳嗽、翻身等均可加剧，故患者常蜷曲而卧，不愿移动。

恶心、呕吐可能是最早出现的症状。开始为腹膜受刺激所致反射性呕吐，呕吐物为胃内容物；待出现麻痹性肠梗阻时，腹胀突出，呕吐频繁且量多，呕吐物含胆汁甚或为粪样肠内容物。

发热、脉速、呼吸浅快、大汗等感染中毒症状均是常见的临床表现。

体检常见患者呈急性病容，腹式呼吸减弱或消失，腹膜刺激征明显，即压痛、反跳痛和腹肌紧张，它们是腹膜炎的主要体征，但可因年龄、胖瘦、病因、感染严重程度等在程度上有所不同。肠鸣音减弱或消失是常见体征。直肠指检发现直肠前壁有触痛及饱满感，表示盆腔已有感染。

外周血白细胞计数及中性粒细胞可增高。X 线、CT、超声等检查手段有助于诊断，如消化道穿孔时 X 线片示膈肌升高，可见膈下游离气体。血清淀粉酶检查可以帮助诊断胰腺炎。当诊断困难而叩诊显示有腹水时，腹腔穿刺可提供有价值的诊断资料。

3）治疗原则：继发性腹膜炎采取以手术为主的综合治疗，只有在少数情况下，允许采用非手术疗法。非手术治疗取半卧位（无休克者）；禁食、胃肠减压；维持水、电解质、酸碱平衡；应用抗生素；严密观察病情，已明确诊断的患者可适当使用镇痛药，禁止灌肠。如有恶化则迅速转为手术治疗。

（2）原发性腹膜炎（primary peritonitis）

1）病因和病理：原发性腹膜炎是指腹腔内无原发病灶，细菌经血液、淋巴液、肠壁或女性生殖道等侵入腹腔而引起的腹膜炎。原发性腹膜炎少见，多数患者全身情况较差，慢性肾炎或肝硬化合并腹水的患者发病率高；病原菌多为溶血性链球菌、肺炎链球菌及大肠埃希菌等。

2）临床表现和诊断：诊断本病的关键是排除继发性腹膜炎。①发病前常有上呼吸道感染，或在肾病、猩红热、肝硬化腹水及免疫功能低下时发生；②主要症状是突然发作的急性腹痛，开始部位不明确，很快弥漫至全腹；③伴恶心、呕吐、发热、脉速及全身中毒症状；④腹肌紧张，压痛、反跳痛，腹胀，肠鸣音减弱或消失；⑤腹腔穿刺抽到脓液，稀薄无臭味，涂片镜检可见细菌。

3）治疗原则：①明确为原发性腹膜炎者，可采用非手术治疗，包括选用敏感抗生素控制感染、输液及支持治疗；②如非手术疗法不见效，病情逐渐恶化或不能排除继发腹膜炎时，则应剖腹探查。

3. 急性细菌性腹膜炎的抗菌治疗原则 早期、正确、合理的抗生素治疗可改善急性细菌性腹膜炎的预后，能否及时有效地控制感染是治疗成功的关键。有 1/3 的急性细菌性腹膜炎患者死于发病后的 5 天内，说明致病菌扩散迅速。

（1）抗生素的选择：一经确诊，即应根据经验选用抗生素，而不必等待腹水培养的结果。目前经验性选择抗生素的共识是：①广谱抗生素，有针对性，兼顾引起急性细菌性腹膜炎常见的革兰氏阴性杆菌与革兰氏阳性球菌；②确保抗生素有足够的浓度渗入腹腔；③尽量避免使用有肝、肾毒性，尤其是有肾毒性的抗生素使用。

抗菌治疗 48h 后进行腹水检测，如中性粒细胞计数较治疗前无明显下降，细菌培养不转阴时，应考虑细菌对抗生素耐药，可考虑换药。一旦获得细菌培养和药敏试验结果，即应根据其选用有效的抗生素。

（2）保持腹水中药物的有效浓度：近年来，除静脉内滴注抗生素外，腹腔内注射抗生素也逐渐受到重视。发生急性细菌性腹膜炎时，致病菌主要存在于腹水中，由于腹腔中存有大量腹水，故静脉滴注的抗生素在腹腔中的浓度往往较低。为了提高抗生素在腹水中的浓度，可在抽腹水的同时，直接向腹腔内注射抗生素。有报道，抗生素静脉滴注加腹腔内注射组疗效明显优于单纯静脉滴注组，死亡率明显下降。另有学者主张每天放腹水 300ml 后，再向腹腔内注射较大剂量抗生素可望提高疗效。急性细菌性腹膜炎为感染性腹水，放腹水还可以减少腹腔内细菌量及内毒素的吸收。对于腹膜炎体征明显，腹水外观浑浊或呈脓性，腹水细胞数明显增高或全身中毒症状明显的急性细菌性腹膜炎，在抽腹水或腹腔灌洗后向腹腔内注入适量的抗生素，可加强抑菌和杀菌效果。

（3）疗效观察：急性细菌性腹膜炎抗生素治疗的最佳疗程，过去通常采用静脉治疗 10～14 天，现认为由于急性细菌性腹膜炎的细菌载量低，因而可适当缩短疗程。近年的研究发现，疗程为 5 天和 10 天，在临床疗效和细菌阴转方面两者并无差异。一般来说，以患者的临床症状、体征及腹水细菌培养、中性粒细胞计数作为疗效判定指标。如治疗 48h 后，腹水中的中性粒细胞下降，患者症状明显改善，抗生素治疗可于 5 天后停用。有研究认为，腹水中的中性粒细胞小于 0.25×10^9/L 可作为抗生素治疗的终点。这样可比常规经验治疗缩短疗程，减少药物的不良反应，而其死亡率及复发率与常规治疗相似。但要强调的是，抗生素治疗不能替代手术治疗，某些急性腹膜炎原发病（如阑尾炎穿孔、胃及十二指肠溃疡穿孔等病例）必须尽早手术治疗。

（二）临床典型腹膜炎病例分析与讨论

【临床病例 3-1】

患者，男，17 岁，8 月 19 日入院。主诉：持续发热 8 天。病史：患者于 8 月 11 日无明显诱因畏寒，发热，体温最高至 38℃，3 天后体温升至 39～40℃，起病后自觉乏力、食欲差、恶心。无呕吐、腹痛，无咳嗽，无尿频、尿急、尿痛等症状。当地卫生院给服中草药治疗，无明显疗效，于 19 日转来我院。既往体健。体格检查：体温 39.6℃，脉搏 98 次/分，呼吸 22 次/分，血压 105/68mmHg（14/9kPa），一般情况良好。发育正常，营养中等，表情稍淡漠，应答切题；咽无充血，皮肤巩膜未见黄染，全身未见皮疹，无出血点，浅表淋巴结无肿大；双肺呼吸音粗，未闻及干、湿啰音；心率 98 次/分，心律齐，未闻及病理性杂音；腹平坦、柔软，无压痛及反跳痛，肝肋下 1cm，脾肋下 2cm，质中偏软，无触痛，移动性浊音阴性，肠鸣音 1～2 次/分。脊柱四肢、神经系统无异常。余无特殊。血常规：红细胞 3.6×10^{12}/L，血红蛋白 98g/L，白细胞 4.2×10^{9}/L，中性粒细胞百分比 80%，淋巴细胞百分比 20%。尿常规（–）。入院后经抗感染治疗，体温呈下降趋势，自觉症状有所好转。但入院后第 9 天晚上进食少量稀饭后，突感右下腹痛，并伴畏寒、高热，体温达 41℃，查体：板状腹，全腹压痛，伴肌紧张及反跳痛，肝浊音界消失。急诊化验：白细胞 19×10^{9}/L，中性粒细胞百分比 93%，淋巴细胞百分比 7%。前 2 天所查血清肥达反应结果返回，为 TO 1∶320，TH 1∶640，PA 1∶20，PB 1∶40。

讨论：

（1）试描述患者的观察要点。

（2）你认为患者入院时患何种疾病？诊断依据是什么？

（3）患者住院期间并发了何种疾病？诊断依据是什么？为什么会出现此种并发症？应如何避免？

（4）对患者可采取哪些治疗措施？

【临床病例 3-2】

患者，女，27 岁，9 月 12 日入院。主诉：下腹部疼痛 4 天，寒战、发热 2 天。病史：患者入院前 4 天吃生黄瓜后 4h 感脐周及脐下腹部持续隐痛，8h 后疼痛转到右下腹，以后疼痛逐渐加重，伴有寒战、发热 2 天，曾肌内注射庆大霉素等治疗无好转。起病后恶心，无呕吐，无尿频、尿急及尿痛症状，起病后未解大便。既往体健，无右下腹痛史。体格检查：体温 39.5℃，脉搏 100 次/分，呼吸 20 次/分，血压 105/75mmHg（14/10kPa），一般情况良好。发育正常，营养中等，咽部无充血，全身无出血点，皮肤巩膜无黄染，浅表淋巴结无肿大，心、肺无特殊。腹平坦，柔软，肝脾未扪及，脐下及右下腹均有压痛，轻度肌紧张，反跳痛可疑，肠鸣音正常，无移动性浊音，脊柱四肢、神经系统无异常。血常规：红细胞 3.6×10^{12}/L，血红蛋白 98g/L，白细胞 19.8×10^{9}/L，中性粒细胞百分比 80%。尿常规（–）。入院后肌内注射青霉素、静脉滴注庆大霉素等治疗，腹痛未减轻，次日出现全腹广泛压痛，中度肌紧张，反跳痛明显，尤以右下腹明显。直肠指检前壁有触痛及饱满感。

讨论：

（1）试描述患者的观察要点。

（2）你认为患者入院时患何种疾病？诊断依据是什么？

（3）患者住院后并发了何种疾病？诊断依据是什么？为何会引起此病？

（4）对患者可采取哪些治疗措施？

（三）腹腔感染小鼠模型制备，病原菌分离鉴定及抗生素治疗

1. 实验材料

（1）实验动物：昆明种小白鼠、雌雄兼用，体重 18～22g。

（2）实验用品：待检菌 18～24h 培养液、血清肉汤管、血琼脂平板、SS 琼脂平板、双糖铁培养基、枸橼酸盐培养基、尿素培养基、蛋白胨水、吲哚试剂、水解酪蛋白琼脂（MH 琼脂）、药敏纸片、抗生素（庆大霉素等）、无菌生理盐水、1ml 和 2ml 无菌注射器、鼠笼、37℃温箱、酒精棉球、镊子、剪刀、无菌试管、无菌滴管、无菌塑料吸头、100μl 加样器、无菌棉签、接种环、载玻片、革兰氏染液、显微镜、麦氏比浊管等。

2. 实验方法

（1）待检菌菌液配制：待检菌菌液用于制备腹腔感染小鼠模型。本室保留的菌株接种于 5ml 血清肉汤管中，37℃孵育 24h 即为菌原液。离心沉淀菌液，弃肉汤，以无菌生理盐水稀释待检菌沉淀，调整至细菌量约 1.8×10^9/ml。

（2）分组与模型制备：小白鼠设正常对照组、感染组、感染+抗生素治疗组，每组 6 只。

1）正常对照组：腹腔注射生理盐水 0.5ml。

2）感染组：腹腔注射 1.8×10^9/ml 的待检菌菌液 0.5ml。

3）感染+抗生素治疗组：腹腔注射 1.8×10^9/ml 的待检菌菌液 0.5ml，1h 后腹腔注射适量抗生素 0.5ml（以庆大霉素为例，其注射剂量按标准体重动物药物剂量折算表计算，庆大霉素剂量为体重 60kg 成人每次 80mg，约 1.33mg/kg；小鼠为 16.4mg/kg），6h 后再重复注射抗生素 0.5ml。

（3）一般状况观察：造模后 2h、24h 各观察记录小鼠一般状况一次，注意各组小鼠有无活动减少、倦怠萎靡、食欲缺乏、耸毛、腹泻等症状，比较同时间点各组小鼠间症状有无差别，比较同组别小鼠 2h 和 24h 症状有无差别。

（4）细菌分离鉴定

1）鉴定步骤：①各组小鼠于造模后 24h 记录一般状况后，分别颈椎脱臼处死，进行腹腔液细菌分离培养鉴定；其间各组如有死亡鼠，则即刻进行腹腔液细菌分离培养鉴定。②分别取 2ml 无菌生理盐水注入各小鼠腹腔（小心勿伤及脏器），均轻揉腹部片刻，然后无菌操作开腹，分别用无菌滴管吸取各鼠腹腔液，置于相应的已标记编号的无菌试管中为腹腔原液。用无菌生理盐水分别将各管中腹腔原液稀释 20 倍。③无菌取各试管内稀释后的腹腔液 0.1ml，分别置于相应已标记编号的血琼脂平板与 SS 琼脂平板上，分别用接种环充分划线分离细菌，均置于 37℃培养 24h。④取出接种的血琼脂平板与 SS 琼脂平板，计数并记录平板上菌落数，计算时应乘以稀释倍数。比较各组小鼠腹腔液内菌落数的差别。⑤观察各血琼脂平板与 SS 琼脂平板上的菌落，依据其大小、颜色、透明度、有无溶血环等特点，初步识别致病菌种，并进一步鉴定。⑥若初步鉴定为肠杆菌科的细菌，用接种针或接种环分别挑取致病菌落，接种于双糖铁培养基、枸橼酸盐培养基、尿素培养基、蛋白胨水等，37℃培养 18～24h 后，观察上述各个生化反应结果，并分析细菌的属。⑦根据细菌生化反应结果，选用相应细菌的标准诊断血清，做玻片凝集试验，明确诊断。⑧各无菌试管内剩余的腹腔原液离心，取沉渣，涂片，革兰氏染色，油镜下观察并记录细菌形态、排列、染色性等特点。

2）待检菌初步鉴定依据：①油镜观察细菌的形态、排列、染色性。②血琼脂平板与SS琼脂平板上菌落特点。③生化反应结果。④血清学实验结果。

（5）抗生素的敏感性试验

1）菌液配制：①用接种环从孵育18～24h的MH琼脂平皿上挑取4～5个相同菌落，接种于肉汤中，将肉汤培养物置35℃增菌2～8h，待生长至轻微或中等浊度。然后离心，留沉渣，用无菌生理盐水稀释制成菌悬液。②可直接从孵育18～24h的琼脂平皿上挑取纯菌落，用无菌生理盐水稀释制成菌悬液。③校正菌悬液浊度至约含细菌1.5×10^8/ml，待用。

2）接种：①在15min内，用无菌棉签蘸取已校正的菌液，在试管内壁轻轻旋转挤去多余的菌液，然后在MH琼脂平皿表面均匀涂布3次，每次旋转平皿60°，最后沿边缘涂抹两周，以均匀接种。②平皿置室温下干燥至少3min，但不得超过15min。

3）贴药敏纸片：用无菌镊子将药敏纸片贴在已涂菌的平皿上，各纸片中心相距至少24mm，纸片中心距平板内缘大于15mm，并用无菌镊子轻压纸片使之紧贴琼脂表面。在15min内将平皿置35℃孵箱内，孵育16～18h后肉眼观察。

4）结果观察：用卡尺测量抑菌环的直径（精确度只需达毫米水平），并记录结果。

5）结果判断：根据药敏纸片周围抑菌圈直径的大小，判断该菌对各种药物的敏感程度。判断标准见表3-1。

表3-1　几种抗菌药物纸片扩散法药敏试验的解释标准

抗菌药物名称	纸片含药量（μg）	抑菌环直径（mm）		
		耐药（R）	中介（M）	敏感（S）
青霉素	10	≤28	—	≥29
庆大霉素	10	≤12	13～14	≥15
头孢唑林	30	≤14	15～17	≥18
头孢呋辛	30	≤14	15～17	≥18
氨苄西林/舒巴坦	10/10	≤11	12～14	≥15
亚胺培南	10	≤13	14～15	≥16
诺氟沙星	10	≤12	13～16	≥17
氧氟沙星	5	≤12	13～15	≥16
复方新诺明	1.25/23.75	≤10	11～15	≥16

3. 小鼠脏器病理变化观察　将采集腹腔液后的小鼠解剖，观察比较心、肝、脾、肺、肾、肠的大体外观变化，并由病理解剖学系提供各组小鼠脏器的苏木精-伊红染色（HE染色）切片，光镜观察比较病变情况。

思考题：

（1）目前有哪些常用的急性细菌性腹膜炎小鼠模型制备方法？你认为更接近临床实际的是哪一种？

（2）用科赫法则说明该小鼠模型制备及病原菌分离鉴定的意义。目前用科赫法则发现一种新型传染病的病原体还应该注意什么？

（3）实验中各组小鼠腹腔液内菌落数是否有差别？说明腹腔液菌落计数的意义。

（4）实验中若出现感染+治疗组小鼠的病症重于感染未治疗组，你认为是何原因所致？

三、小鼠腹腔注射与培养基

（一）小鼠腹腔注射

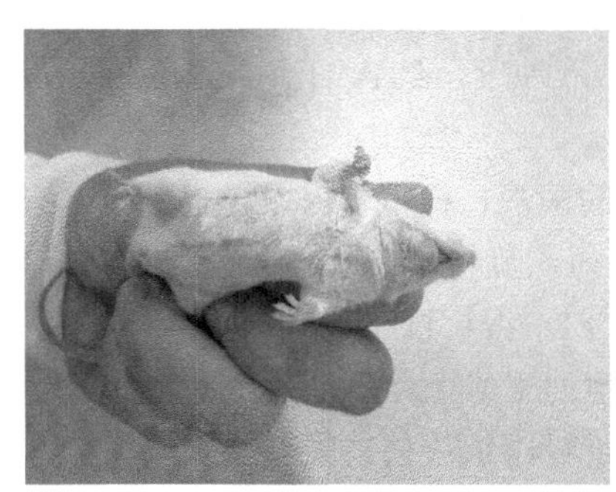

图 3-1　小鼠腹腔注射

腹腔注射是常见的给药方式。

（1）腹腔注射时左手拇指、示指和中指抓住小鼠的颈部，使小鼠的头部向下，小指和环指固定小鼠的尾巴和左后肢，这样腹腔中的器官就会自然倒向胸部，防止注射器刺入时损伤大肠、小肠等器官（图 3-1）。右手持注射器，进针的动作要轻柔，防止刺伤腹部器官。

（2）腹腔注射时针头可以在腹部皮下穿行一小段距离，最好是从腹部一侧进针，穿过腹中线后在腹部的另一侧进入腹腔，注射完药物后，缓缓拔出针头，并轻微旋转针头，防止漏液。

（3）小鼠腹腔注射的液量一般为 5～10ml/kg。

（二）培养基

1. 肉汤培养基　制法：称取营养肉汤粉 1.8g（含牛肉膏 0.3g，蛋白胨 1g、氯化钠 0.5g）加入 100ml 蒸馏水中，用玻棒搅拌加热溶解。按需要分装于三角瓶或试管，瓶口或管口塞棉塞，包装后置高压蒸汽灭菌器内，在 1.034×10^5Pa 压力下，温度达 121℃，维持 15～20min。冷却后贴好标签，4℃冰箱储存备用。制成后的肉汤呈浅黄色，清晰透明，pH（7.1±0.2）。

在上述肉汤中无菌操作加入 10%兔（羊、马）血清即为血清肉汤培养基。

2. 普通肉汤琼脂培养基和血琼脂培养基　在上述肉汤培养基中加入 2%～3%琼脂，高压蒸汽灭菌。趁热取出后，稍冷，以无菌操作倾入灭菌的空培养皿，冷凝后即为普通琼脂培养基。趁热取出后，待冷至 50℃左右，无菌操作于每 100ml 肉汤琼脂中加入无菌脱纤维羊血或兔血 5～10ml，轻轻摇匀，立即倾注于灭菌的空培养皿，冷凝后即为血琼脂培养基。

3. SS 琼脂培养基

（1）成分：

成分	用量
琼脂基础培养基	100ml
乳糖	1g
硫代硫酸钠	0.85g
10%枸橼酸铁水溶液	1ml
1%中性红水溶液	0.25ml
0.1%煌绿水溶液	0.33ml
胆盐	0.85g

注：我室用 SS 琼脂粉成品制备。

（2）制法（按产品说明书配制）：取本品 63g 加入 1000ml 冷蒸馏水中，混合放置 10min，隔石棉铁丝网微火煮沸，使完全溶解，冷至 50℃左右倾注于无菌平皿中，凝固后即可使用。制成后的培养基为淡红色，pH 7.2。

（3）原理：培养基中除含有基础培养基成分外，还以中性红作为指示剂，它在酸性时呈红色，在碱性时呈淡黄色。凡能分解乳糖的细菌，因为有酸性物质产生，能使指示剂变红，所以菌落呈现红色；不分解乳糖的细菌，由于它分解蛋白胨产生碱性物质，所以菌落呈淡黄色；能分解蛋白质形成 H_2S 的细菌可与含铁化合物作用而使菌落形成黑色。

此外，培养基中含有煌绿，可抑制革兰氏阳性菌生长，胆盐与枸橼酸钠、硫代硫酸钠合用，能加强对大肠埃希菌的抑制作用。枸橼酸铁能中和煌绿、中性红等染料的毒性作用。

4. 双糖铁培养基（用成品制备）

（1）成分

上层：	蛋白胨	1g
	乳糖	1g
	硫酸亚铁铵	0.02g
	氯化钠	0.5g
	酚红	2mg
	琼脂	1.1g
下层：	蛋白胨	1g
	葡萄糖	0.2g
	氯化钠	0.5g
	酚红	2mg
	琼脂	0.3g

（2）制法：①先称取下层粉末 2g 加入 100ml 蒸馏水，放置数分钟后加热溶解，分装于试管中，于 0.5515×10^5Pa 压力下 15min 灭菌，取出后垂直凝固，待此下层培养基凝固后，再以无菌操作方法加入上层培养基。②称取上层粉末 3.65g 加入 100ml 蒸馏水，放置数分钟后加热溶解装瓶，于 0.5515×10^5Pa 15min 灭菌后冷却至 70℃左右，再以无菌操作方法加到凝固的下层培养基上面，立即制成斜面备用。

（3）原理：培养基中除含有基础营养成分外，还以酚红作指示剂（碱性时为红色，酸性时为黄色），可鉴别细菌分解其中糖类及氨基酸的能力。凡能分解葡萄糖的，则使培养基底层变黄；凡能分解乳糖的，则使斜面变黄；能分解糖类产生气体的，可使培养基断裂后出现气泡；能分解含硫氨基酸的，可产生 H_2S 与硫酸亚铁铵生成黑色化合物，使培养基显示黑色。

5. 尿素培养基

（1）成分：	蛋白胨	0.1g
	氯化钠	0.5g
	葡萄糖	0.1g
	磷酸二氢钾	0.2g
	蒸馏水	100ml
	琼脂	2g
	0.2%酚红	0.6ml
	20%尿素溶液（无菌）	10ml

（2）制法：①除尿素、琼脂和酚红外，其余成分溶于水中，加热溶解，校正 pH 至 6.8～6.9。②加入琼脂和酚红，于（0.5515～0.6895）$\times 10^5$Pa 压力下 10min 灭菌。③冷却至 60℃后加入无菌尿素溶液，摇匀。④分装中试管（无菌），每管 3～4ml，制成斜面备用。

（3）说明：①尿素不耐热，也不能久存，只能用滤器除菌。②无菌尿素溶液制备。称取尿素 20g，混合于 100ml 蒸馏水中，充分摇匀，用 G6 滤菌器过滤除菌，以达到无菌的目的。

6. 枸橼酸盐培养基

（1）成分：磷酸二氢铵　0.1g
磷酸氢二钾　0.1g
硫酸镁　0.02g
枸橼酸钠　0.23g
氯化钠　0.5g
琼脂　2g
蒸馏水　100ml
0.5%溴麝香草酚蓝乙醇溶液　2ml

（2）制法：①先将上述各种盐类溶解于蒸馏水中，加热使其完全溶解。②校正 pH 至 6.8，然后加入琼脂和指示剂。③摇匀，脱脂棉过滤，分装试管，每管 3～5ml。④121℃高压灭菌 15min，制成斜面备用（冷却后为绿色）。

7. 蛋白胨水培养基

（1）成分：蛋白胨　1g
氯化钠　0.5g
蒸馏水　100ml

（2）制法：①先用少量蒸馏水将蛋白胨和氯化钠相混合溶解，再加足量蒸馏水。②调节 pH 至 7.6，用滤纸过滤。③分装试管，每管 3～4ml，加塞灭菌后备用。

8. 吲哚试剂

成分：对位二甲基氨基苯甲醛　4g
95%乙醇　380ml
浓硫酸或浓盐酸　80ml

三种成分混合即成，瓶口要严密，以免挥发。

9. MH 培养基（药敏试验用）　制法（按产品说明书配制）：取本品 36g 加入 1000ml 冷蒸馏水中，混合放置 10min，隔石棉铁丝网微火煮沸，使完全溶解，定量分装试管，高压蒸汽灭菌 115℃ 20min，倾注于无菌平皿中，凝固后即可使用。

四、腹膜炎的临床知识拓展

（一）腹膜透析相关性腹膜炎（peritoneal dialysis-associated peritonitis，PDAP）

腹膜透析是终末期肾病（如尿毒症）替代治疗最有效的方式之一。腹膜炎是腹膜透析的主要并发症，是透析患者被迫提早退出的主要原因，严重者甚至造成患者死亡。腹膜透析相关性腹膜炎的发生主要与外源性微生物感染、导管相关的感染、内源性微生物感染、机体免疫力低下、并发症（如糖尿病）等因素有关。其临床表现可出现腹痛、腹部压痛及反跳痛、发热等。透出液出现浑浊，且白细胞计数高，透出液培养有病原微生物生长。PDAP的诊断、治疗可参考国际腹膜透析协会腹膜炎预防和治疗推荐指南。

（二）结核性腹膜炎（tuberculous peritonitis，TBP）

结核性腹膜炎是由结核分枝杆菌引起的腹膜慢性、弥漫性炎症。感染途径以腹腔内结核病灶直接蔓延为主，少数由血行播散。以儿童、青壮年多见。低热、盗汗是本病的最常见症状，患者可出现头晕、乏力，如病情恶化患者逐渐消瘦、营养不良性贫血等。约 2/3 的患者出现不同程度的腹痛，多位于脐周和下腹部。TBP 可引起肠梗阻、肠穿孔和形成瘘管等并发症。

五、练　习　题

1. 继发性腹膜炎常见的致病菌是：
A. 溶血性链球菌
B. 金黄色葡萄球菌
C. 肺炎链球菌
D. 铜绿假单胞菌和肠球菌
E. 大肠埃希菌和厌氧菌

2. 原发性腹膜炎常见的致病菌是：
A. 溶血性链球菌和肺炎链球菌
B. 金黄色葡萄球菌和肺炎链球菌
C. 肺炎链球菌和厌氧菌
D. 铜绿假单胞菌和肠球菌
E. 大肠埃希菌和厌氧菌

3. 急性弥漫性腹膜炎最常见的原因是：
A. 胆囊穿孔　B. 胃、十二指肠穿孔
C. 胆总管结石　D. 肠扭转
E. 肝破裂

4. 不属于急性弥漫性腹膜炎体征的是：
A. 板状腹　B. 反跳痛
C. 腹部压痛　D. 移动浊音
E. 肠鸣音增多

5. 急性腹膜炎最主要的症状是：
A. 呕吐　B. 发热　C. 腹痛
D. 腹胀　E. 便秘

6. 不属于原发性腹膜炎特点的是：
A. 是急性化脓性腹膜炎中的一类
B. 可发生在任何年龄，多见于青年
C. 脓液培养，多为溶血性链球菌
D. 与机体免疫力低下有关
E. 与细菌性血行感染有关

7. 不属于急性弥漫性腹膜炎感染途径的是：
A. 病原菌由外界直接进入腹腔
B. 空腔脏器穿孔
C. 腹腔器官炎症蔓延扩散
D. 腹壁血栓性静脉炎
E. 经血行转移

8. 在多数情况下，继发性腹膜炎最主要的治疗方法是：
A. 静脉滴注抗生素　B. 胃肠减压
C. 营养支持　D. 手术治疗
E. 腹腔灌洗

9. 对诊断结核性腹膜炎最有价值的是：
A. 腹水穿刺检查　B. 腹部 B 超检查
C. 腹腔镜检查
D. 腹部 X 线平片检查
E. 结核菌素试验

10. 患者，28 岁。低热、腹痛、腹部压痛，伴腹胀，被诊断为结核性腹膜炎。近日来未解大便，有呕吐和腹胀，最可能的并发症是：
A. 肠梗阻　B. 肠穿孔
C. 肠出血　D. 肠坏死
E. 中毒性肠麻痹

（周　娅　韩　梅）

第四章　酸碱平衡紊乱

一、实验目的与要求

1. 复习生理状态下酸碱平衡的相关知识及酸碱平衡的调节过程，掌握导致各型单纯性酸碱平衡紊乱发生的原因。

2. 通过对典型单纯性酸碱平衡紊乱病历的分析，结合病史、临床表现和实验室检查，判断患者酸碱平衡紊乱的类型、可能原因，并分析其发生机制，理论联系实际，提高分析、解决临床问题的能力。

3. 复制家兔急性单纯性酸碱平衡紊乱的动物模型，观察实验动物在发生酸碱平衡紊乱时的表现及采取的治疗对策，加深理解酸碱平衡在机体内环境稳态中所发挥的重要意义，进一步理解酸碱平衡紊乱防治原则。

二、实 验 内 容

（一）关于酸碱平衡基础知识的回顾

正常生理状态下，体液中酸性和碱性物质主要源于营养物质在细胞内的分解代谢，在普通膳食条件下，酸性物质产生量要远远大于碱性物质。

1. 机体对酸碱平衡的调节机制　为了维持内环境中酸碱平衡的稳态，机体可通过以下方式调节。

（1）血液的缓冲作用：主要包括碳酸氢盐缓冲系统、磷酸盐缓冲系统、血浆蛋白缓冲系统、血红蛋白和氧合血红蛋白缓冲系统，其中以碳酸氢盐缓冲系统的作用最为重要，碳酸氢盐缓冲系统的特点包括以下三个方面。

1）可以缓冲所有的固定酸，不能缓冲挥发酸。

2）缓冲能力强，是细胞外液中含量最高的缓冲系统，含量占血液缓冲总量的1/2以上；该系统可进行开放性调节，碳酸能和溶解在体液中的CO_2取得平衡，从而可以通过呼吸运动的变化来调节。

3）缓冲潜力大，能通过肺和肾对H_2CO_3和HCO_3^-含量的调节使缓冲物质及时补充和排出。由于碳酸氢盐缓冲系统不能缓冲挥发酸，挥发酸的缓冲主要靠非碳酸氢盐缓冲系统，特别是Hb^-及HbO_2缓冲。

（2）肺在酸碱平衡中的调节作用：主要通过改变肺泡通气量来控制挥发酸（H_2CO_3）的排出量，使血浆中HCO_3^-和H_2CO_3比值接近正常（20∶1），以保证pH相对恒定。肺泡通气量受延髓呼吸中枢控制，呼吸中枢接受来自中枢化学感受器和外周化学感受器的刺激，通过改变呼吸运动的频率与幅度来调整肺泡通气量。位于延髓腹外侧表浅部的中枢化学感受器对脑脊液中H^+非常敏感，脑脊液中H^+浓度升高可导致呼吸中枢兴奋，引起呼吸运动加快、加深，从而增加肺泡通气量；$PaCO_2$升高（$40mmHg < PaCO_2 < 80mmHg$）也可通过上述途径使肺泡通气量增加，CO_2排出量增加，导致血中H_2CO_3浓度降低，以实现反

馈调节。但如果 $PaCO_2$ 进一步升高至 80mmHg（10.7kPa）以上时，呼吸中枢反而受到抑制，称“CO_2 麻醉”。呼吸中枢也能因外周化学感受器的刺激而兴奋，主动脉体特别是颈动脉体化学感受器，能感受 PaO_2、H^+和 CO_2 的刺激，但较迟钝，PaO_2 只有低于 60mmHg（8kPa）时，才能刺激外周化学感受器，反射性引起呼吸加深、加快，增加肺泡通气量。但 PaO_2 过低对呼吸中枢的直接作用是抑制效应。外周化学感受器对 H^+和 CO_2 变化不甚敏感，故 $PaCO_2$ 升高或 pH 降低主要通过延髓中枢化学感受器感受。

（3）肾在酸碱平衡调节中的作用：肾主要调节固定酸，通过排酸或保碱的作用来维持 HCO_3^-浓度，调节 pH 使之相对恒定。

1）近端肾小管的 Na^+-H^+交换：肾小管上皮细胞在分泌 H^+时，常伴有 HCO_3^-的重吸收，肾小管细胞内含有碳酸酐酶（carbonic anhydrase，CA），能催化 H_2O 和 CO_2 结合生成 H_2CO_3，H_2CO_3 可部分解离出 H^+和 HCO_3^-，H^+由小管上皮细胞分泌到肾小管腔内，H^+分泌与 Na^+重吸收相关联，即分泌 H^+时需与管腔中的 Na^+交换，两者转运方向相反，称 H^+-Na^+交换或 H^+-Na^+逆向转运，结果是 Na^+进入细胞内，再由基侧膜 Na^+泵主动转运泵出，小管上皮内形成的 HCO_3^-，由基侧膜 Na^+-HCO_3^-载体被动重吸收到血循环。在 CA 的作用下，小管上皮向管腔每分泌 1mol H^+，同时在血浆增加 1mol HCO_3^-，酸中毒时 CA 增多，分泌 H^+及保碱的作用加强。通过肾小球滤过的 HCO_3^-，90%在近曲小管被重吸收，这是因为近曲小管刷状缘富含 CA，小管分泌的 H^+和肾小球滤过的 HCO_3^-，结合成 H_2CO_3，H_2CO_3 在 CA 的作用下生成 CO_2 和 H_2O，CO_2 弥散进入细胞内即和 H_2O 结合，在 CA 作用下生成 H_2CO_3，小管液中的 H_2O 则随尿排出。

2）远端肾小管的泌氢和 HCO_3^-重吸收：远端肾小管是由皮质升支粗段末端的致密斑开始的，包括远曲小管、连结段和集合管，远端酸化作用（distal acidification）是由集合管的闰细胞承担的，此细胞又称泌氢细胞，它并不能转运 Na^+，是一种非 Na^+依赖性的泌氢，借助 H^+-ATP 酶泵向管腔分泌 H^+，同时在基侧膜以 Cl^--HCO_3^-交换的方式重吸收 HCO_3^-。远端肾小管分泌 H^+到集合管腔后，可将管腔滤液中呈碱性的 HPO_4^{2-}变为呈酸性的 $H_2PO_4^-$，完成尿液远端酸化，但这种缓冲非常有限，当尿液 pH 降至 4.8 左右时，$HPO_4^{2-}/H_2PO_4^-$由原来的 4∶1 变为 1∶99，尿液中几乎所有磷酸盐都已转变为 $H_2PO_4^-$，则不能发挥缓冲作用。现证明，近端小管大约有 1/3 的泌氢也是通过这种方式完成。

3）NH_4^+的排出：铵（NH_4^+）的生成和排出呈现 pH 依赖性，即酸中毒越严重，尿排 NH_4^+量越多。近曲小管上皮细胞是产 NH_4^+的主要场所，主要由谷氨酰胺酶水解谷氨酰胺产生，谷氨酰胺→NH_3+谷氨酸、谷氨酸→NH_3+α-酮戊二酸。酸中毒越严重，谷氨酰胺酶的活性也越高，产生氨和 α-酮戊二酸也越多。α-酮戊二酸经过代谢可以生成 2 分子的 HCO_3^-，HCO_3^-由基侧膜经 Na^+-HCO_3^-同向转运进入循环；而 NH_3 与细胞内碳酸离解的 H^+结合成 NH_4^+，通过 NH_4^+-Na^+交换进入管腔，由尿中排出。近端小管分泌 NH_4^+的机制与 H^+-Na^+交换非常相似，以 NH_4^+-Na^+交换方式为主，由 Na^+-K^+-ATP 酶提供能量，同时伴有 Na^+-HCO_3^-同向转运，实现 $NaHCO_3$ 的重吸收。而远端小管和集合管分泌 NH_3 的方式主要通过非离子扩散进行。酸中毒严重时，当远曲小管和集合管分泌的 H^+被磷酸盐缓冲后，使尿液的 pH 下降到 4.8 左右，此时磷酸盐缓冲系统不能缓冲，不仅近曲小管分泌 NH_4^+增加，也可由远端肾单位分泌 NH_3，可中和尿液中的 H^+，并结合成 NH_4^+从尿中排泄。

总之，肾对酸碱的调节主要是通过肾小管细胞的活动来实现的。肾小管细胞中的 CA

高效地催化 H_2O 和 CO_2 合成 H_2CO_3，从 H_2CO_3 解离出来的 HCO_3^- 被重吸收到血浆中，而 H^+ 则通过 H^+-Na^+ 交换分泌到肾小球滤液中。在近曲小管处分泌的 H^+ 与滤液中的 HCO_3^- 结合，在刷状缘 CA 的作用下，滤液中的 H_2CO_3 全部形成 CO_2 和水，CO_2 弥散入细胞，没有 H^+ 排出，因而小管液 pH 改变也不大。在远曲小管和集合管处，肾小管分泌的 H^+ 首先和 HPO_4^{2-} 结合，形成 $H_2PO_4^-$，尿的 pH 下降，随着酸中毒加重，近曲小管分泌 NH_4^+ 增加，集合管分泌 NH_3 也增加并与 H^+ 结合以 NH_4^+ 的形式排出，可调节尿中的酸度，使排 H^+ 保碱的功能前后呼应，达到相当完善的程度。

（4）组织细胞对酸碱平衡的调节作用：机体大量组织细胞内液是酸碱平衡的缓冲池，细胞的缓冲作用主要通过离子交换进行。如 H^+-K^+、H^+-Na^+、Na^+-K^+ 交换以维持电中性，如细胞外液 H^+ 增加时，H^+ 弥散入细胞内，而细胞内 K^+ 则移出细胞外，所以酸中毒时，往往伴有高血钾。Cl^--HCO_3^- 的交换也很重要。因为 Cl^- 是可以自由交换的阴离子，当 HCO_3^- 升高时，它的排泄只能由 Cl^--HCO_3^- 交换来完成。此外，肝可以通过尿素的合成清除 NH_3 调节酸碱平衡，骨骼的钙盐分解有利于对 H^+ 的缓冲，如 $Ca_3(PO_4)_2+4H^+ \rightarrow 3Ca^{2+}+2H_2PO_4$。但是，骨盐缓冲的后果可能引起骨质软化或骨质脱钙等病理变化，它不是一种生理性的酸碱平衡的调节方式。

上述四个方面的调节因素共同维持体内的酸碱平衡，但在作用时间上和强度上是有差别的。血液缓冲系统反应迅速，但缓冲作用不能持久；肺的调节作用效能最大，缓冲作用于 30min 时达最高峰；细胞的缓冲能力虽较强，但 3～4h 后才发挥作用，且易导致钾代谢紊乱；肾的调节作用更慢，常在数小时之后起作用，3～5 天才达高峰，对排出非挥发酸及保留 $NaHCO_3$ 有重要作用。

2. 反映酸碱平衡状况的常用指标及其意义

（1）pH：正常人动脉血 pH 为 7.35～7.45，平均值为 7.40，主要由 HCO_3^-/H_2CO_3 决定。pH 处在正常范围之内有三种情况：酸碱平衡；代偿性酸碱平衡紊乱；程度相近的酸中毒与碱中毒同时存在。

（2）动脉血 CO_2 分压：正常值为 33～46mmHg（4.40～6.13kPa），平均值为 40mmHg。根据 Henderson-Hasselbach 公式，如原发性 $PaCO_2$ 升高（如呼吸抑制）引起 pH 降低，称呼吸性酸中毒；而原发性 $PaCO_2$ 降低（如呼吸过度）引起 pH 升高，称呼吸性碱中毒（respiratory alkalosis）。$PaCO_2$ 是反映呼吸性酸碱平衡紊乱的重要指标。如 $PaCO_2$＞46mmHg（6.13kPa）时，表示有 CO_2 潴留，见于呼吸性酸中毒或代偿后的代谢性碱中毒；如 $PaCO_2$＜33mmHg（4.40kPa）时，表示 CO_2 呼出过多，见于呼吸性碱中毒或代偿后的代谢性酸中毒。

（3）标准碳酸氢盐（standard bicarbonate，SB）和实际碳酸氢盐（actual bicarbonate，AB）

1）SB：正常值为 22～27mmol/L，平均值为 24mmol/L，是反映代谢性因素的指标。在代谢性酸中毒时降低，在代谢性碱中毒时升高。但在呼吸性酸中毒时和呼吸性碱中毒时，由于肾的代偿作用也可以发生继发性增高或降低。

2）AB：正常情况下 $PaCO_2$ 为 40mmHg（5.33kPa）时 AB=SB，如果 AB＞SB，则表明 $PaCO_2$＞40mmHg，可见于呼吸性酸中毒或代偿后的代谢性碱中毒；反之 AB＜SB，则表明 $PaCO_2$＜40mmHg，可见于呼吸性碱中毒或代偿后的代谢性酸中毒。

（4）缓冲碱（buffer base，BB）：正常值为 45～52mmol/L（平均值为 48mmol/L），也

是反映代谢性因素的指标。代谢性酸中毒时 BB 减少，而代谢性碱中毒时 BB 升高。

（5）碱剩余（base excess，BE）：全血 BE 正常值–3.0～+3.0mmol/L，BE 不受呼吸因素的影响，是反映代谢因素的指标，代谢性酸中毒时 BE 负值增加；代谢性碱中毒时 BE 正值增加。

（6）阴离子间隙（anion gap，AG）：指血浆中未测定的阴离子（UA）与未测定的阳离子（UC）的差值，即 AG=UA–UC。AG 的正常范围为（12±2）mmol/L。由于细胞外液阴阳离子总当量数相等，故 AG 可用血浆中常规可测定的阳离子（Na^+）与阴离子（Cl^- 和 HCO_3^-）的差计算得出，即 Na^++UC=HCO_3^-+Cl^-+UA，AG=UA–UC=Na^+–（HCO_3^-+Cl^-）= 140–（24+104）=12mmol/L。AG 可增高也可降低，但增高的意义较大，目前多以 AG ＞16mmol/L 作为判断是否存在 AG 增高型代谢性酸中毒的界限。常见于以下情况：磷酸盐和硫酸盐潴留、乳酸堆积、酮体过多及水杨酸中毒、甲醇中毒等。AG 降低在诊断酸碱平衡方面意义不大，仅见于未测定阴离子减少或未测定阳离子增多，如低蛋白血症。

3. 造成机体酸碱平衡紊乱的原因、分类和防治原则

（1）代谢性酸中毒（metabolic acidosis）

1）原因：①HCO_3^-直接丢失过多。常由严重腹泻、肠道瘘管或肠道引流等使含 HCO_3^- 的碱性肠液大量丢失所致；肾小管酸中毒及大量使用 CA 抑制剂，使肾小管对 HCO_3^-回收减少，HCO_3^-从尿中丢失过多；大面积烧伤时大量血浆渗出也伴有 HCO_3^-大量丢失。②固定酸产生过多，HCO_3^-缓冲丢失。常见于代谢性固定酸产生过多或外源性 H^+摄入过多时，如当发生休克、心脏骤停、低氧血症、严重贫血、一氧化碳中毒等引起的缺氧，均可使细胞内糖无氧酵解过程增强，乳酸过高而引起乳酸酸中毒；或见于糖尿病、过度饥饿和乙醇中毒时，脂肪组织分解加强，大量脂肪酸进入肝，形成过多酮体（其中 β-羟丁酸和乙酰乙酸为酸性物质）超过外周组织的氧化能力和肾脏排出能力时发生酮症酸中毒。③外源性固定酸摄入过多，HCO_3^-缓冲丢失。如大量摄入阿司匹林（乙酰水杨酸）引起酸中毒，经缓冲 HCO_3^-浓度降低，水杨酸根潴留的水杨酸中毒；摄入过多含氯的酸性药物（如氯化铵、盐酸精氨酸或盐酸赖氨酸等）在体内解离出盐酸而造成酸中毒。④固定酸排出障碍，HCO_3^-缓冲丢失。如严重肾衰竭患者，体内固定酸不能由尿中排泄，使硫酸根和磷酸根堆积，H^+浓度增加而 HCO_3^-浓度进行性降低。⑤其他，如血液稀释、高血钾等均可导致代谢性酸中毒。

2）分类：①AG 增高型。AG 增高型是指除含氯以外的任何固定酸的血浆浓度增大时表现的代谢性酸中毒。如乳酸酸中毒、酮症酸中毒、硫酸和磷酸排泄障碍在体内蓄积和水杨酸中毒等。其固定酸的 H^+被 HCO_3^-缓冲，其酸根（乳酸根、乙酰乙酸根等）增高。这部分酸根属于未测定的阴离子，所以 AG 值增大，而 Cl^-值正常，故又称为正常血氯性代谢性酸中毒。②AG 正常型。当 HCO_3^-浓度降低，同时伴有 Cl^-浓度代偿性升高时，则呈 AG 正常型或高血氯性代谢性酸中毒。常见于消化道直接丢失 HCO_3^-；轻度或中度肾衰竭，分泌 H^+减少；肾小管性酸中毒时 HCO_3^-重吸收减少或分泌 H^+障碍，使用碳酸酐酶抑制剂以及含氯的酸性盐摄入过多等情况。

3）防治原则：预防和治疗原发病，去除引起代谢性酸中毒的发病原因。代谢性酸中毒发生后，针对原发性 HCO_3^-减少，治疗的重要措施是补充碱性药物，首选的碱性药物为碳酸氢钠。应根据酸中毒的程度给予补充，一般主张在血气监测下分次补充，补碱量宜小不宜大。同时及时纠正水、电解质紊乱，如纠正高血钾和低血钙等。

（2）呼吸性酸中毒（respiratory acidosis）

1）原因：①呼吸中枢抑制。常见于颅脑损伤、脑炎、脑血管意外、呼吸中枢抑制药或麻醉药使用剂量过大或乙醇中毒等。②呼吸肌麻痹。见于急性脊髓灰质炎、有机磷中毒、重症肌无力、重度低血钾时，呼吸运动失去动力，可造成 CO_2 排出障碍。③呼吸道阻塞。如喉头痉挛和水肿、溺水窒息、异物堵塞气管等，常造成急性呼吸性酸中毒；慢性阻塞性肺疾病、支气管哮喘等则导致慢性呼吸性酸中毒。另外，胸廓病变、肺部疾病也可严重影响通气功能。

2）分类：①急性呼吸性酸中毒。常见于急性气道阻塞、急性心源性肺水肿、呼吸中枢抑制或呼吸肌麻痹引起的呼吸骤停，以及急性呼吸窘迫综合征等。②慢性呼吸性酸中毒。见于气道及肺部慢性炎症引起的慢性阻塞性肺疾病（COPD）及肺广泛性纤维化或肺不张时，一般指 CO_2 高浓度潴留持续达 24h 以上者。

3）防治原则：针对病因及时改善通气功能，逐渐降低 $PaCO_2$，去除可能引起呼吸道梗阻的原因，使之通畅，使用呼吸中枢兴奋剂或人工呼吸机，对慢性阻塞性肺疾病患者及时控制感染、强心、解痉和祛痰，谨慎补碱。

（3）代谢性碱中毒（metabolic alkalosis）

1）原因：①H^+丢失。常见于剧烈呕吐及胃液抽吸，使胃液大量丢失；或使用髓袢利尿药或噻嗪类利尿药等经肾脏丢失 H^+或使 HCO_3^-大量重吸收。另外，盐皮质激素和糖皮质激素过多都可导致代谢性碱中毒。②低钾血症。细胞外液 K^+浓度降低，通过 H^+-K^+交换，使细胞外液的 H^+向细胞内转移，导致代谢性碱中毒。③HCO_3^-过量负荷。常为医源性，见于 HCO_3^-摄入过多或临床补碱过多，输入大量库存血时抗凝剂枸橼酸盐可转化为 HCO_3^-等。

2）分类：①盐水反应性碱中毒。主要见于呕吐、胃液吸引及应用利尿剂，由于伴随细胞外液减少、有效循环血量不足，也常有低血钾和低血氯存在，影响肾脏排出 HCO_3^-。口服或静脉注射等张（0.9%）生理盐水或半张（0.45%）生理盐水即可恢复血浆 HCO_3^-浓度。机制：由于扩充了细胞外液容量，取消了浓缩性碱中毒成分的作用；有效循环血量得以恢复，增强肾小管重吸收 HCO_3^-的因素已不存在，血浆中过多的 HCO_3^-从尿排出；远端肾单位小管液 Cl^-增加，使皮质集合管分泌 HCO_3^-增加。②盐水抵抗性碱中毒。常见于全身性水肿、原发性醛固酮增多症、严重低血钾等，维持因素是盐皮质激素的直接作用和低钾。此类患者应用 CA 抑制剂乙酰唑胺可抑制肾小管上皮细胞 CA 活性，分泌 H^+和 HCO_3^-重吸收减少，增加了 Na^+、HCO_3^-的排出，既达到治疗碱中毒的目的，又能减轻水肿。

3）防治原则：纠正代谢性碱中毒的根本途径是促进血浆中过多的 HCO_3^-从尿中排出。在进行基础疾病治疗的同时去除维持代谢性碱中毒的因素。

（4）呼吸性碱中毒（respiratory alkalosis）

1）原因：①低氧血症。外呼吸功能障碍（如肺炎、间质性肺疾病、肺水肿等）以及吸入气中氧分压过低，均可因 PaO_2 降低引起通气过度。②肺疾病。许多肺部疾病（如肺炎、肺梗塞等）均可引起呼吸性碱中毒与所引起的低氧血症相关。③呼吸中枢受到直接刺激。精神性通气过度见于癔症发作时的过度通气、中枢神经系统疾病（如脑血管功能障碍、脑炎、脑外伤及脑肿瘤等）均可刺激呼吸中枢引起过度通气。某些药物（如水杨酸）可直接兴奋呼吸中枢使过度通气；革兰氏阴性菌性败血症、高热、甲状腺功能亢进等机体代谢率过高可使肺通气功能增强。④人工呼吸机使用不当，常因通气量过大而引起严重呼吸性碱中毒。

2）分类和防治

A. 急性呼吸性碱中毒：一般指 $PaCO_2$ 在 24h 内急剧下降而导致 pH 升高，常见于人工呼吸机过度通气、高热及低张性缺氧等。对于此类患者首先应防治原发病和去除引起过度通气的原因。急性呼吸性碱中毒患者可吸入含 5% CO_2 的混合气体，或用纸袋罩于患者口鼻使其再吸入呼出的气体以维持血浆 H_2CO_3 浓度，对精神性过度通气患者可使用镇静药。

B. 慢性呼吸性碱中毒：常见于慢性颅脑疾病、肺部疾病、肝脏疾病、缺氧和氨兴奋呼吸中枢引起持久的 $PaCO_2$ 下降而导致 pH 升高。去除病因的同时进行对症处理，如吸入含有 O_2 和 CO_2 的混合气体等。

（二）临床典型病例分析与讨论

【临床病例 4-1】

基本信息：患者，女，79 岁。

主诉：间断性胸闷、气短 40 余年，加重 10 天。

现病史：患者及其家属诉患者 40 年前感冒受凉后开始出现咳嗽、咳痰，咳白色黏痰，自觉较易咳出，伴出汗，偶有头晕，无胸闷、气短，无胸痛、咯血及痰中带血，无寒战、发热，无腹痛、腹泻等其他不适。患者当时就诊于当地卫生所并接受对症治疗（具体不详），症状好转，后上述症状反复间断发作，自觉症状白天较晚上重，与季节无关。10 天前患者再次出现胸闷、气短，并伴有头痛、头晕，有恶心，未呕吐，活动后气短加重，自觉耐力较前明显下降，夜间可平卧入睡，双下肢无水肿，无胸痛、咯血及痰中带血，无寒战、发热，无腹痛、腹泻等其他不适。遂就诊于我院门诊，门诊以“慢性阻塞性肺疾病”收住，病程中，患者神清、精神尚可，饮食一般，睡眠欠佳，二便正常，近期体重无明显改变。

既往史：既往有高血压病史 3 年，最高血压 150/100mmHg，口服“复方利血平片，每次 1 片，一日一次”控制血压尚可，脑梗死病史 1 年，服用“脑心通”治疗；否认有冠心病、糖尿病病史。

体格检查：体温 36.6℃，脉搏 91 次/分，呼吸 21 次/分，血压 138/71mmHg。发育正常，营养状态中等，慢性病容，神志清楚，精神较差，查体合作。皮肤色泽正常，全身浅表淋巴结未触及肿大。双侧巩膜未见异常，口唇未见异常，咽部未见异常，双侧扁桃体未见肿大。颈部外观对称，肝颈静脉回流征阴性，甲状腺无异常。双侧呼吸动度一致，双肺呼吸音粗、双下肺可闻及湿啰音。心界不大，心率 91 次/分，心律齐，未闻及期前收缩，未闻及杂音。腹部外形平坦，腹部柔软，全腹无压痛及反跳痛，肝肋下未触及，肠鸣音正常。四肢无畸形，各关节均无异常。肌力：左上肢 5 级，左下肢 5 级，右上肢 5 级，右下肢 5 级，全身痛、温感觉正常。专科情况：经皮动脉血氧饱和度 90%（经鼻导管吸氧）颈静脉充盈，双肺叩诊呈清音，双肺呼吸音粗，双下肺可闻及湿啰音；视诊心尖冲动未见异常，位于左侧第 5 肋间锁骨中线内 0.5cm，无异常隆起及凹陷。触诊心尖冲动未见异常，心界不大，心率 91 次/分，心律齐，各瓣膜区未闻及杂音，右下肺叩诊呈浊音，双肺呼吸音低，未闻及干、湿啰音。双下肢无水肿。

辅助检查：血常规示白细胞 5.50×10^9/L，中性粒细胞百分比 61.2%，淋巴细胞百分比 22.2%，MXD% 15.1%，MXD 0.83×10^9/L，血红蛋白 149.0g/L，血细胞比容 46.90%，血小板 229.0×10^9/L。生化常规：K^+ 4.70mmol/L，Na^+ 142.2mmol/L，肌酐 38.6μmol/L，白蛋白

36.5g/L。凝血全套+D-二聚体（急）凝血酶原时间 10.8s，凝血酶原活动度 115.63%，D-二聚体 0.190mg/L FEU。脑钠肽（BNP）375.00pg/ml。尿常规：WBC 4.2/μl，WBCH 0.8 个/高倍视野，RBC 8.9/μl。心肌梗死三项：肌钙蛋白＜0.050ng/ml，肌酸激酶同工酶＜1.0ng/ml，肌红蛋白 22.5ng/ml。血气分析：pH 7.35，动脉血二氧化碳分压 67.20mmHg，动脉血氧分压 74.90mmHg，Na^+ 135mmol/L，Cl^- 96.0mmol/L，HCO_3^- 35.7mmol/L，碱剩余 9.9mmol/L。心电图示正常心电图。胸部 CT 提示双肺感染。

诊断：①肺部感染；②慢性阻塞性肺疾病急性加重期Ⅱ型呼吸衰竭；③高血压（2 级，很高危）。

讨论：

（1）患者是否存在酸碱平衡紊乱？如果存在，属于哪种类型？其产生的病理生理基础是什么？

（2）本病例的治疗原则是什么？

【临床病例 4-2】

基本信息：患者，女，60 岁。

主诉：间断发热 1 个月余。

现病史：患者（家属代诉）1 个月前因全身疼痛就诊于当地医院，住院第二日患者受凉后出现发热，体温最高 39.5℃，伴咽痛、咳嗽，以及尿频、尿急，无明显畏寒、寒战，无咳痰、胸痛、气短，无腹痛腹泻，无恶心、呕吐，无头痛、头晕，无全身皮疹，无晕厥、意识障碍等。查血常规示白细胞 12.17×10^9/L。生化常规示肝、肾功能无明显异常，肌酸激酶 1337U/L。尿常规提示过量细菌及白细胞，血、尿培养未见细菌及真菌生长，给予“头孢类抗生素+氧氟沙星”治疗 20 天，患者仍持续发热，体温波动在 37.5～39℃，发热原因不明，建议转上级医院就诊，7 月 13 日出院。于 7 月 17 日就诊于北京某医院急诊，查白细胞 11.17×10^9/L，尿常规见白细胞，降钙素原（PCT）、C 反应蛋白、红细胞沉降率、类风湿因子、抗链“O”抗体、补体 C3、补体 C4、抗中性粒细胞胞质抗体谱、血氨在正常范围，血气分析提示Ⅱ型呼吸衰竭（pH 7.315，动脉血二氧化碳分压 61.1mmHg，动脉血氧分压 39.8mmHg，乳酸 2.8mmol/L），腹部 B 超及床旁胸片无异常。后两次血培养检出人葡萄球菌，尿培养提示热带念珠菌，根据药敏试验结果给予“去甲万古霉素、头孢哌酮”抗感染治疗 3 天体温降至正常，于 7 月 22 日出院。7 月 26 日患者再次出现发热，体温波动于 38.0℃左右，伴尿频、尿急，无咳嗽、咳痰，无头痛、头晕，无胸闷、气短，就诊于我院急诊科，完善相关检查提示Ⅱ型呼吸衰竭、血象升高、肝肾功能未见异常、凝血大致正常，PCT、红细胞沉降率、C 反应蛋白、G 试验正常范围，肺炎支原体抗体 IGM 阳性，多次尿常规未见异常，胸部 CT 提示右肺下叶少许斑片状渗出，腹部彩超示胆囊炎、胆结石，心脏彩超、头颅 CT 未见异常，经我科医师会诊后以“发热待查”收住我科。自发病以来，患者精神差，饮食、睡眠尚可，尿频，大便正常，近期体重无明显变化。

既往史：①高血压病史 7 年，血压最高 170/95mmHg，长期口服非洛地平，1 片，每日 1 次。②肥胖体型，打鼾 36 年，有夜间憋醒症状。③脊髓炎 6 年病史。具体就诊经过如下：2011 年 6 月 1 日因头痛伴双侧肢体麻木就诊我院神经内科，住院 22 天（6 月 23 日出院），行颈椎磁共振成像、腰椎穿刺等检查，诊断为“急性脱髓鞘性脊髓炎”，给予激素冲击治疗（甲泼尼龙 1000mg，4 天；500mg，3 天；250mg，3 天；120mg，3 天），醋酸泼尼松片 100mg 口服出院。2011 年 6 月 27 日因右侧肢体活动不便，肢体阵发性抽搐，左侧肢体痛觉减退，就诊于某医院，住院 18 天（7 月 15 日出院），西医诊断同我院，出院后醋酸泼尼松 20mg 口服，3 个月后减停。2011 年 9 月 26 日因多关节疼痛就诊我院风湿科，诊断为骨关节炎，类风湿关节炎早期，住院 17 天（10 月 13 日出院），出院后口服调节骨盐代谢类药品对症治疗。2012 年 8 月、2014 年 8 月、2015 年 7 月、2016 年 8 月因全身疼痛伴发凉在我院疼痛科、中医科、神经外科等就诊。2014 年开始口服加巴喷丁胶囊、镇静药物。对吗啡过敏。2015 年 11 月就诊于某医院。诊断：脊髓炎后遗症；临床孤立综合征（？）；焦虑、抑郁状态。出院后口服氢溴酸西酞普兰片，氯硝西泮。

体格检查：体温 38.5℃，脉搏 99 次/分，呼吸 22 次/分，血压 111/68mmHg。发育正常，营养状态肥胖，慢性病容，嗜睡，精神极差，查体合作。皮肤色泽正常，全身浅表淋巴结未触及肿大。双侧巩膜未见异常，口唇未见异常，咽部未见异常，双侧扁桃体未见肿大。颈部外观对称，肝颈静脉回流征阴性，甲状腺无异常。双侧呼吸动度一致，双肺呼吸音粗，右下肺可闻及少量湿啰音。心界不大，心率 99 次/分，心律齐，未闻及期前收缩和杂音。腹部外形平坦，腹部柔软，全腹无压痛及反跳痛，肝肋下未触及，肠鸣音正常。四肢无畸形，各关节均无异常。肌力：左上肢 5 级，左下肢 5 级，右上肢 5 级，右下肢 5 级，全身痛、温感觉正常。专科情况：急诊科平车推入，精神差，嗜睡，呼之可应。体温 38.5℃，脉搏 99 次/分，血压 111/68mmHg，呼吸 22 次/分，入科经皮动脉血氧饱和度 65%（未吸氧），立即给予持续吸氧后，经皮动脉血氧饱和度可升至 88%～90%，查体合作，双侧瞳孔等大等圆，直径约为 1.5mm，对光反射灵敏，颈短，咽腔狭窄，双肺呼吸音粗，右下肺可闻及少量湿啰音，心律齐，各瓣膜听诊区未闻及杂音，腹软，肝脾肋下未触及，双下肢无水肿。

辅助检查：血常规示白细胞 12.69×10^9/L，血红蛋白 129.0g/L，血小板 324.0×10^9/L；肝肾功能、凝血大致正常；血气分析示 pH 7.34，动脉血二氧化碳分压 60.50mmHg，动脉血氧分压 66.10mmHg，Na^+ 133mmol/L，Cl^- 97.0mmol/L，HCO_3^- 31.5mmol/L，碱剩余 5.9mmol/L；PCT、红细胞沉降率、超敏 C 反应蛋白、G 试验均未见异常；九项呼吸道病原体提示肺炎支原体 IgM 抗体阳性；颅脑 CT 双侧脑室前后角旁白质脱髓鞘改变；胸部 CT 提示右肺下叶炎症，胆囊炎、胆结石。超声心动示三尖瓣反流（轻度），左心室舒张功能减低，左心室收缩功能正常。腹部超声示胆囊充满结石。

诊断：①发热待查可能为脓毒血症（人葡萄球菌热带念珠菌），肺部感染，尿路感染；②睡眠呼吸暂停低通气综合征，Ⅱ型呼吸衰竭；③脊髓炎后遗症；④胆囊炎，胆结石；⑤高血压（3 级，极高危）。

讨论：

（1）判断本病例中酸碱平衡紊乱的类型，判断依据有哪些？

（2）本病例酸碱平衡紊乱的原因及发生机制是什么？

（3）本病例的治疗原则有哪些？

（三）酸碱平衡紊乱的动物模型复制及救治

1. 实验动物 体重 2.0kg 左右的健康家兔，雌雄不限。

2. 实验用品 哺乳动物急性手术器械一套，带有三通的动脉插管 1 个，气管插管 1 个，

100ml 输液瓶及滴管 1 套，2ml 注射器 10 支，5ml、10ml 注射器各 1 支，9 号针头 2 个，橡皮瓶塞 5 个，动脉夹 2 个，血气分析仪 1 套，BL-420 生物机能实验系统 1 套，小动物呼吸机 1 台，1%普鲁卡因，0.5%肝素溶液，20%氨基甲酸乙酯（乌拉坦）溶液，12%磷酸二氢钠溶液，5%碳酸氢钠溶液，生理盐水，纱布等。

3. 实验方法

（1）麻醉动物、固定、手术和基本操作：20%氨基甲酸乙酯（乌拉坦）由家兔耳缘静脉注射（5ml/kg），待家兔四肢瘫软、角膜反射消失后仰卧位固定于兔台，剪除颈前区兔毛后，切开颈部皮肤及皮下组织，钝性分离肌层并暴露气管，行气管插管术，将其固定后通过张力换能器连接于 BL-420 生物机能实验系统，开机调整参数描记呼吸曲线；分离左侧颈总动脉，肝素化后向心插入充满肝素溶液的带有三通的塑料管，结扎、固定以备采血；100ml 输液瓶内灌以生理盐水通过三通连接耳缘静脉穿刺针以每分钟 5～6 滴的速度维持补液。

（2）观测各项指标

1）描记呼吸曲线。

2）采血：用 2ml 注射器接 7 号针头，先吸取少许肝素，涂布注射器壁后推出，使注射器死腔和针头部充满肝素溶液，然后调整三通放血少许，待动脉插管内的肝素排出后再放血 5 滴，用肝素处理过的注射器连接三通，让血液自动流入注射器内 1ml（切勿进入气泡），然后快速关上三通，拔出注射器安好针头立即刺入橡皮塞内以隔绝空气。轻轻转动针管使血液与肝素充分混合防止血液凝固。

用血气分析仪检测各项血气参数：动脉血 pH、$PaCO_2$、PaO_2、SB、AB、BE，作为实验前的正常对照值。

（3）复制酸碱平衡紊乱动物模型及治疗

1）复制家兔代谢性酸中毒模型并进行治疗：经家兔耳缘静脉注入 12%磷酸二氢钠（5ml/kg），描记呼吸曲线。给药后 10min，取血检测各项血气参数。经 5%碳酸氢钠治疗后 10min，采血并检测各项指标，观察是否恢复到接近正常水平。

注意：根据注入酸性溶液后测得的 BE 值，按下式进行 5%碳酸氢钠补碱治疗。

BE 绝对值×体重（kg）×0.3=所需补充碳酸氢钠的量（mmol）。0.3 是 HCO_3^-进入体内分布的间隙，即体重×30%。1ml 5%碳酸氢钠=0.6mmol，那么需要补充 5%碳酸氢钠的量（ml）=需要补充碳酸氢钠的毫摩尔数÷0.6。

2）复制家兔呼吸性酸中毒模型并进行治疗：在气管插管的一侧橡皮管上刺入两个 9 号针头，然后用止血钳夹闭橡皮管末端，1～1.5min 后从动脉取血行血气分析，松开止血钳立即观察呼吸变化。补碱量的计算同 1），但应依呼吸状况而定。

3）复制家兔代谢性碱中毒模型并进行治疗：从耳缘静脉滴入 5%碳酸氢钠溶液（12ml/kg，速度小于 40 滴/分），描记呼吸曲线，滴完后取血行血气分析，连续描记呼吸曲线。

4）复制家兔呼吸性碱中毒模型并进行治疗：在气管插管上连接动物呼吸机，以 60 次/分速度通气，1～1.5min 后取血行血气分析，去掉呼吸机，观察呼吸变化。可做一面罩戴在家兔口鼻处以缓解症状。

4. 注意事项

（1）在捉拿家兔时动作要轻柔，以免因刺激而造成动物过度通气。

（2）如动物因手术切口疼痛而挣扎时，可在伤口中滴加少量1%普鲁卡因局部麻醉。

（3）取动脉血时切勿吸入气泡，否则会影响血气参数的准确性，同时要避免针管内血液凝固。

（4）使用动物呼吸机过度通气时应注意潮气量的大小，以防通气量过大造成家兔肺泡破裂。

思考题：

（1）该动物血气参数发生哪些变化？请分析其发生机制。

（2）所出现的单纯性酸碱平衡紊乱时呼吸曲线分别有什么变化？分析其发生机制。

（3）比较治疗单纯性酸碱平衡紊乱方法的异同。

三、常用血气分析指标及其正常值

常用血气分析指标及其正常值见表4-1。

表4-1 常用血气分析指标及其正常值

血气分析指标	正常值
pH	7.35～7.45
总二氧化碳（TCO_2）	24～32mmol/L
二氧化碳分压（$PaCO_2$）	35～45mmHg（4.67～6.00kPa）
氧分压（PaO_2）	75～100mmHg（10.0～13.3kPa）
氧含量（CaO_2）	7.6～10.3mmol/L
氧饱和度（SaO_2）	95%～98%
P_{50}（氧饱和度50%时的氧分压）	24～28mmHg（3.20～3.73kPa）
二氧化碳结合力（CO_2Cp）	22～31mmol/L
碳酸氢根（HCO_3^-）	18～23mmol/L
碱剩余（BE）	–3～+3mmol/L
缓冲碱（BB）	45～55mmol/L
标准碳酸氢盐（SB）	22～27mmol/L
实际碳酸氢盐（AB）	22～27mmol/L
阴离子间隙（AG）	10～14mmol/L

四、酸碱平衡紊乱的临床治疗注意事项

酸碱平衡紊乱是临床常见的病理过程存在于多种疾病当中，血气分析在临床上对于判断患者的呼吸功能和酸碱平衡紊乱类型、指导治疗、判断预后均有重要作用。体内一旦发生酸碱平衡紊乱，会引起一系列的临床表现，因此，酸碱平衡紊乱的临床治疗策略及注意事项尤为重要。

1. 任何酸碱平衡紊乱最重要的措施是积极治疗原发病和诱发因素。

2. 注意兼顾水、电解质紊乱的纠正，酸碱失衡常与水、电解质紊乱同时存在，且互相影响。

3. 适可而止，切忌矫枉过正。谨记“宁酸勿碱”，主张将 pH 控制在不低于 7.2 水平。

4. 应用药物纠正酸碱紊乱后，需持续动态观察血气分析，并根据结果做出相应的调整。

五、练 习 题

1. 不属于引起代谢性酸中毒合并呼吸性碱中毒原因的是：

A. 感染性休克　　B. 肺性脑病

C. 水杨酸中毒　　D. 糖尿病合并感染

E. 急性呼吸窘迫综合征（ARDS）

2. 下列代谢性酸中毒合并呼吸性碱中毒的特点中不正确的是：

A. $PaCO_2$ 和 HCO_3^-浓度均降低，且均小于代偿的最低值

B. SB、AB、BB 均降低，AB＜SB

C. BE 负值增大

D. AG 减小

E. pH 变化不大

3. 代谢性酸中毒合并代谢性碱中毒的特点是：

A. 导致血浆 HCO_3^-降低和升高的原因同时存在

B. HCO_3^-可在正常范围

C. pH 可在正常范围

D. $PaCO_2$ 常在正常范围

E. 以上都是

4. 不属于引起呼吸性碱中毒合并代谢性碱中毒原因的是：

A. 水杨酸中毒

B. 严重创伤患者伴呕吐

C. 高热合并呕吐

D. 败血症患者伴呕吐

E. 肝功能衰竭患者使用髓袢利尿药

5. 代谢性碱中毒合并呼吸性碱中毒的特点是：

A. $PaCO_2$ 降低

B. HCO_3^-浓度升高

C. SB、AB、BB 均升高，AB＜SB

D. pH 明显升高，血钾浓度降低

E. 以上都是

6. 某糖尿病患者，血气分析结果如下：pH 7.30，$PaCO_2$ 34mmHg（4.5kPa），HCO_3^- 16mmol/L，血 Na^+ 140mmol/L，Cl^- 104mmol/L，K^+ 4.5mmol/L。应诊断为：

A. AG 增高型代谢性酸中毒

B. AG 正常型代谢性酸中毒

C. AG 增高型代谢性酸中毒合并呼吸性碱中毒

D. AG 增高型代谢性酸中毒合并代谢性碱中毒

E. AG 正常型代谢性酸中毒合并呼吸性碱中毒

7. 某溺水患者，经抢救后血气分析结果如下：pH 7.20，$PaCO_2$ 80mmHg（10.7kPa），HCO_3^- 27mmol/L。可诊断为：

A. 代谢性碱中毒

B. 急性呼吸性酸中毒

C. 代谢性酸中毒

D. 急性呼吸性酸中毒合并代谢性碱中毒

E. 急性呼吸性酸中毒合并代谢性酸中毒

8. 某肺源性心脏病患者，因肺部感染入院，血气分析结果：pH 7.33，$PaCO_2$ 70 mmHg（9.3kPa），HCO_3^- 36mmol/L。应诊断为：

A. 代谢性酸中毒

B. 代谢性碱中毒

C. 急性呼吸性酸中毒

D. 慢性呼吸性酸中毒

E. 慢性呼吸性酸中毒合并代谢性碱中毒

9. 某幽门梗阻患者，因反复呕吐入院，血气分析结果如下：pH 7.49，$PaCO_2$ 48mmHg（6.4kPa），HCO_3^- 36mmol/L。可诊断为：

A. 呼吸性酸中毒　　B. 代谢性酸中毒

C. 代谢性碱中毒　　D. 呼吸性碱中毒

E. 代谢性碱中毒合并呼吸性酸中毒

10. 某肝性脑病患者，血气分析结果如下：pH 7.47，$PaCO_2$ 26.6mmHg（4.5kPa），HCO_3^- 19.3mmol/L。其酸碱紊乱类型为：

A. 呼吸性碱中毒　　B. 代谢性酸中毒

C. 呼吸性酸中毒　　D. 代谢性碱中毒

E. 呼吸性碱中毒合并代谢性酸中毒

11. 某肺源性心脏病患者，血气分析结果：pH 7.26，$PaCO_2$ 85.8mmHg（11.4kPa），HCO_3^- 32mmol/L，血 Na^+ 140mmol/L，Cl^- 90mmol/L。其酸碱紊乱类型为：

A. 呼吸性酸中毒

B. 代谢性碱中毒

C. AG 增高型代谢性酸中毒

D. 呼吸性酸中毒合并代谢性碱中毒

E. 呼吸性酸中毒合并 AG 增高型代谢性酸中毒

12. 某肺源性心脏病患者伴水肿应用呋塞米治疗，血气分析结果如下：pH 7.34，HCO_3^- 41mmol/L，$PaCO_2$ 66mmHg（8.8kPa），Na^+ 140mmol/L，Cl^- 75mmol/L。其酸碱紊乱类型为

A. 呼吸性酸中毒

B. 代谢性碱中毒

C. 呼吸性酸中毒合并代谢性碱中毒

D. 呼吸性酸中毒合并 AG 正常型代谢性酸中毒和代谢性碱中毒

E. 呼吸性酸中毒合并 AG 增高型代谢性酸中毒和代谢性碱中毒

13. 某门静脉性肝硬变患者，肝性脑病昏迷 2 天，血气分析结果如下：pH 7.44，$PaCO_2$ 24mmHg（3.2kPa），HCO_3^- 16mmol/L。应诊断为：

A. 代谢性酸中毒

B. 呼吸性碱中毒

C. 代谢性碱中毒

D. 慢性代偿性呼吸性碱中毒

E. 代谢性酸中毒合并呼吸性碱中毒

14. 某肺源性心脏病并发呼吸衰竭、心功能不全、休克患者，血气分析结果如下：pH 7.25，$PaCO_2$ 80mmHg（10.7kPa），BE 4.6mmol/L，SB 21mmol/L。其酸碱紊乱类型为：

A. 呼吸性酸中毒

B. 代谢性酸中毒

C. 呼吸性酸中毒合并代谢性酸中毒

D. 呼吸性酸中毒合并代谢性碱中毒

E. 代谢性酸中毒合并代谢性碱中毒

15. 某慢性肺源性心脏病合并腹泻患者，血气分析结果如下：pH 7.12，$PaCO_2$ 84.7 mmHg（11.3kPa），HCO_3^- 26.6mmol/L，Na^+ 137mmol/L，Cl^- 85mmol/L。其酸碱紊乱类型为：

A. 呼吸性酸中毒合并 AG 增高型代谢性酸中毒

B. 呼吸性酸中毒合并代谢性碱中毒

C. 代谢性碱中毒

D. 呼吸性酸中毒

E. 呼吸性酸中毒合并 AG 正常型代谢性酸中毒

16. 某肺源性心脏病、呼吸衰竭合并肺性脑病患者，用利尿药和激素等治疗，血气分析结果如下：pH 7.43，$PaCO_2$ 61mmHg（8.13kPa），HCO_3^- 38mmol/L，血 Na^+ 140mmol/L，Cl^- 74mmol/L，K^+ 3.5mmol/L。其酸碱紊乱类型为：

A. 呼吸性酸中毒

B. 呼吸性酸中毒合并 AG 增高型代谢性酸中毒和代谢性碱中毒

C. 呼吸性酸中毒合并代谢性碱中毒

D. 呼吸性酸中毒合并 AG 正常型代谢性酸中毒和代谢性碱中毒

E. AG 增高型代谢性酸中毒合并代谢性碱中毒

17. 某冠心病、左心衰竭合并肺部感染患者，因呼吸困难 3h 入院，血气分析结果如下：pH 7.70，$PaCO_2$ 16.6mmHg（2.21kPa），HCO_3^- 20mmol/L，血 Na^+ 120mmol/L，Cl^- 70mmol/L。其酸碱紊乱类型为：

A. 呼吸性碱中毒

B. 代谢性酸中毒

C. 呼吸性碱中毒合并 AG 增高型代谢性酸中毒和代谢性碱中毒

D. AG 增高型代谢性酸中毒合并呼吸性碱中毒

E. 呼吸性碱中毒合并 AG 正常型代谢性酸中毒和代谢性碱中毒

（杨晓玲　马胜超）

第五章　失血性休克及其抢救

一、实验目的与要求

1. 复习动脉血压的形成与影响因素、血压的神经与体液调节，以及微循环的结构、功能、灌流特点等基础知识。

2. 掌握复制失血性休克动物模型的方法，进一步巩固家兔股动脉、颈总动脉和颈外静脉的分离、插管手术等技能，巩固血压、呼吸的描记方法，学习使用数字体温计测肛温的方法，了解全自动血气分析仪的使用方法，提高实验操作技能。

3. 分别通过复制家兔失血性休克和感染性休克模型的方法，观察休克时动物各相关指标和微循环的变化及对机体的影响，分析休克的发生机制，并对不同类型休克进行治疗，探讨各种药物的作用机制及使用原则。

4. 熟悉休克的分类、临床症状、体征及其防治原则。

二、实 验 内 容

（一）休克相关基础知识回顾

1. 血压的形成及调节　动脉血压是反映心血管功能的一个重要指标。动脉血压的高低主要取决于心输出量、外周阻力、循环血量与血管容积等因素，因此，凡能影响心输出量、外周阻力及循环血量的各种因素均能影响动脉血压。在整体实验中，心血管活动受神经和体液的调节。神经调节主要通过各种心血管反射而实现，其中较重要的反射是颈动脉窦和主动脉弓压力感受器反射，即减压反射。支配心脏的传出神经有交感神经和迷走神经，但绝大多数血管都受交感缩血管神经支配，它们均通过其末梢释放的神经递质与心肌和血管壁平滑肌的相应受体结合发挥生理作用。心交感神经兴奋时，心率加快，收缩力加强，使心输出量增加，同时血管收缩，外周阻力增加，导致动脉血压升高；而心迷走神经兴奋时，心率减慢，心肌收缩力减弱，使心输出量减少，动脉血压降低。

心血管活动除受神经调节外，还受血液中化学物质及相应药物的影响，拟肾上腺素药，如肾上腺素、去甲肾上腺素、异丙肾上腺素和多巴胺等，通过激动 α 受体和/或 β 受体影响心脏和血管的活动，改变心输出量和外周阻力，进而影响动脉血压。外源性给予乙酰胆碱可产生类似心迷走神经兴奋时的心脏抑制效应，并激动血管内皮细胞上的 M 受体，释放一氧化氮（NO），舒张血管，降低外周阻力，从而降低动脉血压。酚妥拉明、普萘洛尔和阿托品分别通过阻断 α 受体、β 受体和 M 受体而拮抗上述药物的效应作用。

2. 对休克的认识　休克是英语 shock 的音译，shock 源于希腊文，原意是震荡或打击，是涉及临床各科的常见危重病症。大量研究表明：各种不同原因引起的休克，都有一个共同的发病环节，即交感-肾上腺髓质系统强烈兴奋，导致微循环障碍。休克发病的关键不在于血压，而在于血流，其机制不是交感-肾上腺髓质系统衰竭或麻痹，而是交感-肾上腺髓质系统的强烈兴奋。目前认为：休克是各种强烈致病因子作用于机体引起的急性循环衰竭，其特点是微循环障碍、重要脏器的灌流不足和细胞功能代谢障碍，由此引起的全身性危重的病理过程。

3. 休克的病因分类

（1）失血与失液：通常 15min 内失血量少于总血量的 10%，机体可通过代偿使血压和组织灌流量保持稳定。但快速失血量超过总血量的 20%左右时，即可引起休克，超过总血量的 50%则往往导致机体迅速死亡。剧烈呕吐、腹泻、肠梗阻、大汗淋漓等导致体液大量丢失也可引起有效循环血量的锐减。

（2）烧伤：大面积烧伤，伴有血浆大量丢失，可引起烧伤性休克。早期与疼痛及低血容量有关，晚期可继发感染，发展为败血症休克。

（3）创伤：严重创伤可导致创伤性休克。尤其是在战争时期多见，这种休克的发生与疼痛和失血有关。

以上三种原因引起的休克都有血容量降低，可统称为低血容量性休克。

（4）感染：严重感染特别是革兰氏阴性细菌感染常可引起感染性休克。

（5）过敏：给过敏体质的人注射某些药物（如青霉素）、血清制剂或疫苗可引起过敏性休克，这种休克属 I 型变态反应。发病机制与 IgE 及抗原在肥大细胞表面结合，引起大量的组胺和缓激肽形成并进入循环，导致血管床容积扩大和毛细血管通透性增加有重要关系。

（6）强烈的神经刺激：剧烈疼痛，高位脊髓麻醉或损伤，可引起神经源性休克。

以上三种原因引起的休克都有血管床容量增加，可统称为血管源性休克。

（7）急性心力衰竭：大面积急性心肌梗死、急性心肌炎、心脏压塞及严重的心律失常（房颤与室颤），引起心输出量明显减少，有效循环血量和组织灌流量下降，称为心源性休克。

4. 休克的始动环节分类　休克发生的始动环节见图 5-1。

（1）低血容量性休克：是指由血容量减少引起的休克称为低血容量性休克，可见于失血、失液、烧伤及创伤等。机制：大量体液丧失造成血容量下降，静脉回流量减少，心输出量严重不足，血压降低反射性引起交感神经兴奋，导致外周血管收缩，组织灌流量急剧减少，引起休克。

（2）血管源性休克：是指由于血管活性物质的作用，使小血管舒张，血管床容积扩大，血液淤积，使有效循环血量减少引起的休克，见于感染性休克、过敏性休克和神经源性休克。

（3）心源性休克：是指心脏泵功能衰竭，心输出量急剧减少，有效循环血量下降所引起的休克。机制：心输出量急剧减少。

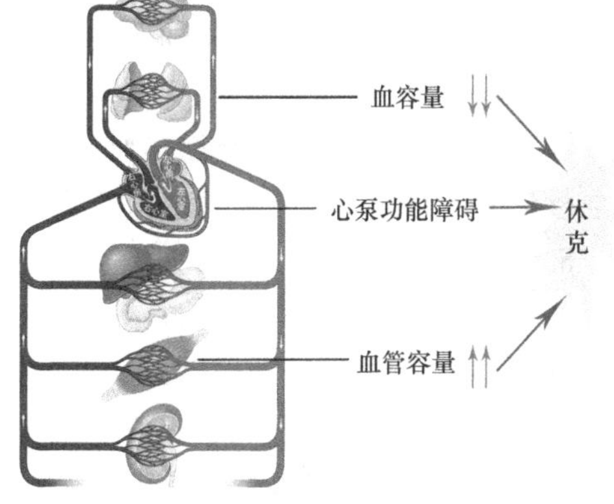

图 5-1　休克发生的始动环节

5. 休克的血流动力学分类　休克按照血流动力学可分为低动力（低排高阻）型休克、高动力（高排低阻）型休克和低排低阻型休克（表 5-1）。

表 5-1　休克的血流动力学分类

	外周阻力	心输出量	血压	脉压	皮温
高排低阻型休克	↓	↑	稍↓	↑	↑（暖休克）
低排高阻型休克	↑	↓	↓不明显	↓	↓（冷休克）
低排低阻型休克	↓	↓	↓	↓	↓

↑：上升；↓：下降

6. 微循环的组成、功能与调节　微循环（microcircle）是指微动脉到微静脉之间的微血管中的血液循环，是循环系统的最基本的结构单位。

（1）微循环的组成：典型的微循环由微动脉、后微动脉、毛细血管前括约肌、真毛细血管、微静脉、直捷通路和动静脉吻合支等部分组成。

（2）微循环的功能：通过阻力血管（微动脉、后微动脉）调节全身的血压和血流分布；通过容量血管（微静脉）调节回心血量；通过交换血管（真毛细血管）进行营养物质与代谢产物的交换。

（3）微循环的调节（神经调节）：通过肾上腺素能 α 受体与 β 受体体液调节；缩血管物质、扩血管物质的共同作用局部代谢产物（舒血管物质）的反馈调节。

7. 休克的分期、微循环变化主要特点及各期的临床表现　休克根据微循环的变化分为三期（以典型的失血性休克为例），即缺血性缺氧期（代偿期）、淤血性缺氧期（可逆性失代偿期）和微循环衰竭期（不可逆期）。

（1）缺血性缺氧期：微循环变化特点为微循环血管持续痉挛、毛细血管前阻力增加、大量真毛细血管网关闭、动静脉短路开放，组织灌流量减少。出现少灌少流，灌少于流的现象。该期患者的临床表现为面色苍白，四肢冰冷、出冷汗，脉搏细速，脉压降低，尿量减少，烦躁不安。该期血压可骤降（如大失血时），也可略降，甚至正常或略升（代偿）。由于血液的重新分布，心脑灌流可以正常，一般神志清楚。该期为休克的可逆期。

（2）淤血性缺氧期：微循环变化特点为毛细血管的后阻力大于前阻力、真毛细血管开放数目增多、血管运动现象消失、血流缓慢、红细胞聚集、白细胞滚动、黏附、贴壁嵌塞、血浆外渗、血黏度增加、出现“泥化”淤滞。组织处于多灌少流，灌大于流的状态，缺氧更为加重。该期患者表现为血压进行性下降，心音低钝、昏迷、少尿甚至无尿、脉搏细速、皮肤发绀。

（3）微循环衰竭期：微循环变化特点为微循环血管麻痹扩张，血细胞黏附聚集加重，微血栓形成，组织不灌不流，灌流停止。

8. 休克的治疗

（1）一般措施：休克患者体位一般采取卧位，头和躯干抬高 20°～30°，下肢抬高 15°～20°，抬高头胸部目的在于降低膈肌平面，减少腹腔脏器上移对呼吸的影响，有利于呼吸肌活动，增加肺活量，使呼吸运动更接近于生理状态，抬高下肢有利于增加从静脉回心的血量，从而相应增加循环血容量。保持呼吸道通畅，及时清除呼吸道分泌物。间断吸氧，增加动脉血氧含量。控制活动性大出血，保持患者安静，注意保暖。

（2）补充血容量：补充血容量，及时恢复血流灌注，是抗休克的基本措施。及时补充血容量，时间较短的休克，特别是低血容量休克，均可较快地纠正，不需再用其他药物。

因此必须迅速建立 1～2 条大口径的静脉输液通道，快速输入晶体（如平衡盐溶液），接着输入全血，以改善贫血和组织缺氧，加速组织细胞的灌注。补液量应以“需多少，补多少”为原则。对大多数外科休克患者来说，这期间需要进行手术，以消除休克病因。一般认为外科感染休克患者术前准备不宜超过 2h。严重感染性休克患者病情复杂，又常有心肌损害和肾损害，过多补液将导致不良后果。因此，为了掌握血容量补充和观察心脏对输液的负荷情况，应动态监测肺动脉楔入压和中心静脉压，作为调节补液量的依据。

（3）病因治疗：同补充血容量一样重要。如内脏出血的控制、消化道穿孔的修补、坏死肠袢切除和脓液的引流等，在快速补充有效循环血量后，应抓紧时机施行手术去除原发病变，才能从根本上控制休克。在紧急止血方面，可先用暂时性止血措施，待休克初步纠正后，再进行根本的止血手术。若暂时性止血措施难以控制出血，应一方面补充血容量，另一方面进行手术止血。在外科感染性休克中，应根据感染的种类和性质，应用有效的抗生素大剂量静脉滴注。外科感染原发病灶的存在是引起休克的重要原因。应尽量手术处理，才能纠正休克和巩固疗效。经过 1～2h 积极治疗休克未见好转，也应进行手术处理原发感染灶。

（4）合理使用血管活性药物：分为缩血管药物（阿拉明、去甲肾上腺素、去氧肾上腺素等）和扩血管药物（阿托品、山莨菪碱、异丙肾上腺素等）。血管活性药物必须在纠正酸中毒的基础上使用。一般来说，休克早期经充分扩容后，可选择性地舒张微血管。休克后期，可选用缩血管药物，特别是过敏性休克和神经源性休克，使用缩血管药物是最佳的选择。早期轻型的休克或高排低阻型休克，在综合治疗的基础上，也可采用缩血管药物。血压过低，降低到心脑血管临界关闭压（7.0kPa）以下，扩容又不能迅速进行时，应使用缩血管药升压，用来保证心脑重要器官的血液灌流量。

（5）细胞损伤的防治：休克时细胞损伤有的是原发的，有的是继发于微循环障碍之后发生的。改善微循环是防止细胞损伤的措施之一，还可使用细胞保护剂、补充能量以纠正细胞功能。

（6）体液因子拮抗剂的作用：如 TNF-α 单克隆抗体；卡托普利等拮抗肾素-血管紧张素系统；苯海拉明拮抗组胺；抑肽酶能减少激肽的生成；皮质激素也能抑制磷脂酶 A_2 以减少前列腺素和白三烯的生成，减少血小板激活因子和一氧化氮的生成；非甾体抗炎药（阿司匹林、吲哚美辛等）能抑制环氧合酶，减少前列腺素的生成；纳洛酮可拮抗内啡肽；超氧化物歧化酶（SOD）是氧自由基的清除剂，别嘌醇是黄嘌呤氧化酶的抑制剂，均能减少氧自由基对机体的损伤。以上药物和试剂虽然尚处于试验性治疗阶段，但已显示有一定的抗休克疗效。

（7）防止器官功能衰竭：应预防弥散性血管内凝血（DIC）及重要器官功能衰竭，如一旦出现，除采取一般的治疗外，还应针对不同器官衰竭采取不同的治疗措施，如出现急性心力衰竭时，除停止和减少补液外，尚应强心、利尿，并适当降低前、后负荷；如出现休克肺时，则正压给氧，改善呼吸功能；如出现肾衰竭时，应尽早采取利尿和进行透析等措施，并防止出现多系统器官功能衰竭。

（8）预防：休克的预防应采取综合措施。对有可能发生休克的伤病员，应针对病因，采取相应的预防措施。对外伤患者要进行及时而准确的急救处理。活动性大出血者要确切止血；骨折部位要稳妥固定；软组织损伤应予包扎，防止污染；呼吸道梗阻者需行气管切开术；需运送者，应争取发生休克前运送，并选用快速而舒适的运输工具。运送患者途中要持续输液，并做好急救准备，为防止脑缺血，应取脚前头后位，使患者头部与行进方向相背。严重感染患者，采用敏感抗生素，静脉滴注，积极清除原发病灶（如引流排脓等）。对某些可能并发休克的外科疾病，抓紧术前准备，2h 内行手术治疗，如坏死肠段切除。必须充分做好手术患者的术前准备，包括纠正水与电解质紊乱和低蛋白血症、补足血容量、全面了解内脏功能、选择合适的麻醉方法。还要充分估计术中可能发生休克的各种因素，采取相应的预防低血容量性休克的措施。

（二）临床典型病例分析与讨论

【临床病例 5-1】

基本信息：患者，男，63 岁。

主诉：持续性腹痛半个月，加重 1 天。

现病史：患者半个月前无明显诱因出现腹部疼痛，呈间断性胀痛，自行口服药物对症治疗（具体不详）后症状有所好转，当时无恶心、呕吐，无发热、寒战，患者未予重视。1 天前患者自觉腹痛较前明显，呈持续性胀痛，疼痛难以耐受，遂就诊于当地医院，查血常规、电解质未见明显异常，X 线提示下腹部见气液平面。腹部 B 超示上腹部胃肠胀气，腹腔大量积液。考虑患者存在消化道穿孔，予以对症输液治疗（具体药物不详），当地医院建议患者转入上级医院诊治，遂就诊于我院急诊科。全腹 CT 轴位平扫+增强：①食管下段壁、乙状结肠壁及直肠壁明显增厚、水肿，腹腔肠管积气积液、扩张；②大量腹水；③腹膜、网膜增厚，提示腹膜炎；④肠系膜血管旋转呈“漩涡状”改变，不排除肠系膜血管扭转可能。病程中，患者神志清楚，精神差，禁饮食，睡眠差，未解大便半个月余，小便正常。近期体重无明显改变。

既往史：否认有高血压、冠心病、糖尿病病史。

体格检查：体温 39.1℃，脉搏 99 次/分，呼吸 25 次/分，血压 72/50mmHg。发育正常，营养中等，自主体位，推入病房，表情痛苦，急性病容，神志清楚，精神较差，查体合作，皮肤色泽正常，全身浅表淋巴结未触及肿大。双侧胸廓对称正常，双侧呼吸动度一致，双肺呼吸音清，未闻及干、湿啰音，听诊未闻及其他异常。心尖冲动未见异常，位于左侧第 5 肋间锁骨中线内 0.5cm，无异常隆起及凹陷。心界不大，心率 99 次/分，心律齐，未闻及杂音。腹部膨隆，腹肌紧张，未见胃肠型蠕动波，未见腹壁静脉曲张，全腹压痛、反跳痛阳性，未触及腹部包块，肝脾肋下未触及，墨菲征阴性，肝颈静脉反流征阴性，全腹叩诊鼓音，肠鸣音未闻及，诊断性腹腔穿刺液呈淡红色。

辅助检查：血常规示白细胞 22.47×10^9/L，中性粒细胞百分比 91.2%，淋巴细胞百分比 2.6%，红细胞 4.42×10^{12}/L，血红蛋白 147.0g/L，血小板 242.0×10^9/L。血气分析提示 pH 7.22，二氧化碳分压 27mmHg，氧分压 98.0mmHg，Na^+ 133mmol/L，Cl^- 109.0mmol/L，HCO_3^- 12.0mmol/L。

胸部 CT 轴位平扫：右肺中叶少许渗出影，右肺散在小结节影，直径小于 0.5cm。肺门不大，肺门及纵隔内未见肿大淋巴结。

全腹 CT 轴位平扫+增强：腹腔大量积液，肝脏、脾脏、胰腺受压。食管下段壁、乙状结肠壁及直肠壁明显增厚、水肿，腹腔肠管积气积液、扩张，可见气液平面。肠系膜血管旋转呈漩涡状改变。

诊断：①感染性休克；②消化道穿孔，急性弥漫性腹膜炎。

治疗原则：控制感染，补充血容量，纠正酸碱平衡，使用血管活性药物，手术。

讨论：

（1）感染性休克的主要临床表现及发生机制是什么？

（2）治疗原则是什么？

（3）休克的监测指标有哪些？

【临床病例 5-2】

基本信息：患者，男，45 岁。

主诉：混合痔切除术后出血 10 天，加重 12h。

现病史：患者家属诉 13 天前行“混合痔切除术”，术后第 3 天出现术区出血，鲜红色，喷射性，约 400ml，行手术结扎出血，症状稍缓解，后每天下午出血，按压止血可暂时缓解，其间未解大便，伴腹胀，无腹痛、恶心、呕吐等不适，5 天前患者转入当地医院，行手术止血并清除肠道血块，症状好转，今晨 5:00 无明显诱因再次出现肛门出血，约 200ml，伴下腹胀痛，为求进一步诊治就诊于我院急诊科，16:40 查血常规+血型（急诊科）提示血红蛋白 95.0g/L，红细胞 2.86×10^{12}/L，血细胞比容 28.80%。我科医师会诊后，以“混合痔术后出血”收住。病程中，患者神志清醒、精神差，饮食、睡眠尚可，留置导尿，未解大便。

既往史：糖尿病病史 3 年（具体用药不详），血糖控制一般。否认有高血压、冠心病病史。

体格检查：体温 36.6℃，脉搏 133 次/分，呼吸 19 次/分，血压 89/56mmHg。发育正常，营养中等。体位：卧床。步态正常，表情淡漠，贫血面容，神志清楚，精神较差，查体合作。皮肤苍白。无其他异常。全身浅表淋巴结未触及肿大。头颅大小正常，无畸形。双侧结膜未见异常，双侧巩膜无黄染。耳廓未见异常，外耳道未见异常分泌物。鼻外形正常，各副鼻窦无压痛。扁桃体未见肿大。颈部外观对称。肝颈静脉回流征阴性。气管居中，甲状腺未触及肿大。双侧胸廓对称正常。双侧呼吸动度一致。双肺呼吸音清，未闻及干、湿啰音。心尖冲动未见异常，位于左侧第 5 肋间锁骨中线内 0.5cm，无异常隆起及凹陷。心界不大，心率 133 次/分，心律齐，未闻及杂音。腹部外形饱满，腹部柔软，全腹无压痛及反跳痛，肝脏未触及，肠鸣音正常。关节未见异常。肌力：左上肢 5 级，左下肢 5 级，右上肢 5 级，右下肢 5 级。专科情况：患者左侧卧位，肛门及臀部广泛血迹，肛门部可见纱布包扎，纱布渗血严重，移除纱布可见肛门处环形皮肤黏膜缺损，可见大量血液涌出，患者疼痛剧烈，无法行直肠指检及肛门镜检查。腹部饱满，未见胃肠型及蠕动波，下腹部压痛阳性，无反跳痛，肠鸣音亢进，移动性浊音阴性。

辅助检查：生化提示 K^+3.35mmol/L，Na^+140.6mmol/L，尿素 3.67mmol/L，肌酐 58.9μmol/L，尿酸 182μmol/L，总胆红素 31.27μmol/L，直接胆红素 12.48μmol/L，间接胆红素 18.8μmol/L，谷草转氨酶 14.7U/L，谷丙转氨酶 17.9U/L。血常规提示白细胞 9.58×10^9/L，中性粒细胞百分比 90.5%，淋巴细胞百分比 7.6%，红细胞 3.21×10^{12}/L，血红蛋白 103.0g/L，血小板 164.0×10^9/L。血气分析 pH 7.38，二氧化碳分压 38mmHg，氧分压 79.4mmHg，Na^+

139mmol/L，Cl^- 111.0mmol/L，HCO_3^- 21.9mmol/L。

诊断：①失血性休克；②痔疮术后大出血；③2 型糖尿病。

治疗原则：补充血容量，积极处理原发病灶，制止出血，控制感染，纠正酸碱平衡，血管活性药物的使用等。

讨论：

（1）休克的发病机制是什么？

（2）失血性休克的诊断依据是什么？

（3）休克如何分类？

（4）补液的原则、血管活性药物的使用原则是什么？

（三）失血性休克动物模型的复制及救治

【家兔失血性休克】

1. 实验材料

（1）实验动物：实验选用体重 2kg 左右、常规饲养的健康家兔，雌雄兼用。

（2）实验仪器：兔手术台，哺乳动物手术器械（手术刀、剪、镊、钳等），棉绳，0.5ml、2ml、5ml、10ml、50ml 注射器，BL-420 生物机能实验系统，分析天平，粗天平，兔秤，恒温磁力搅拌器，半自动生化分析仪，分光光度计，LG15-W 离心机，恒温水浴，微循环灌流盒，数码图像分析系统，压力换能器，张力换能器，尿液记滴器，中心静脉压测定装置，数字温度计，手术灯，气管插管，动脉插管，膀胱插管，动脉夹，刺激器，保护电极，三通管，9 号头皮针，三通，纱布、0 号线、4 号线等。

（3）实验试剂：0.5%肝素，20%氨基甲酸乙酯（乌拉坦）、大肠埃希菌内毒素（*E.coli*$O_{26}B_6$）、0.01%去甲肾上腺素（NA）、山莨菪碱、生理盐水、5%葡萄糖盐水、低分子右旋糖酐、任-台氏液等。

2. 实验方法

（1）动物的麻醉与固定：捉拿家兔、称重。由耳缘静脉缓慢注入 20%氨基甲酸乙酯（5ml/kg），待兔角膜反射或脚趾疼痛反射完全消失、呼吸减慢后，将其仰卧固定于兔台上，从耳缘静脉缓慢滴入生理盐水（5～10 滴/分），剪去颈部、左侧腹中部、后腹正中及一侧股部兔毛。

（2）分离颈部神经、气管和血管：在颈部正中沿着甲状软骨下缘至胸骨柄上缘做一长 4～5cm 的纵行切口，逐层分离筋膜层和颈部肌群，暴露气管。①分离气管并插管：分离气管外侧的筋膜，在气管下方穿一根 4 号线，行气管插管并固定。②分离右侧颈外静脉：用手指从皮肤外将右侧颈部组织顶起，即可于皮下见到壁薄、粗大呈暗紫色的颈外静脉。沿血管走行用止血钳小心分离周围的结缔组织，暴露约 2.0cm，于其背侧穿两根 0 号线备用。③分离左颈总动脉：在气管两侧深处，可见到与气管平行的左、右颈总动脉，颈总动脉旁有一束神经与动脉伴行，分离左侧颈总动脉约 2.0cm，穿两根 0 号线备用。

（3）股部手术：在一侧股三角区触摸到股动脉搏动，沿动脉走行做一长 3～5cm 的皮肤切口，分离皮下组织与股血管神经鞘后，钝性分离股动脉（注意：白色的股神经位于血管神经鞘的外侧，其内侧是紫蓝颜色的股静脉，股动脉位于股神经和股静脉的中间偏背侧），并在其下穿两根 0 号线。

（4）膀胱插管：在耻骨联合上4cm处沿腹白线向尾侧端做3cm长皮肤切口，以温生理盐水纱布保护后，将膀胱牵拉出腹腔，在膀胱顶部剪开膀胱，向心插入充有生理盐水的膀胱插管，用4号线结扎后，将膀胱插管末端与尿液记滴器相连，记录尿滴。

（5）家兔肠系膜微循环活体标本制备：在左中腹腹直肌旁做6cm纵行的切口，钝性分离肌肉，打开腹腔后，将卵圆钳衬以湿的生理盐水纱布伸入左下腹侧（紧贴前腹壁），钳出8～12cm的回肠袢，轻轻拉出腹腔，以温生理盐水纱布保护，平铺于微循环灌流盒观察台上，盒内以38℃任-台氏液恒温灌流。然后将兔肠系膜灌流盒固定于显微镜载物台上。

（6）全身血液肝素化：耳缘静脉注射0.5%肝素（2ml/kg）。

（7）血管插管：①向股动脉插入充满肝素带有三通接头的细塑料管一根，结扎固定。②做颈总动脉插管并结扎、固定，将动脉插管及气管插管分别与BL-420生物机能实验系统的血压传感器和张力传感器相连。③做颈外静脉插管并结扎、固定，记录正常中心静脉压。

（8）记录直肠温度：将末端涂有液体石蜡的数字温度计探头缓慢插入家兔肛门，深约2.5cm，待显示屏上的数字稳定后，方可读取直肠温度。

（9）打开计算机，进入动脉血压的调节界面，即可进行实验观测（注意：调整好计算机参数后，在整个实验过程中不要再变动）。

（10）观察项目

1）组织微循环血流观察（直接或间接）项目及指标：皮肤、黏膜颜色，球结合膜血管口径及血流，亦可提起耳壳对光透视血管口径及血流。

2）观察家兔肠系膜微循环变化。

3）监测血气：用毛细玻璃管从股动脉插管的三通接头处采血，用全自动血气分析仪测定其pH、PaO_2、$PaCO_2$、BE、HCO_3^-，测肛温一次并记录。

4）测血乳酸与丙酮酸含量：用2ml注射器自股动脉插管的三通接头处采血2ml，用生化分析仪分别测定血乳酸与丙酮酸含量。

5）大量放血：经股动脉插管放血于注射器内，放血量占全血量的1/5～1/4[全血量以约占体重的7%（70ml/kg）计算]，放血时间为3～5min（切勿过快），放血过程中可见血压开始迅速下降，以后又略有上升。待血压（平均动脉压）稳定在30～40mmHg后，停止放血。如果血压回升，可再放血，当血压低于30mmHg时，可将放出的血液立即由股动脉加压回输若干，使整个观察期内血压始终维持在30～40mmHg水平，即失血性休克状态。观察并记录血压、中心静脉压（CVP）、呼吸的变化，每5min记录一次平均动脉压、收缩压、舒张压，观察时间为30～40min。重复监测血气、血乳酸和丙酮酸、肛温。

注意：放出的血液以50ml注射器（抗凝）收集，备作下一部分实验抢救时用。

6）失血性休克家兔活体小肠的肠系膜微循环观察（示教）：大量放血后，毛细血管内径在10min后开始缩小，30min后缩小到最小。当平均动脉压为（45±2）mmHg后，10μm以下毛细血管血流速度和血流量随时间逐渐下降，30min后可见视野内毛细血管数目减少、口径变小，部分微血管内可见轴流消失、血流摆动、断流、白细胞附壁翻滚，甚至停流等现象。

7）实验性抢救：根据失血性休克的病理生理变化，按休克发病学的防治原则进行纠酸、扩容、应用血管活性药物及防治细胞损伤等治疗，自行设计抢救方案，观察并比较各项救治措施后血压和微循环的变化。

8）耳缘静脉输液：经三通自耳缘静脉分组进行抢救：①5%葡萄糖生理盐水组：快速输入与放血量相等的生理盐水（30min 输完）后，再静脉滴注 5%葡萄糖生理盐水 25ml。②去甲肾上腺素组：快速输入与放血量相等的生理盐水（30min 输完）后，再静脉滴注 0.01%去甲肾上腺素溶液（生理盐水配制）25ml，观察各项指标变化。③山莨菪碱：快速输入与放血量相等的生理盐水（30min 输完）后，再静脉滴注 0.05%山莨菪碱溶液（生理盐水配制）25ml，观察各项指标变化。④全血：快速输入与放血量相等的生理盐水后（30min 输完），将放出的血液全部倒入输液瓶内，快速输回。抢救治疗后，观察、测定各项指标。

注意：各组必须在输入与放血量相同的生理盐水后再分组进行抢救。

3. 实验结果

（1）家兔失血性休克前、后血压等指标变化见表 5-2。

（2）家兔失血性休克血气分析见表 5-3。

（3）家兔失血性休克血乳酸、丙酮酸含量比较见表 5-4。

（4）家兔失血性休克前、后肠系膜微循环的某些变化见表 5-5。

表 5-2 家兔失血性休克前、后血压等指标变化

动物状况	观察指标				
	血压（mmHg）	呼吸（次/分）	中心静脉压（cmH_2O *）	尿量（滴/分）	肛温（℃）
放血前					
放血后					
抢救后					

表 5-3 家兔失血性休克前、后血气分析

动物状况	观察指标				
	pH	$PaCO_2$（mmHg）	HCO_3^-（mmol/L）	BE（mmol/L）	PaO_2（mmHg）
放血前					
放血后					
抢救后					

表 5-4 家兔失血性休克前、后血乳酸、丙酮酸含量比较

动物状况	观察指标	
	血乳酸（mmol/L）	丙酮酸（mmol/L）
放血前		
放血后		

*$1cmH_2O = 0.1kPa$。

表 5-5　家兔失血性休克前、后肠系膜微循环的某些变化

动物状况	观察指标		
	微血管口径	毛细血管数目	血液流速、流态
放血前			
放血后			
抢救后			

4. 注意事项

（1）耳缘静脉插管一经插入，应固定牢固，并在推注药物后缓慢滴注生理盐水（5～6 滴/分）以保持该静脉通道的畅通，补充手术中丢失的水分。

（2）麻醉药注射量要准，速度要慢，同时注意呼吸变化，以免过量引起动物死亡。如实验时间过长，动物苏醒挣扎，可适量补充麻醉药。

（3）手术操作时，动作要轻，以减少不必要的手术性出血。

（4）注意保护神经不要过度牵拉，并一直保持湿润。

（5）插管前先将管中充满肝素溶液，并排出气体。

（6）在整个实验过程中，要保持动脉插管与动脉自然走行方向一致，防止刺破血管或引起压力传递受阻。

（7）注射血管活性药物时，量不宜过多，同时密切观察血压变化，以免血压过低，家兔发生死亡，导致实验失败。

（8）每次给药后均以少量生理盐水冲洗注射器，以保证药液完全进入家兔体内。每项实验后，应等血压基本恢复并稳定后，再进行下一项实验。

（9）牵拉肠袢要轻，以免撕裂肠系膜造成失血。

思考题：

（1）本实验家兔是否发生了休克？为什么？如果有休克发生，处于哪一期，其机制是什么？

（2）实验中哪些指标可用于临床休克的辅助诊断？联系诊断学知识，还有哪些指标可以作为休克的临床诊断？

（3）分析实验过程中各指标变化的机制。

（4）分析不同的抢救措施对休克的作用机制。

【大鼠感染性休克】

1. 材料（同失血性休克）

（1）实验动物：选用无特定病原体（specefic pathogen free，SPF）雄性 SD 大鼠，体重 300～350g。

（2）实验仪器：同失血性休克。

（3）实验试剂：同失血性休克。

2. 实验方法　内毒素休克模型与分组：将 SD 大鼠随机分为内毒素组和对照组。两组动物于肌内注射氯胺酮（112mg/kg）和甲苯噻嗪（15mg/kg）麻醉后，依次切开颈部皮肤、皮下组织，钝性分离颈前肌肉后，分离右侧颈总动脉并插管至左心室，然后将该插管与

BL-420 生物机能实验系统的压力传感器相连，分离一侧股动、静脉，行插管术，其中股动脉插管与 BL-420 生物机能实验系统另一压力传感器连接，股静脉插管末端与三通相连（血管插管前，插管内应充满 0.5%肝素抗凝）。内毒素组：一次性静脉注射大肠埃希菌内毒素 10mg/kg。对照组：一次性静脉注射与内毒素组等剂量的生理盐水。

3. 观察指标及方法

（1）血流动力学监测：两组动物分别于静脉给药后 2h、4h、8h 应用 BL-420 生物机能实验系统，分别通过左心室插管和股动脉插管动态监测有关参数，包括平均动脉压（MAP）、心率（HR）、左心室收缩压（LVSP）、左心室舒张压（LVDP）、左心室平均压（LVAP）、左心室舒张末压（LVEDP）、左室内压变化速率（$\pm LVdp/dt_{max}$）等（表 5-6）。

（2）血气分析：分别于给药后 2h、4h、8h 以毛细玻璃管自颈动脉采血用于血气分析（表 5-7）。

表 5-6　各组大鼠心功能变化

动物状况		观察指标							
		左心室收缩压（LVSP）（mmHg）	平均动脉压（MAP）（mmHg）	心率（HR）（次/分）	左心室舒张压（LVDP）（mmHg）	左心室平均压（LVAP）（mmHg）	左心室舒张末压（LVEDP）（mmHg）	左室内压最大上升速率（$+LVdp/dt_{max}$）（mmHg /s）	左室内压最大下降速率（$-LVdp/dt_{max}$）（mmHg /s）
对照组	2h								
	4h								
	8h								
内毒素组	2h								
	4h								
	8h								

表 5-7　各组大鼠血气指标的变化

动物状况		观察指标				
		pH	$PaCO_2$（mmHg）	HCO_3^-（mmol/L）	BE（mmol/L）	PaO_2（mmHg）
对照组	2h					
	4h					
	8h					
内毒素组	2h					
	4h					
	8h					

三、感染性休克研究进展

（一）定义的进展

2016 年 2 月 23 日《第三版脓毒症与感染性休克定义国际共识》（简称《共识》）发布，将感染性休克定义为脓毒症发生循环障碍及细胞/代谢异常，继而增加病死率的状态，并明确指出脓毒症的实质是紊乱而失调的宿主反应和危及生命的器官功能障碍，这是脓毒症与感染的主要区别和鉴别要点。《共识》强调了脓毒症是由感染引发的宿主非稳态反应的重要性，超过感染本身的潜在致死性。《共识》中的脓毒症与旧概念中的脓毒症不同，旧概念中的脓毒症是感染与机体的适应性炎症反应。

（二）诊疗进展

2016 年《中华急诊医学》杂志发表《中国急诊感染性休克临床实践指南》（简称《指南》），强调感染性休克具有高度的异质性，需要在不同阶段个体化、同一个体阶段化调整和干预，因此，感染性休克的临床干预应该是一个"边诊断边治疗"的过程。

《指南》制定了感染性休克诊断标准，其中组织低灌注标准如下。①高乳酸血症：血清乳酸水平＞2mmol/L；②毛细血管再充盈时间延长、皮肤花斑或瘀斑。在治疗方面，《指南》给出了详细的治疗方案指导，包括抗微生物治疗、器官和系统功能支持、预后评价等。其中，综合近年来研究，认为去甲肾上腺素较之多巴胺在治疗感染性休克方面有更大的优势。

四、练　习　题

1. 可以出现心输出量高于正常的休克类型是：

A. 心源性休克　B. 感染性休克

C. 失血性休克　D. 创伤性休克

E. 烧伤性休克

2. 不属于低血容量性休克原因的是：

A. 失血　B. 烧伤

C. 挤压伤　D. 感染

E. 重度脱水

3. 高排低阻性休克最常见的是：

A. 失血性休克　B. 感染性休克

C. 心源性休克　D. 烧伤性休克

E. 过敏性休克

4. 关于休克缺血性缺氧期微循环的变化，下列错误的描述是：

A. 微动脉收缩

B. 后微动脉收缩

C. 真毛细血管关闭

D. 毛细血管前括约肌收缩

E. 动静脉吻合支收缩

5. 休克缺血性缺氧期组织微循环灌流的特点是：

A. 多灌少流，灌多于流

B. 少灌多流，灌少于流

C. 少灌少流，灌少于流

D. 少灌少流，灌多于流

E. 不灌不流，无复流

6. 休克淤血性缺氧期微循环灌流的特点是：

A. 少灌少流，灌少于流

B. 少灌多流，灌少于流

C. 多灌少流，灌多于流

D. 多灌多流，灌多于流

E. 多灌多流，灌少于流

7. 休克时交感-肾上腺髓质系统处于：

A. 强烈兴奋状态

B. 先兴奋后抑制，最后衰竭状态

C. 强烈抑制状态

D. 先抑制后兴奋状态

E. 正常状态

8. 休克初期的"自身输血"作用是指：

A. 动静脉吻合支开放，回心血量增加

B. 容量血管收缩，回心血量增加

C. 醛固酮增多，钠水重吸收增加

D. 缺血缺氧，红细胞生成增多

E. 心输出量增加，血流加快

9. 成人急性失血，引起休克的至少一次失血量应超过：

A. 总血量的 50%　B. 总血量的 40%

C. 总血量的 30%　D. 总血量的 20%

E. 总血量的 15%

10. 休克时血压下降的主要发病机制是：
A. 心功能不全
B. 交感神经过度兴奋后衰竭
C. 血液中儿茶酚胺过低
D. 外周动脉紧张度不足
E. 微循环淤滞，组织灌流严重不足
11. 大量使用升压药治疗休克可导致休克加重的原因是：
A. 机体对升压药物耐受性增强
B. 血管平滑肌对升压药物失去反应
C. 机体交感神经系统已处于衰竭
D. 升压药使微循环障碍加重
E. 机体丧失对应激反应的能力
12. 低血容量性休克最早受损的器官是：
A. 心　　B. 脑　　C. 肝
D. 肺　　E. 肾
13. 与休克难治的机制无关的是：
A. 血容量严重不足
B. DIC
C. 多器官功能障碍
D. 内毒素与肠道细菌入血
E. 代偿性抗炎反应综合征
14. 休克时正确的补液原则是：
A. 血压正常不必补液
B. 需多少，补多少
C. 补充丧失的部分液体
D. 失多少，补多少
E. 补液宁多勿少
15. 应首选缩血管药物治疗的休克类型是：
A. 感染性休克　　B. 过敏性休克
C. 心源性休克　　D. 失血性休克
E. 创伤性休克
16. 休克时最常出现的酸碱失衡是：
A. AG 增大型代谢性酸中毒
B. AG 正常型代谢性酸中毒
C. 代谢性碱中毒
D. 呼吸性酸中毒
E. 呼吸性碱中毒
17. 休克代偿期“自身输液”的主要机制是：
A. 毛细血管流体静力压降低
B. 组织间隙流体静力压增高
C. 血浆胶渗压增高
D. 组织间隙胶渗压降低
E. 微循环血液流速变慢
18. 休克早期微循环变化的特点是：
A. 毛细血管前阻力和毛细血管后阻力均增加，前阻力大于后阻力
B. 毛细血管前阻力和毛细血管后阻力均增加，前阻力小于后阻力
C. 毛细血管前阻力与后阻力增加程度一致
D. 毛细血管前阻力增加但后阻力变化不明显
E. 毛细血管后阻力增加但前阻力变化不明显
19. 休克微循环缺血期的心脑灌流量：
A. 明显增加　　B. 明显减少
C. 无明显改变　　D. 先减少后增加
E. 先增加后减少
20. 下列哪项不是导致休克时 DIC 形成的直接因素：
A. 组织因子释放　　B. Ang Ⅱ 生成增多
C. 血液黏滞浓缩　　D. 胶原暴露
E. 严重的酸中毒

（张鸣号　秦凯悦）

第六章　血液循环功能障碍

一、实验目的与要求

1. 复制家兔急性心力衰竭动物模型。
2. 观察心力衰竭时家兔功能、代谢变化，特别是心功能的变化情况。
3. 熟悉家兔呼吸、血压、中心静脉压、心电图以及心功能的测定和记录方法。
4. 熟悉常见的心肌受损生化指标的意义及其测定。

二、实验内容

（一）循环系统相关基础知识

1. 形态学知识　家兔心脏的结构与人一样，分成四个腔，即左心房、左心室、右心房和右心室。其大体形态如图 6-1 所示，心脏冠状动脉的分布和走行如图 6-2 所示。

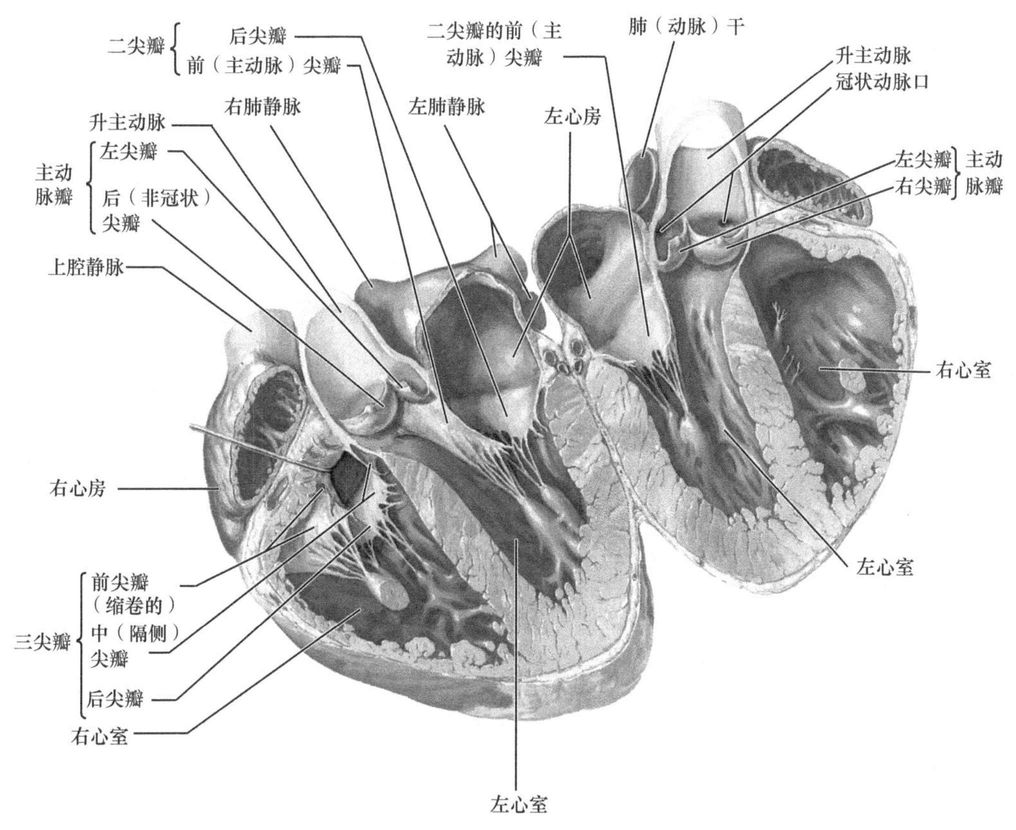

图 6-1　心脏的结构

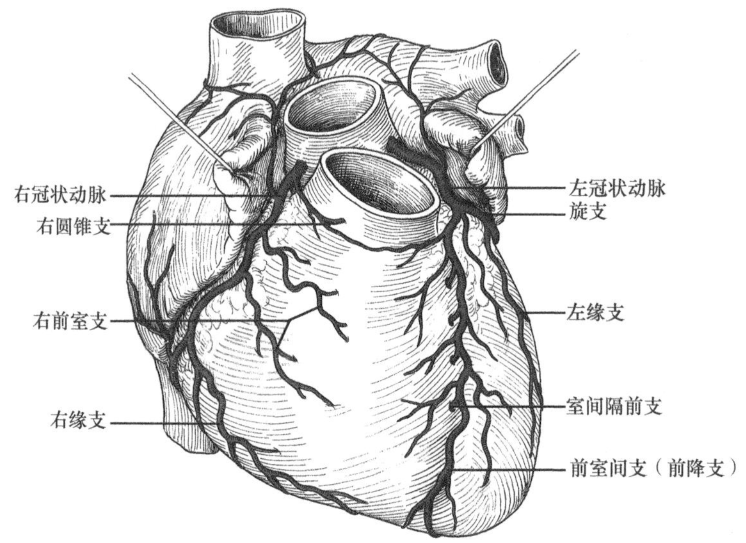

图 6-2　心脏冠状动脉的分布和走行

心肌收缩的机制是肌丝滑动原理。其过程大致如下：①神经末梢将神经冲动传递给肌膜；②肌膜的兴奋经横小管传递给肌质网，大量 Ca^{2+}涌入肌质；③Ca^{2+}与肌钙蛋白结合，引起肌钙蛋白、原肌球蛋白发生构型或位置变化，暴露出肌动蛋白上与肌球蛋白分子头部结合的位点，二者迅速结合；④ATP 被分解并释放能量，肌球蛋白的头及杆发生屈动，将肌动蛋白向 M 线牵引；⑤细肌丝在粗肌丝之间向 M 线滑动，明带（I 带）变窄，暗带（A 带）长度不变，但 H 带因细肌丝的插入可消失，肌节缩短，肌纤维收缩；⑥收缩结束后，肌质内 Ca^{2+}被泵入肌质网，肌钙蛋白等恢复原来构型，原肌球蛋白恢复原位又掩盖肌动蛋白位点，肌球蛋白分子头部与肌动蛋白脱离接触，肌纤维处于松弛状态。

2. 生理学及病理生理学知识

（1）有关心脏的生理学知识：心脏的四个腔室构成左右两个并列的“泵”，每个“泵”分别由一个心房和一个心室组成，分别将血液输送到体循环和肺循环。

心脏的收缩活动推动血液流动，将氧和营养物质输送至各个器官，并运走代谢产物。具体过程：体循环血液经上、下腔静脉回流至右心房，通过三尖瓣流入右心室，经肺动脉进入肺循环，在肺泡处进行氧与二氧化碳交换后，含大量氧的新鲜血液经肺静脉至左心房，流经二尖瓣到左心室，再通过主动脉将营养物质运输到全身各处，以满足机体新陈代谢的需要。

影响心输出量的因素很多，包括静脉回心血量、外周血管阻力、周围组织需氧量、血容量、体位、呼吸方式、心率和心肌收缩性等，其中心排血量的主要影响因素是心率和每搏输出量。

心脏本身的血液供应来自左、右冠状动脉及其分支。左、右冠状动脉起源于主动脉根部瓣膜附近的主动脉窦。左冠状动脉主干走行于主动脉与左心房之间，进一步分出前降支（前室间支）和旋支。前降支在前面室间沟中下行至心尖，它供应左心室前壁和右心室。左旋支在前面房室沟中下行，并有分支至左心房、左心室壁和后壁。右冠状动脉在后面房室沟中下行，分支至窦房结、房室结和左心室后上部。在后面室间沟中的是右冠状动脉的后降支，它供应左、右心室的后壁。

心电图可反映心脏兴奋的产生、传导和兴奋恢复过程中的生物电变化，而与心脏的机械收缩活动无直接关系。心脏每次兴奋过程中都会相继出现一个 P 波，一个 QRS 波群和一个 T 波，有时在 T 波后还可以出现一个小的 U 波。

1）P 波：反映左、右两心房的去极化过程。

2）QRS 波群：反映左、右两心室的去极化过程。典型的 QRS 波群包括三个紧密相连的电位波动，第一个向下的波称为 Q 波，第一个向上的波称为 R 波，紧接 R 波之后的向下的波称为 S 波。

3）T 波：反映心室的复极化过程，其方向与 QRS 波群的主波方向相同。

4）U 波：是在 T 波之后有可能出现的一个低而宽的波，方向一般与 T 波一致，可能与浦肯野纤维网的复极化有关。

5）PR 间期：是指从 P 波起点到 QRS 波起点之间的过程，代表由窦房结产生的兴奋经由心房、房室交界和房室束到达心室并引起心室肌开始兴奋所需要的时间。

6）QT 间期：是指从 QRS 波起点到 T 波终点的时程，代表从心室开始去极化到完全复极化所经历的时间。

7）ST 段：是指 QRS 波群终点到 T 波起点之间的线段。正常心电图上 ST 段与基线平齐。

（2）有关心脏的病理生理学知识：心力衰竭（heart failure）简称心衰，是指各种原因引起心脏结构和功能的改变，使心室泵血量和/或充盈功能低下，以至不能满足组织代谢需要的病理生理过程，在临床上表现为呼吸困难、水肿及静脉压升高等静脉淤血和心输出量减少的综合征。心脏瓣膜疾病、冠状动脉硬化、高血压、内分泌疾病、细菌毒素、急性肺梗死、肺气肿或其他慢性肺病等均可引起心脏病而产生心力衰竭的表现。感染、妊娠、劳累、自静脉迅速大量补液等均可加重有病心脏的负担，而诱发心力衰竭。

心力衰竭发生的机制如下。

1）心肌收缩能力降低。心肌收缩能力降低是造成心脏泵血功能减退的主要原因，可以由心肌收缩相关的蛋白改变、心肌能量代谢障碍和心肌兴奋收缩偶联障碍分别或共同引起。①心肌收缩相关蛋白改变：心肌细胞数量减少，包括心肌细胞坏死、凋亡；心肌结构改变，包括心肌细胞表型改变、肥大、心室扩张和细胞外基质过度纤维化。②心肌能量代谢障碍：能量生成障碍；能量储备减少；能量利用障碍。③心肌兴奋收缩偶联障碍：肌质网钙转运功能障碍；心肌细胞外 Ca^{2+}内流障碍；肌钙蛋白与 Ca^{2+}结合障碍。

2）心肌舒张功能障碍。存在的机制：①钙离子复位延缓；②肌球-肌动蛋白复合体解离障碍；③心室舒张势能减少；④心室顺应性降低。

3）心脏各部分舒缩活动不协调。

3. 心力衰竭的治疗原则　第一，防止和延缓心力衰竭的发生；第二，缓解临床心力衰竭患者的症状，改善其预后，降低死亡率。

（1）病因治疗

1）基本病因的治疗：对所有可能导致心功能受损的常见疾病，如高血压、冠心病、糖尿病、代谢综合征等，在尚未造成心脏器质性改变前即应早期进行有效的治疗。如控制血压、血糖等。

2）消除诱因：常见的诱因为感染，尤其是呼吸道感染，应积极选用敏感的抗菌药物治疗。对于心室率很快的心房颤动应尽快控制心室率，对于潜在的甲状腺功能亢进、贫血等诱因应注意发现并予以纠正。

（2）一般治疗

1）休息：控制体力活动，避免精神刺激，降低心脏负荷，有利于心功能的恢复。根据病情适当安排患者的日常生活。轻度心力衰竭患者，可仅限制其体力活动，同时保证充足的睡眠和休息。较严重的心力衰竭患者应卧床休息，包括适当的脑力休息。当心功能改善后，应鼓励患者根据个体情况尽早逐渐恢复体力活动。对兴奋、烦躁不安的患者，可酌情给予镇静药，如地西泮等，但是对老年患者或重症患者尤其有肺气肿者应慎用。

2）控制钠盐的摄入：慢性心力衰竭患者的血容量增加，因此减少钠盐的摄入有利于减轻水肿等症状，但应注意在应用强效排钠利尿药时，过分严格限盐可导致低钠血症。

（3）药物治疗

1）利尿药的应用：利尿药是心力衰竭治疗中最常用的药物，通过排钠排水减轻心脏的容量负荷，对缓解淤血症状、减轻水肿有十分显著的效果。常用的利尿药：①噻嗪类利尿药，如双氢噻嗪（双氢克尿噻）；②袢利尿药，如呋塞米；③保钾利尿药：螺内酯、氨苯蝶啶、阿米洛利。

2）肾素-血管紧张素-醛固酮系统抑制药：①血管紧张素转换酶抑制药，如卡托普利、贝那普利、培哚普利；②血管紧张素Ⅱ受体阻滞药，如坎地沙坦、氯沙坦、缬沙坦；③醛固酮受体拮抗药，如螺内酯。

3）β受体阻滞药：如卡维地洛、美托洛尔、比索洛尔。

4）正性肌力药：①洋地黄类药物，如地高辛、洋地黄毒苷、毛花苷C、毒毛花苷K；②非洋地黄正性肌力药：如肾上腺素能受体兴奋药多巴胺、磷酸二酯酶抑制药米力农。

（二）临床典型病例分析与讨论

【临床病例 6-1】

基本信息：患者，男，32岁。

主诉：间断胸闷、气短、咳嗽、咳痰8年，加重2个月。

现病史：患者于2002年因感冒1个月后咳嗽、咳白色泡沫样痰，活动后胸闷、气短，伴大汗，有腹胀、恶心、呕吐、呃逆，呕吐物为胃内容物，非喷射样，双下肢间断水肿，夜间高枕位睡眠。无胸痛、腹痛、腹泻，无晕厥及黑矇。快走400～500米或上二楼后感胸闷、气短，停止原来活动2～3min后可自行缓解。遂就诊于当地医院，行心脏彩超提示EF36%，扩张型心肌病（？），二尖瓣、三尖瓣反流，肺动脉瓣反流，心包积液（少量），双侧胸腔积液，左心室收缩、舒张功能减低，遂住院治疗，以“扩张型心肌病”收住院治疗半个月后症状缓解出院，院外患者规律服用酒石酸美托洛尔25mg，每日两次，地高辛每日1片，氢氯噻嗪每日25mg，缬沙坦每日40mg，盐酸曲美他嗪每日20mg，后症状再未出现。2004年因抽烟、喝酒并感冒后再次出现上述症状，性质同前，再次就诊于我院住院治疗，心脏彩超提示EF 22%，符合扩张型心肌病，二尖瓣、三尖瓣反流（中度），少量心包积液，提示左心室心尖部附壁血栓（？）；左心室收缩功能显著降低。住院治疗半个月后症状缓解出院。2个月前患者再次咳嗽、咳白色泡沫样痰，活动后胸闷、气短，伴大汗，休息后可缓解，偶尔休息时也感胸闷。夜间使用高枕睡眠。走路多及站位时间长会出现双下肢水肿。今日就诊于我院门诊，以“扩张型心肌病”收住院。近2个月患者感尿少，大便无异常。体重无明显变化。

既往史：否认有高血压、冠心病、糖尿病等病史。

体格检查：体温 35.8℃，脉搏 99 次/分，呼吸 19 次/分，血压 110/80mmHg。发育正常，营养状态良好，正常面容，神志清楚，精神良好，查体合作。皮肤色泽正常，全身浅表淋巴结未见肿大。双侧巩膜未见异常，口唇未见异常，咽部未见异常，双侧扁桃体未见肿大。颈部外观对称，肝颈静脉回流征阴性，甲状腺无异常。双侧呼吸动度一致，左下肺可闻及少量湿啰音。心界向双侧扩大，心率 99 次/分，心律齐，未闻及期前收缩，心尖部可闻及收缩期 2/6 级吹风样杂音。腹部外形平坦，腹部柔软，全腹无压痛及反跳痛，肝脏触诊肋下 5cm，剑突下 10cm，肠鸣音正常。四肢无畸形，双下肢对称性凹陷性水肿，各关节均无异常。肌力：左上肢 5 级，左下肢 5 级，右上肢 5 级，右下肢 5 级，全身痛、温感觉正常。专科情况：心尖冲动弥散，位于左侧第 5 肋间锁骨中线外 3cm，无异常隆起及凹陷。心界向双侧扩大，心率 99 次/分，心律齐，心尖部可闻及收缩期 2/6 级吹风样杂音，桡动脉双侧脉搏对称正常，周围血管征未见异常。双下肢对称凹陷性水肿。

辅助检查：血常规未见明显异常，生化示谷丙转氨酶（GPT）47.5U/L，谷草转氨酶（GOT）40.8U/L，甘油三酯 2.50mmol/L。尿常规示蛋白质（±），尿胆原（+）。凝血全套未见明显异常。OGTT 餐后 2h 血糖 9.16mmol/L；血清地高辛浓度 1.08ng/ml。T_3、T_4、TSH 未见异常。心脏彩超示左心室舒张期末径 78cm，左心房前后径 46mm，右心室前后径 26mm，右心房短径 48mm，长径 54mm，EF 23.77%。Holter 示室性期前收缩 348/24h。腹部 B 超示肝脾淤血肿大。

诊断：扩张型心肌病，室性期前收缩（心功能Ⅳ级）。

治疗：①注意休息，低盐低脂饮食，避免情绪激动等；②继续口服药物治疗：阿司匹林肠溶片（0.1g）1 片，每日 1 次，酒石酸美托洛尔（25mg）1 片，每日 2 次，螺内酯片（20mg）1 片，每日 1 次，托拉塞米片（10mg）2 片，每日 1 次，缬沙坦分散片（40mg）1 片，每日 1 次，地高辛片（0.125mg）半片，每日 1 次。

讨论：

（1）本病例中引起心力衰竭的原因是什么？病理生理过程是什么？

（2）本病例需与哪些疾病相鉴别？

【临床病例 6-2】

基本信息：患者，男，32 岁。

主诉：间断性心悸 1 年，发热伴乏力 6 个月，胸闷、气短伴下肢水肿 3 个月。

现病史：患者自诉平素易感冒。1 年前无明显诱因出现心悸，持续 10min 左右后逐渐自行缓解，无胸闷、气短，无胸痛，无头晕及黑朦，无恶心、呕吐，无视物旋转，无咳嗽、咳痰及咯血等不适，上述症状间断性发作，每隔 5～10 天发作 1 次，患者未在意。6 个月前感冒后感全身乏力、发热及寒战，自测体温 38.0℃，无胸闷、气短，无胸痛及心悸，无头晕及黑朦，无恶心、呕吐，无视物旋转，无咳嗽、咳痰及咯血等不适，患者曾于当地诊所输液（双黄连、头孢类抗生素，具体不详）对症治疗，感冒症状好转。于 2015 年 9 月 9 日就诊于我院门诊，行心脏超声示左心室明显增大 61mm，升主动脉内径增宽 41mm，提示主动脉瓣狭窄（中度）伴关闭不全（重度），左心室收缩功能正常，EF 60.3%。门诊诊断为“心脏瓣膜疾病、心律失常、心房颤动”（具体未见心电图），给予“胺碘酮 0.2g，每日 3 次、琥珀酸美托洛尔 47.5mg，每日 1 次，缬沙坦分散片 80mg，每日 1 次，布美他尼”

口服，患者间断性口服上述药物，自诉乏力好转。3 个月前（2015 年 11 月）患者每于快步行走或劳累后出现胸闷、气短伴心悸，全身酸软乏力，双下肢轻度水肿，且间断性发热，体温波动于 38.0℃左右，伴寒战，患者再次于当地诊所输液（具体不详），并于 2015 年 12 月再次就诊于我院门诊，心电图示室上性心动过速，心室率 129 次/分，V_1～V_4导联 ST 段抬高 0.15～0.3mV，V_1～V_5导联呈 QS 型。门诊给予“地高辛 0.125mg、琥珀酸美托洛尔 47.5mg，每日 1 次、缬沙坦分散片 80mg 每日一次、布美他尼”口服；患者仍间断性口服上述药物。10 余天前患者自觉胸闷、气短、心悸症状进行性加重，伴咳嗽，咳少量白色黏痰，双下肢及腹部水肿，上腹部胀痛，日常活动明显受限，夜间不能平卧入睡，7 天前患者自觉感冒，于当地诊所输注头孢类抗生素 2 次，自觉上述症状未见明显减轻，且感到头晕及恶心，干呕，食欲差，不愿进食，无头痛及视物模糊，无意识丧失及呕吐，患者未在意。2016 年 1 月 1 日患者无明显诱因自我感觉胸闷、气短伴心悸症状明显加重，呼吸困难，乏力，遂急诊就诊于某市人民医院，测体温 39.0℃，心脏超声示主动脉瓣狭窄（中度）并关闭不全（中-重度），室间隔缺损（流入部缺损），左房室扩大，左心室舒末径 63mm，左心房 46mm，左心室肥厚，升主动脉扩张，主肺动脉增宽，三尖瓣少量反流，二尖瓣轻度反流，心包积液（重度），EF 61%。血常规：WBC 12.63×10^9/L，NEUT% 77.9%，RBC 3.26×10^{12}/L，Hb 86.0g/L，PLT 179.0×10^9/L；生化常规：K^+ 4.2mmol/L，Na^+ 136mmol/L，Cl^- 99mmol/L，UREA 6.9mmol/L，CREA 107μmol/L，UA 470μmol/L，TP 61g/L，ALB 32g/L，GOT 665U/L，GPT 335U/L，TNI 0.37μg/L。2016 年 1 月 1 日心电图示房性心房过速，心室率 168 次/分，V_1～V_5导联呈 QS 型。1 月 4 日心电图示心房扑动，心室率 96 次/分。诊断“瓣膜性心脏病 主动脉瓣狭窄（中度）并关闭不全（中-重度），快速型心房颤动，急性左心衰竭，心功能Ⅳ级（NYHA 分级），肺部感染，先天性心脏病，室间隔穿孔，感染性心内膜炎（？）”，对症给予“头孢美唑静脉滴注抗感染及地高辛 0.2mg 静脉推注、低分子肝素抗凝及口服阿司匹林肠溶片、硫酸氢氯吡格雷、阿托伐他汀利尿”等药物综合治疗，患者诉胸闷、气短及心悸症状明显减轻，双下肢水肿减轻，腹胀症状缓解，夜间可低枕卧位休息，病情有所好转。1 天前患者外出行心脏超声检查后，诉胸闷、气短及心悸症状再次加重，呼吸困难，端坐呼吸，夜间不能平卧，当地医院给予药物对症治疗后症状无明显改善，为求进一步诊治转入我院，急诊以“心脏瓣膜疾病、先天性心脏病、亚急性感染性心内膜炎”收住我科 CCU 病区。病程中，患者神清，精神较差，饮食睡眠差，大便 2 次，尿量少，近期体重较前有所下降（具体不详）。平素反复感冒。

既往史：否认有高血压、冠心病、糖尿病等病史。

体格检查：体温 37.5℃，脉搏 143 次/分，呼吸 23 次/分，血压 135/43mmHg。发育正常，营养状态中等，慢性病容，神志清楚，精神较差，查体合作。皮肤色泽正常，全身浅表淋巴结未触及肿大。双侧巩膜未见异常，口唇未见异常，咽部未见异常，双侧扁桃体未见肿大。颈部外观对称，肝颈静脉回流征阴性，甲状腺无异常。双侧呼吸动度一致，双肺呼吸音低，未闻及明显干、湿啰音。心界向左侧扩大，心率 143 次/分，心律齐，主动脉瓣区及心尖部可闻及 3/6 级收缩期杂音。腹部外形平坦，腹部柔软，全腹无压痛及反跳痛，肝肋下 3 横指处可触及，肠鸣音正常。四肢无畸形，各关节均无异常。肌力：左上肢 5 级，左下肢 5 级，右上肢 5 级，右下肢 5 级，全身痛、温感觉正常。专科情况：颈静脉充盈，心尖冲动未见异常，位于左侧第 5 肋间锁骨中线外 0.5cm，无异常隆起及凹陷。心界向左侧扩大，心率143次/分，心律齐，主动脉瓣区及心尖部可闻及3/6级收缩期杂音，双肺呼吸音低，未闻及明显干、湿啰音。四肢无畸形，桡动脉双侧脉搏对称正常，可触及水冲脉，周围血管征阳性，可见杵状指，股动脉处可闻及枪击音，双下肢轻度水肿。

辅助检查：心脏超声示主动脉瓣狭窄（中度）并关闭不全（中-重度），室间隔缺损（流入部缺损），左房室扩大，左心室舒末径63mm，左心房46mm，左心室肥厚，升主动脉扩张，主肺动脉增宽，三尖瓣少量反流，二尖瓣轻度反流，心包积液（重度），EF 61%。血常规：WBC 12.63×10^9/L，NEUT% 77.9%，RBC 3.26×10^{12}/L，Hb 86.0g/L，PLT 179.0×10^9/L；生化常规：K^+ 4.2mmol/L，Na^+ 136mmol/L，Cl^- 99mmol/L，UREA 6.9mmol/L，CREA 107μmol/L，UA 470μmol/L，TP 61g/L，ALB 32g/L，GOT 665U/L，GPT 335U/L，TNI 0.37μg/L。2016年1月1日心电图示房性心动过速，心室率168次/分，V_1～V_3导联呈M型。2016年1月4日心电图示心房扑动，心室率96次/分。

诊断：①全心炎，亚急性感染性心内膜炎，心包炎，心包积液（大量），心功能Ⅳ级（NYHA分级）中度贫血；②风湿性心脏瓣膜病，主动脉瓣狭窄（中度）并关闭不全（中-重度）；③心律失常，心房扑动，房性心动过速，右束支传导阻滞；④肺部感染；⑤肝功能损害；⑥低蛋白血症。

治疗原则：病因治疗、心包穿刺引流及对症支持治疗等。

讨论：

（1）本病例的发病机制是什么？

（2）本病例是哪种类型的心力衰竭？有哪些心功能不全的表现，发生机制是什么？

（3）本病例为什么诊断为心功能Ⅳ级？

（4）心包穿刺的适应证及目的是什么？

【临床病例6-3】

基本信息：患者，男，51岁。

主诉：头晕10年，间断胸痛5年，加重1个月。

现病史：患者10年前出现头晕，无视物旋转，无言语不清，无肢体活动障碍，曾在某县人民医院诊断为高血压，血压最高达185/115mmHg，长期口服“坎地沙坦8mg，每日1次”，血压一般控制在（140/80～140/90）mmHg，头晕缓解。患者5年前在情绪不佳后出现前胸针刺样疼痛，持续25s自行消失，与活动无关，无左肩背部放射痛，无胸闷、气短、心悸、恶心、呕吐，无头晕、头痛、黑矇，无咳嗽、咳痰、发热，无腹痛、腹泻等不适，患者未予以重视及治疗，此后多在心情不好或感冒后出现上述症状，未予重视，未治疗。1个月前患者无明显诱因出现头晕，伴头部胀满不适，无耳鸣、头晕、恶心、呕吐，持续不缓解。曾在某县人民医院就诊；行24小时动态血压监测：①夜间血压符合值增大80%；②昼夜血压变化节律减弱；③血压变异系数白天SYS＞全天SYS，白天DIA＞全天DIA。头颅CT扫描脑实质未见明显异常。胸部正侧位片示：心、肺、膈未见明显异常。彩超示：肝囊肿；胆囊炎、胆囊附壁结晶；前列腺略大；胰、脾、双肾、膀胱未见明显异常；双侧颈总动脉、颈内动脉、颈外动脉未见明显异常；双侧椎动脉未见明显异常。心脏彩超示：升主动脉瓣增宽、左心房增大；二尖瓣反流（少量）；主动脉瓣反流（中量）；左心室舒张功能减低。心电图示：窦性心律，T波低平（Ⅰ，aVL，V_6），顺时针转位。诊断：高血压（3级，很高危）。给予口服“坎地沙坦8mg，每日1次，吲达帕胺缓释片1.5mg，每日 1 次，硝苯地平控释片 30mg，每日 1 次”，血压控制在 130/80mmHg 左右，但头晕无明显缓解，今来本院就诊，以“高血压（3 级，高危），冠心病[不稳定型心绞痛（？）]”收住院。病程中患者神志清楚、精神可，无咳嗽、咳痰，无发热，饮食睡眠可，二便正常，体重近期无改变。

既往史：否认有糖尿病等病史。

体格检查：体温 36.5℃，脉搏 80 次/分，呼吸 20 次/分，血压 127/55mmHg。发育正常，营养状态良好，正常面容，神志清楚，精神良好，查体合作。皮肤色泽正常，全身浅表淋巴结未触及肿大。双侧巩膜未见异常，口唇未见异常，咽部未见异常，双侧扁桃体未见肿大。颈部外观对称，肝颈静脉回流征阴性，甲状腺无异常。双侧呼吸动度一致，双肺呼吸音清，未闻及干、湿啰音。心界不大，心率 80 次/分，心律齐，未闻及杂音。腹部外形平坦，腹部柔软，全腹无压痛及反跳痛，肝肋下未触及，肠鸣音正常。四肢无畸形，各关节均无异常。肌力：左上肢 5 级，左下肢 5 级，右上肢 5 级，右下肢 5 级，全身痛、温感觉正常。桡动脉双侧脉搏对称正常，周围血管征未见异常。

辅助检查：心脏超声提示符合高血压所致心脏改变，左心房增大（38mm），室间隔舒张厚度 12mm。肾上腺 CT 提示双侧肾上腺未见异常，左肾囊肿。颈动脉超声提示颈部、右侧锁骨下可见斑块。生化检查提示甘油三酯增高（2.97mmol/L），同型半胱氨酸增高（20μmol/L），尿酸增高（582μmol/L），肾功能正常。血醛固酮卧立位试验正常。血浆皮质醇早 8:00 和下午 4:00 均正常。

诊断：①高血压（3 级，很高危）；②动脉粥样硬化（颈部、右侧锁骨下）；③高甘油三酯血症；④高同型半胱氨酸血症；⑤高尿酸血症；⑥左肾囊肿。

治疗：①低盐低脂饮食，适度运动，避免劳累、受凉和情绪激动；②规律口服药物，勿擅自停药、改药。

（1）抗血小板聚集：阿司匹林肠溶片 0.1g，口服，每早 1 片。

（2）降压：坎地沙坦酯 8mg，口服，每早 1 片，每晚半片；苯磺酸氨氯地平片 5mg，口服，每早 1 片。

（3）调脂稳定斑块：瑞舒伐他汀钙片 10mg，每晚 1 片（有肌肉痛、肝酶异常升高情况及时门诊就诊）。

（4）降血同型半胱氨酸：甲钴胺片 500μg×20 片/500μg 口服，每日 3 次；叶酸片每次 1 片，每日 3 次（2 周后复查血同型半胱氨酸决定是否停药）。

讨论：

（1）本病例有哪些病理过程，判断依据是什么？

（2）患者高血压属于哪种类型？其病因有哪些？是否存在高血压相关靶器官损害？如果有，有哪些靶器官损害？哪些指标是反映心脏损害及心功能异常的？

（3）为进一步明确靶器官损害，还需要做哪些检查？

（4）患者血生化指标是否正常？说明了什么问题？为什么？

（三）血液循环功能障碍动物模型的复制、观察分析及救治

1. 实验材料

（1）实验动物：2kg 左右家兔。

（2）实验用品：动物手术器械一套，乳突牵开器，家兔手术台，兔头固定夹，中心静脉压测定装置，BL-420 生物机能实验系统，张力换能器，压力换能器，动脉插管，动脉夹，听诊器，缝合线，502 胶水，5ml、20ml 注射器，20%氨基甲酸乙酯溶液，0.5%肝素溶液，生理盐水等。

2. 实验方法

（1）取 2kg 左右的家兔一只，称重，以 20%氨基甲酸乙酯溶液（5ml/kg）自耳缘静脉缓慢注射进行全身麻醉，背位固定在家兔手术台上，剪去颈部、左侧胸部、一侧股部兔毛。

（2）分离气管、颈总动脉、颈外静脉：做颈部正中切口，分离出气管，并置一根 4 号线备用，然后分离右侧颈总动脉、右侧颈外静脉，并置 2 根 0 号线备用。

（3）股动脉分离：于腹股沟中点股动脉搏动处沿动脉走行方向切口，分离位于股静脉和股神经中间背侧的股动脉，并置 2 根 0 号线备用。

（4）开胸暴露心脏：自颈部皮肤切口向尾侧延伸，做胸部正中切口 6cm，在左侧第 4 肋骨正上方紧靠胸骨中线左缘部位，沿肋骨走行用手术刀做切口 1cm，从此切口，紧靠胸骨左缘，紧贴胸壁，水平伸入长直止血钳，从第 4 肋骨到第 1 肋骨处钳夹全层胸大肌、胸小肌，并沿止血钳左缘切断胸大肌、胸小肌，充分暴露肋骨和肋间肌。

“V”形结扎：目的在于结扎左侧胸廓内动脉（即乳房内动脉）。取小弯止血钳，在其前端夹持一根 4 号线，于第 2 肋骨和肋软骨交界的前缘垂直刺破肋间内、外肌及壁层胸膜，斜向内前方走行，从第 1 肋软骨和胸骨交界处后缘穿出，退出止血钳引出结扎线，牢固结扎，再用带线的止血钳从原刺入点刺入，斜向内后走行，从第 2 肋软骨下方穿过，于第 2 肋间隙紧靠胸骨左缘处中点穿出引出结扎线，退出止血钳，牢固结扎。穿刺点示意图如图 6-3 所示。

紧贴胸骨左缘用粗剪刀小心剪断第 4、3、2 肋软骨和肋间内、外肌，再用乳突牵开器缓慢撑开胸壁切口约 1.5cm，充分暴露心包和心脏。

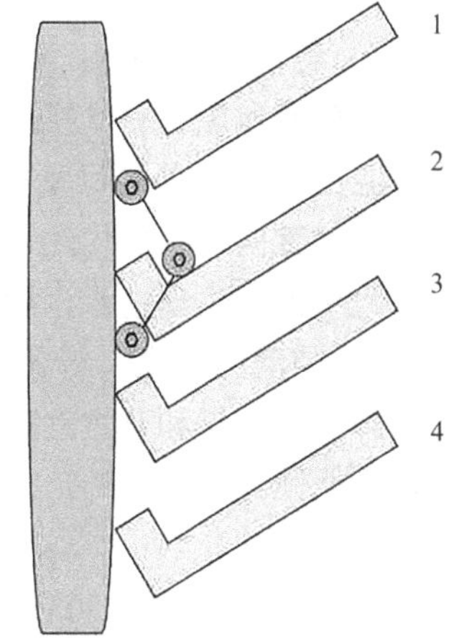

图 6-3 “V”形结扎

（5）气管插管：于头侧方向在第 5～6 气管环处横断剪开气管周径的一半，再向头侧方向纵向剪断两个气管环，使切口呈“⊥”形，迅速插入气管插管并用结扎线固定，最后使结扎线分别绕过气管插管侧管并固定。

（6）肝素化：自耳缘静脉注入 0.5%肝素（2ml/kg）使家兔全身肝素化。

（7）股动脉插管：首先结扎股动脉远心端，在近心端上动脉夹形成一长约 1.5cm 的盲段，在靠近远心端结扎线处用眼科剪垂直剪开动脉周径的一半，向心方向插入已充满 0.5%肝素溶液的动脉插管，用另一根结扎线牢固结扎动脉和插管，最后把结扎线用缝合针固定在切口的皮肤上，作为实验中采取血液标本和测定动脉血压使用。

（8）颈外静脉插管：调整好中心静脉压测定装置的“0”点与家兔的右心房处在同一水平，向测定装置的玻璃管中注入生理盐水，使整个管道充满生理盐水后用止血钳夹闭软管备用。

首先用动脉夹夹闭颈外静脉近心端，静待几分钟静脉充盈后再用结扎线结扎远心端，在靠近远心端结扎线处用眼科剪垂直剪开静脉周径的一半，向心方向插入插管并松开动脉夹和止血钳，继续向心方向插入并适度调整插管深度（约 5cm）直到装置的液面随家兔呼吸运动上下波动为止，用结扎线固定插管，最后把结扎线用缝合针固定在切口的皮肤上，读取并记录中心静脉压值。

（9）心电图检测：将针形电极插入家兔皮下（电极安装顺序为：白色-右前肢，红色-左后肢，黑色-右后肢），记录家兔的标准Ⅱ导联心电图，连续观察心电图的变化。注意：地线要接地良好，避免外界电磁干扰而影响心电图。记录参数：G 为 1mV，时间常数为 0.1s，滤波为 100Hz，走纸速度为 125ms/div。

（10）右颈总动脉插管和心功能测定：首先结扎动脉远心端，在近心端上动脉夹形成一长约 1.5cm 的盲段，在靠近远心端处用眼科剪垂直剪开动脉周径的一半，将连有压力换能器的动脉插管（预先充满 0.5%肝素溶液和做好插管长度的标记，并在插管外涂抹液体石蜡）经血管切口向心缓慢插入左心室，结扎线固定后放开动脉夹，同时旋转三通开关旋钮，使动脉插管与压力换能器相通，当感到导管随心脏搏动而抖动明显时，则应减慢插进速度，若波形由血压波变成下沿达 0mmHg 附近具有明显舒张期（波谷）和收缩期（波峰）的波形时，表明导管已通过主动脉瓣进入左心室腔内，再送入导管约 0.5cm，若仍然保持同样波形则打结固定，最后把结扎线用缝合针固定在切口的皮肤上以防止插管滑脱。打开 BL-420 生物机能实验系统，连接好心电图测定电极及压力传感器。选择“实验项目”菜单中的“循环实验”菜单项，在子菜单中选择“血流动力学”实验模块。测定并记录家兔心率（HR）、收缩压（SP）、舒张压（DP）、平均动脉压（MAP）、左心室收缩压（LVSP）、左心室舒张压（LVDP）、左心室平均压（LVAP）、左心室舒张末压（LVEDP）及左室内压变化速率（$\pm LVdp/dt_{max}$）等左心功能参数。

（11）采取血液标本：使用毛细玻璃管或者注射器自股动脉采血进行血气分析，并采集 2ml 血液进行乳酸脱氢酶、丙二醛和肌钙蛋白的测定。

（12）疾病模型的复制

1）急性心脏压塞：仔细分离心包表面的结缔组织，暴露心包后用带钩的针头于心脏腹面刺破心包膜并将其挑起，随即将充满生理盐水带有三通接头的心包插管沿该小孔插入心包腔约 2cm，前端尽量插到心脏背侧（以便抽出注入的生理盐水），用 502 胶水封闭小孔。经插管向心包腔内注入 38℃生理盐水 10ml，立即观察并记录各项指标的变化，然后从心包中抽出生理盐水，再次观察各项指标的变化。

2）肺动脉高压：待各项指标恢复后用眼科剪纵行剪开心包膜，充分暴露心脏及其前方的肺动脉圆锥和升主动脉，用带有橡胶垫的长直止血钳轻轻钳夹肺动脉圆锥（注意是虚夹，不能锁扣）数秒钟，立即观察并记录各项指标的变化，然后松开止血钳，再次观察各项指标的变化。

3）主动脉高压：待各项指标恢复后，方法同“肺动脉高压”，轻轻钳夹升主动脉数秒钟，立即观察并记录各项指标的变化，然后松开止血钳，再次观察各项指标的变化。

4）电击引起心室纤颤：待各项指标恢复后电击心室（连续串刺激，刺激频率为 300 次/分，刺激强度为 10，时间为十余秒），立即观察并记录各项指标的变化，停止电击后再次观察各项指标的变化。

5）待各项指标恢复平稳后分组做下述实验。

A. 急性心肌梗死组：采用医用无损伤针（3/0）在冠状动脉左前降支下穿一 0 号线，完全结扎冠状动脉左前降支，维持 30～60min，观察并记录各项指标的变化。

B. 缺血再灌注损伤组：采用医用无损伤针（3/0）在冠状动脉左前降支下穿一 0 号线将带弯的 12 号注射针头一并结扎，维持 30min，抽出针头，在解除阻塞状态 30min 后再行观察并记录各项指标的变化。

C. 假手术组：采用医用无损伤针（3/0）在冠状动脉左前降支下穿一 0 号线，不结扎冠状动脉前降支，维持 30～60min，观察并记录各项指标的变化。

分别于上述各组实验动物左心室取血 2ml 冷藏（0～4℃），自家兔耳缘静脉注入气体，处死动物，立即摘除心脏并剪取约 4g 左心室肌，将其中的 1/2 装入盛有无水乙醇或 10%甲醛溶液的小瓶中，做组织学观察用。余 1/2 切碎后置于 5ml 试管内，在 4℃介质（0.25mol/L 蔗糖、10mmol/L Tris-HCl，pH 7.4，0～4℃）中制备心肌匀浆，考马斯亮蓝法测定蛋白浓度，以 Kreds-Henseleit（K-H）液调整匀浆液蛋白浓度为 2mg/ml，分装冷藏（0～4℃）待测各项生化指标。

D. 急性肺水肿组：待各项指标基本恢复后，首先听诊家兔肺部，确认有无闻及湿啰音。然后自右侧颈外静脉快速输入 38℃生理盐水，同时观察并记录各项指标的变化，待两肺底闻及水泡音时证明肺水肿已经形成，有时可见从气管插管涌出粉红色泡沫样液体，同时用毛细玻璃管自股动脉采血进行血气分析，继续观察直至动物死亡。最后自气管插管处结扎气管，自上而下打开胸腔，取出肺，用滤纸吸去表面的水分，放置在天平上称取肺重量，计算肺系数。

$$\text{肺系数}=\frac{\text{肺重量（g）}}{\text{体重（kg）}}$$

若肺系数大于 5.0，说明已经形成肺水肿，正常值为 4.1～5.0。

3. 注意事项

（1）耳缘静脉注射氨基甲酸乙酯时速度不宜过快，否则容易导致动物死亡。

（2）颈外静脉位于颈部皮下，壁薄分支多，分离时避免过度牵拉使静脉变得过细，否则不易插管，避免损伤导致大出血。

（3）在进行“V”形结扎过程中，剪断肋骨、用乳突牵开器暴露心脏、剪开心包膜时注意不要伤及胸膜，以免造成气胸，若出现一侧气胸，实验仍可进行。

（4）心包插管和注入生理盐水时勿损伤心壁，观察到相关指标变化后，注入的生理盐水应尽快、尽可能抽出。

（5）钳夹肺动脉圆锥、升主动脉时动作要轻柔，以免造成大出血。

（6）结扎冠状动脉时深度要适当，勿扎入心室腔内造成失血；结扎过程中注意观察心电图，根据心电图变化以确认结扎部位是否正确。

4. 实验记录　见表 6-1～表 6-5。

表 6-1　血液循环功能障碍时一般情况

疾病模型		呼吸		心律		血压（mmHg）			中心静脉压（CVP）cmH_2O
		频率（次/分）	幅度	心率（次/分）	节律	平均动脉压（MAP）	收缩压（SP）	舒张压（DP）	
正常									
急性心脏压塞	压塞								
	解除								

续表

疾病模型		呼吸		心律		血压（mmHg）			中心静脉压（CVP）cmH_2O
		频率（次/分）	幅度	心率（次/分）	节律	平均动脉压（MAP）	收缩压（SP）	舒张压（DP）	
肺动脉高压	夹闭								
	解除								
主动脉高压	夹闭								
	解除								
电击致心室颤动	电击								
	解除								
急性心肌梗死	结扎前								
	结扎 30min 后								
	结扎 60min 后								
缺血再灌注损伤	结扎前								
	结扎 30min 后								
	解除 30min 后								
假手术									
急性肺水肿	输液前								
	输液停止								

表 6-2　血液循环功能障碍时左心功能变化

动物模型		左心室收缩压（LVSP）（mmHg）	左心室舒张压（LVDP）（mmHg）	左心室平均压（LVAP）（mmHg）	左心室舒张末压（LVEDP）（mmHg）	左室内压最大上升速率（$+LVdp/dt_{max}$）（mmHg/s）	左室内压最大下降速率（$-LVdp/dt_{max}$）（mmHg/s）
正常							
急性心脏压塞	压塞						
	解除						
肺动脉高压	夹闭						
	解除						
主动脉高压	夹闭						
	解除						
电击致心室纤颤	电击						
	解除						
急性心肌梗死	结扎前						
	结扎 30min 后						
	结扎 60min 后						
缺血再灌注损伤	结扎前						
	结扎 30min 后						
	解除 30min 后						

续表

动物模型		左心室收缩压（LVSP）（mmHg）	左心室舒张压（LVDP）（mmHg）	左心室平均压（LVAP）（mmHg）	左心室舒张末压（LVEDP）（mmHg）	左室内压最大上升速率（$+LVdp/dt_{max}$）（mmHg/s）	左室内压最大下降速率（$-LVdp/dt_{max}$）（mmHg/s）
假手术							
急性肺水肿	输液前						
	输液停止						

表 6-3 血液循环功能障碍时心电图变化

动物模型		P 波	QRS 波群	T 波	U 波	PR 间期	QT 间期	ST 段
正常								
急性心脏压塞	压塞							
	解除							
肺动脉高压	夹闭							
	解除							
主动脉高压	夹闭							
	解除							
电击致心室纤颤	电击							
	解除							
急性心肌梗死	结扎前							
	结扎 30min 后							
	结扎 60min 后							
缺血再灌注损伤	结扎前							
	结扎 30min 后							
	解除 30min 后							
假手术								
急性肺水肿	输液前							
	输液停止							

表 6-4 血液循环功能障碍时血气变化

血气指标	pH	PaO_2（mmHg）	$PaCO_2$（mmHg）	BE（mmol/L）	HCO_3^-（mmol/L）
正常					
急性肺水肿前					
急性肺水肿后					

表 6-5 血液循环功能障碍时血液生化指标变化

血液生化指标	乳酸脱氢酶（LDH）（U/L）	丙二醛（MDA）（nmol/ml）	肌钙蛋白（cTnI）（ng/ml）
正常			
急性心肌梗死 60min 后			
缺血再灌注损伤 30min 后			

思考题：

（1）疾病模型心功能各指标变化特点及机制是什么？

（2）实验中肺动脉高压和主动脉高压与临床上的什么疾病相似？为什么？

（3）急性心脏压塞、肺动脉高压、主动脉高压有无心电图的变化？为什么？

（4）急性肺水肿发生的机制是什么？血气变化的机制及其酸碱平衡紊乱的类型是什么？

（5）急性心肌梗死时心电图出现变化的机制是什么？

（6）疾病模型的复制的步骤中为何要设置假手术组？

三、常 用 附 表

血液循环功能障碍常用附表见表 6-6～表 6-8。

表 6-6　家兔正常血气分析正常值

血气指标	pH	PaO_2（mmHg）	$PaCO_2$（mmHg）	BE（mmol/L）	HCO_3^-（mmol/L）
正常值	7.30～7.53	54.63～91.08	23.51～38.69	−12.54～5.68	12.64～28.20

表 6-7　家兔正常生理指标

指标	呼吸（次/分）	心率（次/分）	血压（mmHg）
正常值	38～60	123～304	51～119

表 6-8　家兔心功能指标

指标	MABP（mmHg）	LVSP（mmHg）	LVEDP（mmHg）	$+LVdp/dt_{max}$（mmHg/s）	$-LVdp/dt_{max}$（mmHg /s）
正常值	106.0±12.8	140.6±15.8	−1.5±11.3	3887±910	2842±880

四、心力衰竭研究进展——肠道菌群与心衰

目前认为定植在宿主肠道中的菌群，在发挥宿主生理功能上起着非常重要的作用，其变化与各类疾病（包括心力衰竭）的发生密切相关。

正常情况下，肠道菌群保持平衡并在维持肠道屏障功能中起着重要的作用。但在心力衰竭患者中，由于内脏循环充血、宿主免疫力下降等因素，出现肠黏膜屏障功能障碍，导致微生物进入体循环，通过诱导炎症反应加重心力衰竭。有研究显示，慢性心力衰竭的患者可能存在致病性肠道菌群的过度生长以及肠黏膜屏障通透性增加，与其心力衰竭的严重程度有关。

另外，肠道菌群失调可能影响心力衰竭预后。有研究表明，心力衰竭患者空腹血浆氧化三甲胺（一种肠道菌群依赖性代谢产物）水平升高。而较高的氧化三甲胺水平预示着 5 年死亡风险增加，与传统心血管危险因素及心肾功能指标无关，说明氧化三甲胺是一独立的心力衰竭危险预测因素。

五、练　习　题

1. 心力衰竭最特征性的血流动力学变化是：

A. 肺循环充血　B. 动脉血压下降

C. 心输出量降低　D. 毛细血管前阻力增大

E. 体循环淤血

2. 可引起左心室后负荷增大的疾病是：

A. 甲状腺功能亢进　B. 严重贫血

C. 心肌炎　　D. 高血压
E. 脚气病
3. 在急性心力衰竭时不会发生的变化是：
A. 心率加快　　B. 肺水肿
C. 心肌肥大　　D. 皮肤苍白
E. 血压下降
4. 心肌缺血引起心肌收缩性减弱，与此无关的因素是：
A. ATP 生成减少
B. 心肌细胞死亡
C. 酸中毒
D. 肌质网 Ca^{2+}摄取能力降低
E. 心肌细胞肥大
5. 属于心力衰竭时肺循环淤血的表现是：
A. 肝颈静脉反流征阳性
B. 夜间阵发性呼吸困难
C. 下肢水肿
D. 肝大压痛
E. 凹陷性水肿
6. 可引起右心室后负荷增大的是：
A. 动静脉瘘　　B. 肺动脉瓣狭窄
C. 室间隔缺损　　D. 甲状腺功能亢进
E. 高血压
7. 可引起右心室容量负荷过重的是：
A. 主动脉瓣狭窄　　B. 高血压
C. 肺栓塞　　D. 室间隔缺损
E. 慢性支气管炎
8. 常引起急性心力衰竭的疾病是：
A. 高血压　　B. 心肌梗死
C. 主动脉瓣狭窄　D. 肺动脉瓣闭锁不全
E. 甲状腺功能亢进
9. 与心力衰竭时心肌收缩功能障碍有关的机制是：
A. 肌质网 Ca^{2+}释放量下降
B. 肌质网 Ca^{2+}摄取能力减弱
C. 钠钙交换体与 Ca^{2+}亲和力下降
D. 肌球-肌动蛋白复合体解离障碍
E. 心肌细胞膜对 Ca^{2+}的通透性增加
10. 与心力衰竭时心肌舒张功能障碍有关的机制是：
A. 钙离子复位延缓
B. 心肌细胞凋亡、坏死
C. 肌质网 Ca^{2+}释放减少
D. 肌钙蛋白与 Ca^{2+}结合障碍
E. ATP 储存障碍
11. 与心力衰竭时心肌收缩功能减弱有关的机制是：
A. 肌膜钙 ATP 酶活性下降
B. 钠钙交换体的 Ca^{2+}亲和力下降
C. ATP 储存障碍
D. 肌钙蛋白与 Ca^{2+}结合障碍
E. 肌质网 Ca^{2+}摄取量下降
12. 左心衰竭引起呼吸困难的主要原因是：
A. 肺不张　　B. 肺实变
C. 肺淤血、水肿　　D. 肺气肿
E. 肺纤维化
13. 缺血再灌注性心律失常最常见的类型是：
A. 房性心律失常　　B. 室性心律失常
C. 房室交界部阻滞　　D. 房室传导阻滞
E. 窦性心律失常
14. 关于缺血再灌注的说法，错误的是：
A. 缺血再灌注必然引起组织损伤
B. 缺血再灌注损伤具有种属和器官普遍性
C. 自由基和钙超载是缺血再灌注损伤的主要发生机制
D. 缺血再灌注可引起细胞凋亡
E. 减轻缺血性损伤是防治再灌注损伤的基础
15. 缺血再灌注性心律失常发生的基本条件是：
A. 再灌注血流速度快　B. 缺血时间长
C. 缺血心肌数量多　　D. 缺血程度重
E. 再灌注区存在功能可恢复的心肌细胞

（张鸣号　田　珏）

第七章　缺氧与呼吸功能不全

一、实验目的与要求

1. 复习正常呼吸功能、缺氧以及呼吸衰竭等理论知识；掌握复制各型缺氧和人工气胸动物模型的方法。

2. 观察不同类型缺氧时呼吸的频率及深度，皮肤、黏膜颜色变化、血气变化等；观察人工气胸发生、发展过程中对机体的影响，并分析其发生机制。

3. 了解各型缺氧和呼吸衰竭的原因、临床症状、体征及其防治原则。

二、实验内容

（一）呼吸系统相关基础知识回顾

1. 概述　氧是维持生命活动所必需的物质。正常成人安静状态下的耗氧量为250ml/min，而体内贮存的氧为 1.5L，因此机体需要持续不断地摄取、携带、运输和利用氧，才能维持正常的生命活动。缺氧（hypoxia）是指供氧减少或不能充分利用氧，导致组织代谢、功能和形态结构异常变化的病理过程。

依据缺氧的原因、组织缺氧的机制不同以及缺氧发生时血氧变化的特点可将缺氧分为四种类型：低张性缺氧（hypotonic hypoxia）、血液性缺氧（hemic hypoxia）、循环性缺氧（circulatory hypoxia）、组织性缺氧（histogenous hypoxia）。其发生原因与血氧变化特点归纳为表 7-1 和表 7-2。

表 7-1　各型缺氧的原因

类型	低张性缺氧	血液性缺氧	循环性缺氧	组织性缺氧
原因	1. 吸入气氧分压过低	1. 血红蛋白含量减少	1. 全身性循环障碍	1. 药物对线粒体氧化磷酸化抑制
	2. 外呼吸功能障碍	2. 一氧化碳中毒	2. 局部性循环障碍	2. 呼吸酶合成减少
	3. 静脉血分流入动脉	3. 高铁血红蛋白血症		3. 线粒体损伤
		4. 血红蛋白与氧的亲和力异常增高		

表 7-2　各型缺氧的血氧变化特点

缺氧类型	PaO_2	CO_2max	SO_2	CaO_2	CvO_2	CaO_2-CvO_2
低张性缺氧	↓	N 或↓	↓	↓	↓	N 或↓
血液性缺氧	N	N 或↓	N 或↓	↓	↑	↓
循环性缺氧	N	N	N	N	↓	↑
组织性缺氧	N	N	N	N	↑	↓

注：N 表示正常，↓表示减少，↑表示增加。

2. 缺氧时机体的功能代谢变化

（1）呼吸系统变化

1）代偿性反应：呼吸加深加快。

机制：PaO_2 低于 60mmHg（8.0kPa）时，可刺激颈动脉体和主动脉体化学感受器，反射性地引起呼吸加深加快，使肺泡通气量增加。

2）呼吸功能障碍

机制：①高原肺水肿；②中枢性呼吸衰竭。

（2）循环系统变化

1）代偿性反应

A. 心输出血量增加

机制：心率加快，心肌收缩力增强，静脉回流量增加。

B. 肺血管收缩

机制：交感神经作用，体液因素作用，缺氧直接对血管平滑肌作用。

C. 血流重新分布

D. 组织毛细血管密度增加

2）循环功能障碍：心力衰竭。

机制：①肺动脉高压；②心肌的收缩与舒张功能降低；③心律失常；④回心血量减少。

（3）血液系统变化

1）红细胞和血红蛋白增多

机制：慢性缺氧所致红细胞增多主要是由于引起肾小管旁间质细胞内缺氧诱导因子-1（hypoxia inducible factor，HIF-1）表达增多，活性增高，使促红细胞生成素（erythropoietin，EPO）合成释放增加，使红细胞生成增加。

2）2,3-DPG 增多，红细胞释放氧能力增强

机制：缺氧时红细胞中生成的 2,3-二磷酸甘油酸（2,3-diphosphoglyceric acid，2,3-DPG）增多以及 2,3-DPG 含量增多，使氧离曲线右移。

（4）中枢神经系统变化—— 脑组织对缺氧极为敏感

1）缺氧引起脑组织的形态学变化：脑细胞肿胀、变性、坏死及胞间质水肿。

2）缺氧引起中枢神经系统功能障碍。

（5）组织细胞变化

1）代偿性反应：①细胞利用氧的能力增强；②糖酵解增强；③载氧蛋白表达增加；④低代谢状态。

2）损伤性变化：①细胞膜损伤；②线粒体损伤；③溶酶体损伤。

3. 氧疗 氧疗虽然对各型缺氧均有益处，但疗效因缺氧的类型而异，对低张性缺氧的效果最好。

4. 肺的解剖位置、形态结构与分叶 肺位于胸腔内，纵隔的两侧，左、右各一。右肺较左肺宽而短。两肺借肺根部及肺韧带固定于纵隔两侧。肺尖与胸膜顶紧密相贴，从胸廓上口突入颈根。肺底邻近膈肌，左肺底隔以膈肌与肝左叶、胃底和脾相邻；而右肺底隔以膈肌与肝右叶毗邻。肺的外侧面膨隆，与胸廓的前、后和外侧壁相接触。

肺的表面可见叶间裂。左肺被斜裂分成上、下两叶；右肺除斜裂外，还有一水平裂将

上叶分成上、中两叶，故右肺共有三叶。

5. 肺的体表投影 肺尖伸入并充满于胸膜顶。一般左、右肺尖高出锁骨内侧 2～3cm。从后方看，相当于第 7 颈椎棘突的高度。其中右肺一般较高并偏前。其前缘的投影近似垂直，与胸腔投影线大约一致。左肺前缘在第 4 胸肋关节后方处向外下方弯曲。到达第 4 肋间隙或第 5 肋软骨处，最远可距中线 5cm。然后再折向下至第 6 肋软骨中点距正中线 4cm 处，构成心切迹。两肺下界沿第 6 肋骨下缘，从内侧向外下方，在锁骨中线处越过第 6 肋下缘在叶中线上与第 8 肋相交。该处肺下界与胸膜下界距 7～8cm。在后方，肺的下界相当于第 10 胸椎棘突水平。与胸膜下界相距约 5cm。因此在胸膜下界与肺下缘之间穿刺可不损伤肺组织。

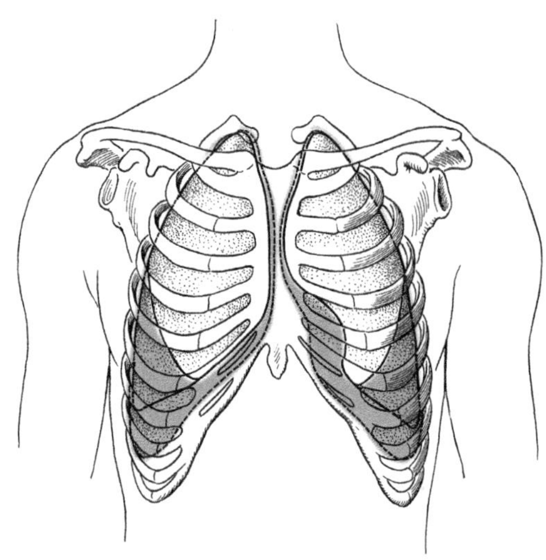

图 7-1 肺的体表投影

两侧叶间裂的投影：斜裂的位置，相当于从后方第 3 胸椎棘突向前下方引出的斜线。该线在锁骨中线处与第 6 肋相交。或上臂高举过肩，两手置于颈后，此时肩胛骨的内侧缘便相当于肺斜裂的位置。右肺水平裂相当于第 4 肋的水平线（图 7-1）。

6. 肺的主要功能 肺除具有代谢和防御等非呼吸功能外，还可经外呼吸功能（肺通气和肺换气）不断给机体提供氧，呼出二氧化碳，维持机体血气平衡和内环境的稳定。

正常成人在静息时，有效通气量约为 4L/min，肺血流量约为 5L/min，通气/血流比值为 0.8。直立体位时，由于重力的作用，肺各部分的通气与血流的分布是不均匀的，通气/血流比值自上而下递减。肺泡膜的总面积约为 $80m^2$，静息时参与换气的面积为 $35～40m^2$。肺泡膜有形成分（肺泡上皮、毛细血管内皮及两者共有基底膜）的厚度为 1μm，加上液体层（肺泡表面液体与血浆）和红细胞膜，总厚度仍＞5μm。血液流经肺泡毛细血管的时间约为 0.75s，而血氧分压只需 0.25s 就可升至肺泡气氧分压水平（图 7-2）。

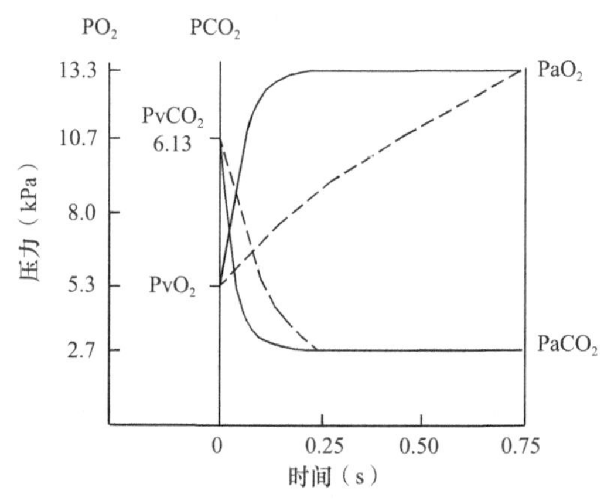

图 7-2 血液通过肺泡毛细血管时的血气变化

实线：正常人；虚线：肺泡膜增厚者

7. 呼吸衰竭的常见原因 呼吸衰竭（respiratory failure）指由各种原因引起肺通气和/或换气功能障碍，以致在静息呼吸状态吸入空气时，出现 PaO_2 降低（＜60mmHg），伴有或不伴有 $PaCO_2$ 增高（＞50mmHg）的病理过程。

常见原因如下。

（1）肺通气功能障碍

1）限制性通气不足

A. 呼吸肌活动障碍。

机制：①中枢或周围神经的器质性病变；②呼吸中枢抑制；③呼吸肌本身收缩功能障碍。

B. 胸廓的顺应性降低。

C. 肺的顺应性降低。

D. 胸腔积液和气胸。

2）阻塞性通气不足

A. 中央性气道阻塞。

B. 外周性气道阻塞。

（2）肺换气功能障碍

1）弥散障碍

A. 肺泡膜面积减少。

B. 肺泡膜厚度增加。

2）肺泡通气/血流比值失调

A. 部分肺泡通气不足——功能性分流（图 7-3）。

B. 部分肺泡血流不足——死腔样通气（图 7-4）。

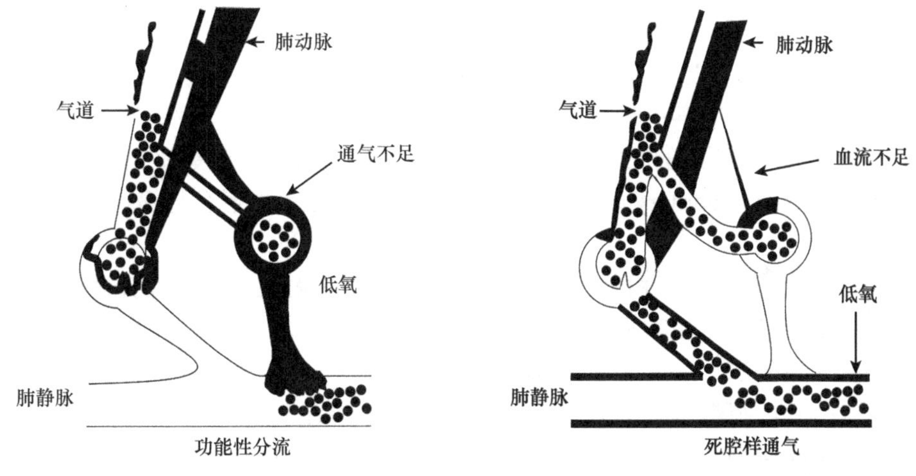

图 7-3 部分肺泡通气不足　　图 7-4 部分肺泡血流不足

3）解剖分流增加（图 7-5）。

8. 呼吸衰竭时主要的代谢功能变化

（1）酸碱平衡及电解质紊乱：以混合性酸碱平衡紊乱多见。

1）代谢性酸中毒：HCO_3^-降低可使肾排 Cl^-减少，血清钾浓度增高，血清氯浓度降低，当呼吸性酸中毒合并代谢性酸中毒时血 Cl^-可正常。

2）呼吸性酸中毒：Ⅱ型呼吸衰竭时，血清钾浓度增高，血清氯浓度降低（酸中毒时肾排 NH_4Cl、NaCl 增多，Cl^-与红细胞内生成的 HCO_3^-交换）。

3）呼吸性碱中毒：Ⅰ型呼吸衰竭时，此时血钾浓度可降低，血氯浓度则可增高。

（2）呼吸系统变化

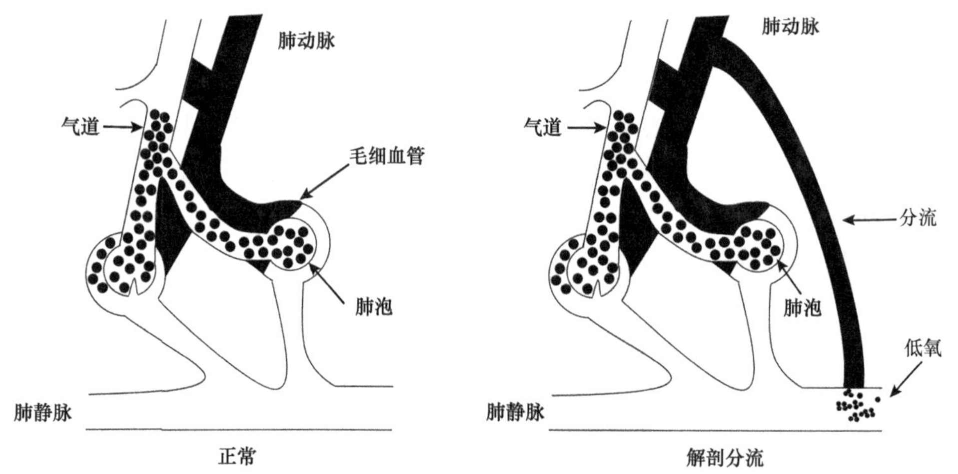

图 7-5 解剖分流增加

1）PaO_2 降低。①轻度缺氧：作用于外周化学感受器，反射性增强呼吸运动。②重度缺氧：直接抑制呼吸中枢。

2）$PaCO_2$ 升高＜80mmHg（10.7kPa）时，刺激中枢化学感受器，使呼吸中枢兴奋；$PaCO_2$ 升高＞80mmHg（10.7kPa）时，反而抑制呼吸中枢。此时呼吸运动主要靠动脉血低氧分压对血管化学感受器的刺激得以维持。在这种情况下，只能吸入 24%～30%的氧。

3）中枢性呼吸衰竭时呼吸浅而慢，可出现潮式呼吸、间歇呼吸、抽泣样呼吸、叹气样呼吸等呼吸节律紊乱。其中最常见者为潮式呼吸。

4）肺顺应性降低所致的限制性通气障碍性疾病中，因牵张感受器或肺毛细血管旁感受器（juxtapulmonary capillary receptor，J 感受器）受刺激而反射性地引起呼吸运动变浅变快。

5）阻塞性通气障碍时，由于气流受阻，呼吸运动加深，由于阻塞的部位不同，表现为吸气性呼吸困难或呼气性呼吸困难（图 7-6，图 7-7）。

（3）循环系统变化

1）低氧血症与高碳酸血症对心血管的作用相似，两者具有协同作用。

A. 轻度 PaO_2 降低和 $PaCO_2$ 升高（反射）：心血管运动中枢兴奋，表现为心率加快、心肌收缩力增强、外周血管收缩、呼吸运动增强。

B. 轻度缺氧和二氧化碳潴留：直接对心血管的作用是抑制心脏活动和使血管扩张（肺血管例外）。一般器官的血管运动通常主要受神经调节，但脑血管与冠状血管则主要受呼吸衰竭时局部代谢产物（如腺苷等）的调节，从而导致血流分布的改变，有利于保证心、脑的血液供应。

2）严重的缺氧和二氧化碳潴留：可直接抑制心血管中枢和心脏活动。

肺源性心脏病的发病机制：①肺泡缺氧和二氧化碳潴留所致血液 H^+浓度过高，均可引起肺小动脉收缩（二氧化碳本身对肺血管有直接扩张作用），使肺动脉压升高，从而增加右心后负荷；②肺小动脉长期收缩和缺氧的直接作用，可引起无肌型肺微动脉肌化，以及肺血管平滑肌细胞和成纤维细胞的肥大和增生，胶原蛋白与弹性蛋白合成增加，导致肺血管壁增厚和硬化，管腔变窄，由此形成持久的稳定的慢性肺动脉高压；③代偿性红细胞增多症可使血液的黏度增高，也会增加肺血流阻力和加重右心的负荷；④有些肺部病变（如肺小动脉炎、肺毛细血管床的大量破坏、肺栓塞等）也能成为肺脉高压的原因；⑤缺氧和酸中毒可以降低心肌舒缩功能；⑥呼吸困难时，用力呼气则使胸内压异常增高，心脏受压，影响心脏的舒张功能，用力吸气则胸内压异常降低，即心脏外面的负压增大，可增加右心收缩的负荷，促使右心衰竭。

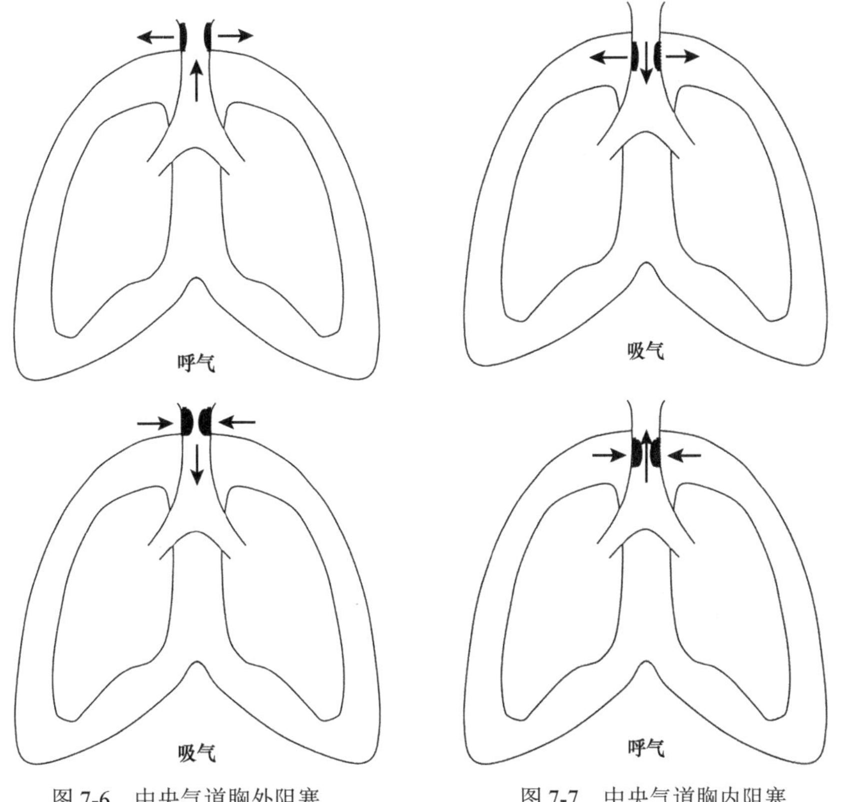

图 7-6　中央气道胸外阻塞　　　　图 7-7　中央气道胸内阻塞

3）呼吸衰竭可累及左心。其机制为：①低氧血症和酸中毒同样能使左心室肌收缩性降低；②胸内压的高低同样也影响左心的舒缩功能；③右心扩大和右心室压增高将室间隔推向左侧，可降低左心室的顺应性，导致左心室舒张功能障碍。

（4）中枢神经系统变化：PaO_2 降至 60mmHg（8kPa）时，智力和视力轻度减退。PaO_2 迅速降至 40～50mmHg（5.33～6.67kPa）以下，就会引起一系列神经精神症状，如头痛、不安、定向与记忆障碍、精神错乱、嗜睡，以致惊厥和昏迷等。

1）二氧化碳麻醉：$PaCO_2$ 超过 80mmHg（10.7kPa）时，可发生二氧化碳麻醉，表现为头痛、头晕、烦躁不安、言语不清、扑翼样震颤、精神错乱、嗜睡、抽搐、呼吸抑制等。

2）肺性脑病（pulmonary encephalopathy）：是指由呼吸衰竭引起的脑功能障碍。Ⅱ型呼吸衰竭患者肺性脑病的发病机制如下。

A. 酸中毒和缺氧对脑血管的作用：酸中毒可导致脑血管扩张；缺氧和酸中毒引起血管内皮损伤，使其通透性增加，导致脑间质水肿；缺氧时细胞 ATP 生成减少，细胞膜 Na^+-K^+ 泵功能障碍，使细胞内 Na^+ 及水增多，引起脑细胞水肿，严重时颅内压增高压迫脑血管可加重脑缺氧，形成恶性循环，甚至发生脑疝。

B. 酸中毒和缺氧对脑细胞的作用：正常脑脊液的缓冲作用较血液弱，其 pH 也较低（7.33～7.40），二氧化碳分压比动脉血高。因血液中的 HCO_3^- 及 H^+ 不易通过血脑屏障进入脑脊液，故后者的酸碱调节需时较长。呼吸衰竭时脑脊液的 pH 变化比血液更为明显。

神经细胞内酸中毒：①脑谷氨酸脱羧酶活性增强，导致γ-氨基丁酸生成增多，中枢受抑制；②磷脂酶活性增强，溶酶体水解酶释放，引起神经细胞和组织的损伤，当脑脊液 pH 低于 7.25 时，脑电波变慢，pH 低于 6.8 时，脑电活动完全停止。

（5）肾功能变化：呼吸衰竭时肾可受损，轻者尿中出现蛋白、红细胞、白细胞及管型等，严重时可发生急性肾衰竭，出现少尿、氮质血症和代谢性酸中毒。此时为功能性肾衰竭。

（6）胃肠变化：严重缺氧可使胃壁血管收缩，因而能降低胃黏膜的屏障作用，二氧化碳潴留可增强胃壁细胞碳酸酐酶活性，使胃酸分泌增多，加之有的患者还可合并弥散性血管内凝血、休克等，故呼吸衰竭时可出现胃肠黏膜糜烂、坏死、出血与溃疡形成等病变。

9. 防治原则

（1）防治原发病。

（2）保持呼吸道通畅，增加肺泡通气量，提高 PaO_2，降低 $PaCO_2$。

任何类型的呼吸衰竭，均可导致低张性缺氧，因此应在保持呼吸道通畅的前提下，采取给氧治疗。由于Ⅰ型呼吸衰竭仅有缺氧无 $PaCO_2$ 升高，可吸入较高浓度的氧（氧浓度≤50%）。尽快使 PaO_2 提高到 50mmHg 以上。而Ⅱ型呼吸衰竭既有缺氧又有 $PaCO_2$ 增高，为防止迅速纠正缺氧后，高浓度的 CO_2 对呼吸中枢的抑制作用，应控制吸氧的浓度（氧浓度＜30%），低流量，使 PaO_2 上升至 50～60mmHg。

（3）纠正内环境紊乱，保护重要器官功能。

（二）临床典型病例分析与讨论

【临床病例 7-1】

基本信息：患者，男，71 岁。

主诉：咳嗽、咳痰，伴进行性加重性气短 7 个月。

现病史：7 个月前，患者于感冒后出现咳嗽、咳痰，痰为白色黏痰，伴有活动后气短，无胸痛、胸闷，无乏力、盗汗等不适症状，患者先后于 7 个月前及 3 个月前于省级医院住院治疗，入院后均诊断为“类风湿关节炎合并肺间质病变、肺部感染”，给予患者相关治疗后（具体不详），咳嗽、咳痰及气短症状好转出院。院外患者无咳嗽、咳痰症状，伴有活动后气短，较前无明显变化。2 个月前，患者因“咳嗽、咳痰及活动后气短加重”就诊我院风湿内科，完善胸部 CT。胸部 CT 轴位平扫诊断意见：①双肺间质纤维化合并感染；②左肺上叶小结节，请随诊观察。与 3 个月前于省级医院行胸部 CT 比较有变化，故请我院呼吸内科会诊。考虑：①类风湿关节炎肺损害；②类风湿关节炎；③高血压（2 级，高危）。建议：患者肺间质改变较前比较磨玻璃样病灶增多，考虑病情进展，建议将激素加量为“甲泼尼龙 40mg/d，每日 1 次”治疗。入院后经调整激素控制病情治疗后，咳嗽、咳痰及气短症状好转出院。院外患者持续存在活动后气短，以快步行走、劳累后明显，不伴有明显喘息、呼吸困难，无明显发热，无咳嗽、咳痰，无咯血，无胸闷、胸痛、心悸。间断复查胸部 CT。2017 年 6 月 19 日胸部 CT：①双肺间质纤维化；②左肺上叶微小结节，随诊复查；③主动脉壁钙化。结合临床与前片对照。2017 年 7 月 18 日胸部 CT 轴位平扫：①双肺间质纤维化合并间质感染；②左肺上叶微小结节；③主动脉及冠状动脉粥样硬化表现。与上次胸部 CT 比较，肺部纤维化加重。今患者为求进一步诊治就诊我院门诊，门诊以“肺间质病变”收住我科，病程中，患者神志清楚、精神尚可，无头痛、头晕，无腹胀、腹痛等不适症状，大小便正常，近期体重未监测。

既往史：类风湿关节病史 4 年，现口服“甲泼尼龙 20mg，每日 1 次”“硫酸羟氯喹片 200mg，每日 2 次”“醋酸钙胶囊 0.6g，每日 1 次”“骨化三醇胶丸 0.25μg，每日 2 次”治疗，病情控制可。高血压病史 5 年，血压最高 170/110mmHg，目前规律口服“马来酸左旋氨氯地平 2.5mg，每日 1 次”降压治疗，血压控制尚可。否认有冠心病、糖尿病等病史。

体格检查：体温 36.8℃，脉搏 75 次/分，呼吸 18 次/分，血压 115/75mmHg。发育正常，营养状态良好，正常面容，神志清楚，精神较差，查体合作。皮肤色泽色素沉着，全身浅表淋巴结未触及肿大。双侧巩膜未见异常，口唇发绀，咽部未见异常，双侧扁桃体未见肿大。颈部外观对称，肝颈静脉回流征阴性，甲状腺无异常。双侧呼吸动度一致，双下肺可闻及细湿啰音。心界不大，心率 75 次/分，心律齐，未闻及杂音。腹部外形平坦，腹部柔软，全腹无压痛及反跳痛，肝肋下未触及，肠鸣音正常。四肢无畸形，详见专科查体。肌力：左上肢 5 级，左下肢 5 级，右上肢 5 级，右下肢 5 级，全身痛、温感觉正常。专科情况：面部及双手皮肤色素沉着，弹性良好，口唇及甲床发绀，全身无皮疹，全身无水肿，其他无异常，脊柱无畸形，各棘突无压痛及叩压痛，四肢无畸形，各关节均无异常。桶状胸，双肺可闻及 Vakel 啰音。

辅助检查：血常规示 WBC 15.51×10^9/L，NEUT% 94.9%，MXD% 1.6%，LYM% 3.2%，RBC 4.52×10^{12}/L，Hb 139.00g/L，PLT 171.00×10^9/L。血气分析：pH 7.45，$PCO_2$34.70mmHg，PO_2 51.10mmHg，K^+3.50mmol/L，Cl^- 110.00mmol/L，HCO_3^- 23.80mmol/L。胸部正位片：①双肺炎症；②心影增大；③双侧少量胸腔积液。

诊断：①类风湿关节炎合并肺间质纤维化急性加重合并感染，呼吸衰竭；②高血压（3 级，很高危）；③低蛋白血症。

讨论：

（1）本病例呼吸衰竭的类型是什么？

（2）本病例呼吸衰竭的发病机制是什么？

【临床病例 7-2】

基本信息：患者，男，75 岁。

主诉：反复咳嗽、咳痰 4 年，加重伴胸闷、气短 2 天。

现病史：患者及家属诉患者于 4 年前无明显诱因出现咳嗽、咳痰、气短，每于受凉后诱发，无胸痛、发热，无头痛、头晕，无腹痛、腹胀，反复口服药物或在当地医院治疗（具体不详），经治疗后可好转。于 2 天前患者再次出现上述症状，并逐渐加重，并逐渐出现胸闷、气短，无恶心、呕吐，无晕厥及意识丧失，休息后无明显好转，遂就诊于当地医院，给予对症治疗（具体不详），行胸部 CT 示左侧自发性气胸，双肺多发肺大疱。今为进一步诊治就诊于我院急诊，行胸部 CT 轴位平扫（十排及以上）。（2017 年 5 月 24 日）诊断意见：①双肺间质性改变，肺气肿，肺动脉高压；②双肺炎症；③左侧气胸，左肺膨胀不全，双侧胸膜增厚；④左肺下叶含气囊性病变，肺大疱可能；⑤甲状腺左叶体积增大，其内密度欠均匀。我科急诊会诊后以“左侧自发性气胸”收住入科。病程中患者神志清楚、精神差，大小便正常，近期体重未见明显改变。

既往史：1 个月余前因肺部感染、左侧气胸就诊我院呼吸内科住院治疗。曾确诊甲状腺癌 1 年余。否认有高血压、冠心病、糖尿病病史。

体格检查：体温 36.5℃，脉搏 91 次/分，呼吸 20 次/分，血压 155/85mmHg。发育正常，营养良好，自主体位，推入病房，表情痛苦，急性病容，神志清楚，精神较差，查体合作。皮肤色泽正常，全身浅表淋巴结未触及肿大。头颅大小正常，无畸形。双侧结膜未见异常，双侧巩膜无黄染。耳廓未见异常，外耳道未见异常分泌物。各副鼻窦无压痛。口唇发绀，咽部未见异常，双侧扁桃体未见肿大，肝颈静脉回流征阴性，气管居中，甲状腺未触及肿大。胸廓查体见专科情况。心尖冲动视诊：心尖冲动未见异常，位于左侧第 5 肋间锁骨中线内 0.5cm，无异常隆起及凹陷。心界不大，心率 91 次/分，心律规整。未闻及期前收缩和杂音。腹部平坦，柔软，全腹无压痛及反跳痛。肝脏未触及。肠鸣音正常。肌力：左上肢 5 级，左下肢 5 级，右上肢 5 级，右下肢 5 级。专科情况：双侧胸廓对称无畸形，左上肺叩诊轻度鼓音，听诊左上肺呼吸音低，双肺散在湿啰音及哮鸣音。

辅助检查：胸部 CT 检查结果如下。①双侧胸部软组织广泛积气；②左侧气胸，双侧局限性液气胸，左肺膨胀不全，双侧胸膜增厚；③双肺间质性改变，肺气肿，肺动脉高压；④双肺炎症；⑤双肺散在陈旧性病变；⑥主动脉壁钙化；⑦甲状腺左叶体积增大，其内密度欠均匀；⑧肝内较大类圆形低密度影。血气分析：pH 7.48，$PaCO_2$ 51.60mmHg，PaO_2 37.60 mmHg，HCO_3^- 36.9mmol/L。尿常规：RBC 39.9/μl。粪便常规+隐血试验正常。一般细菌涂片检查：革兰氏阳性球菌（+++），革兰氏阴性杆菌（++）。真菌涂片检查：涂片未找到真菌。生化常规：K^+ 2.73mmol/L，Ca^{2+} 1.89mmol/L，UREA 8.31mmol/L，ALB 28.60g/L，TP 48.60g/L。血常规：WBC 8.97×10^9/L，NEUT% 91.30%，RBC 4.25×10^{12}/L，Hb 121.00g/L，PLT 109.00×10^9/L。G 试验（真菌 1-3-β-D 葡聚糖检测）＜10.00pg/ml。

诊断：①双肺间质纤维化自发性气胸（左侧）；②肺部感染（重症）；③慢性阻塞性肺疾病，呼吸衰竭，慢性肺源性心脏病；④甲状腺左侧叶滤泡癌；⑤肝囊肿；⑥胆石症；⑦高血压（3 级，很高危）；⑧前列腺增生症。

治疗：积极抗感染治疗，并给予雾化、清热解毒、抗感染、止咳、补液等对症支持治疗。

讨论：

（1）本病例呼吸衰竭的类型是什么？

（2）本病例呼吸衰竭的发病机制是什么？

（3）本病例呼吸衰竭的吸氧原则是什么？为什么？

（三）动物模型复制

1. 实验材料

（1）实验动物

1）2kg 左右的健康家兔，雌雄不限。

2）20g 左右的健康小白鼠，雌雄不限。

（2）实验用品

仪器：BL-420 生物机能实验系统，全自动血气分析仪，家兔急性实验常用手术器械（动脉三通插管、气管插管、注射器、动脉夹、剪刀、镊子等），马利气鼓，再吸入式缺氧瓶，胸腔测压装置，2ml、5ml、20ml、100ml 注射器，枕式氧气袋，小橡皮块若干等。

试剂：3%戊巴比妥钠溶液、钠石灰、5%亚硝酸钠溶液、1%亚甲蓝溶液、0.125%氰化钾溶液、10%硫代硫酸钠溶液、0.5%肝素溶液、生理盐水、10%葡萄糖、甲酸、浓硫酸等。

2. 实验方法

（1）缺氧

1）低张性缺氧：①家兔称重后，3%戊巴比妥钠溶液 1ml/kg 耳缘静脉麻醉。②麻醉后仰卧位固定于兔台上，剪除颈部兔毛后，颈正中切开皮肤 5～8cm。③分离气管及一侧颈总动脉，“⊥”形切开气管并行气管插管，耳缘静脉注射 0.5%肝素溶液（2ml/kg）后，由颈总动脉插入带有三通接头的内充满肝素溶液的动脉插管并固定，与压力换能器相连。④打开 BL-420 生物机能实验系统描记正常呼吸、血压曲线，并记录呼吸频率及心率。观察皮肤黏膜以及暴露动脉颜色，从颈总动脉插管三通处采血测血红蛋白后做血气分析（血液标本避免与空气接触）。⑤安装好再吸入式缺氧瓶（图 7-8），缺氧瓶中提前放入 5g 钠石灰，将一端连接气管插管之侧管（注意密闭勿漏气），使气管插管只与马利气鼓和缺氧瓶相通，记录缺氧时间。⑥观察动物呼吸、血压曲线以及皮肤黏膜颜色变化。当血压下降至 40mmHg 时，迅速从颈总动脉采血，做血气分析。解除缺氧，观察其恢复情况。

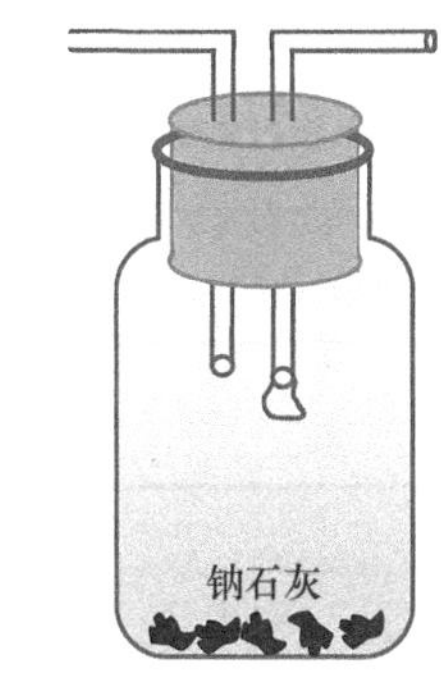

图 7-8 再吸入式缺氧瓶

2）血液性缺氧

A. 高铁血红蛋白血症（亚硝酸盐中毒）：①～④操作同低张性缺氧。⑤在动物腹腔注射 5%亚硝酸钠溶液 10ml/kg。⑥观察腹腔注射药物后动物的呼吸频率及皮肤黏膜颜色变化，待动物出现呼吸困难、心率加快等症状时，腹腔注射 1%亚甲蓝溶液 20ml/kg。⑦观察动物皮肤黏膜颜色变化。

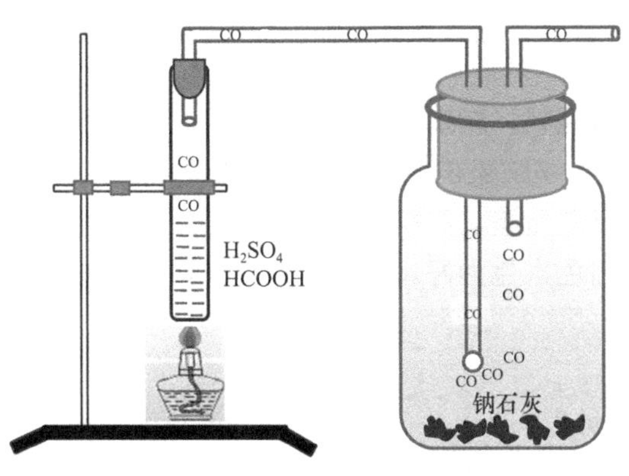

图 7-9 一氧化碳发生装置

B. 碳氧血红蛋白血症（一氧化碳中毒）：①～④操作同低张性缺氧。⑤装好一氧化碳发生装置（图 7-9），气管插管的一侧管与马利气鼓相连，另一侧管插入与一氧化碳发生装置相连的注射针头，记录中毒时间。⑥取浓硫酸 3ml 加入一氧化碳发生装置的试管中，取甲酸 1ml 逐滴地滴入浓硫酸中，即产生一氧化碳（$HCOOH \xrightarrow[\Delta]{H_2SO_4} H_2O+CO\uparrow$）。为加速一氧化碳产生可用酒精灯加热，出现大量微泡即可，不可长时间沸腾，以免一氧化碳产生过快，或伴有甲酸蒸发，促进动物死亡，使一氧化碳中毒的典型体征不明显。注意复制一氧化碳中毒模型时需在通风柜中完成，并全程打开通风系统。⑦观察动物呼吸、皮肤黏膜、口唇颜色以及暴露动脉、颈外静脉、耳缘静脉颜色，当出现樱桃红时，立即解除中毒，观察动物恢复情况。

3）组织性缺氧：①取小白鼠一只，腹腔注射 0.125%氰化钾溶液 0.01ml/g，观察呼吸、皮肤黏膜颜色有何变化。②待腹腔注射氰化钾后动物活动减弱时，立即腹腔注射 10%硫代硫酸钠溶液 0.02ml/g，继续观察，若动物活动恢复，重复注射氰化钾（加倍量），直到死亡。观察死亡鼠皮肤黏膜颜色。

实验记录：见表 7-3，表 7-4。

表 7-3　不同类型缺氧的一般情况

动物状况	观察指标					
	呼吸（次/分）	血压（mmHg）	心率（次/分）	皮肤黏膜	一般状况	存活时间
低张性缺氧						
血液性缺氧						
高铁血红蛋白血症						
碳氧血红蛋白血症						
组织性缺氧						

表 7-4　缺氧家兔的血气分析

动物状况		血气指标				
		pH	$PaCO_2$（mmHg）	PaO_2（mmHg）	BE（mmol/L）	HCO_3^-（mmol/L）
低张性缺氧						
血液性缺氧	高铁血红蛋白血症					
	碳氧血红蛋白血症					

注意事项：①再吸入式缺氧瓶连接必须保持通畅，瓶塞必须密闭，必要时可加石蜡或凡士林涂在瓶塞与瓶口连接处。②氰化钾有剧毒，勿沾染皮肤、黏膜，特别是皮肤破损处。实验后将物品洗涤干净。③腹腔注射时，应稍靠左后腹，勿损伤肝脏，但也应避免将药液注入肠腔或膀胱。④一氧化碳中毒性缺氧选择白色家兔为好。制备一氧化碳，切忌向试管内先加甲酸后加硫酸，以防出现意外。

思考题：

1. 本实验中各种类型缺氧的发生原因及机制是什么？
2. 一氧化碳中毒动物皮肤黏膜以及暴露血管颜色的改变说明什么？

（2）呼吸功能不全：①～④操作同低张性缺氧。⑤观察、测定正常胸腔内压：于动物右胸 3～4 肋间锁骨中线处插入一个 16 号针头，该针头亦可用三通接头连上水检压计测定胸内压变化，并可判断针头是否刺入胸腔。10min 后采动脉血做血气分析，同时观察呼吸频率及深度并用 BL-420 生物机能实验系统记录呼吸、血压等。

1）窒息实验

A. 用止血钳将气管插管一侧管的橡胶管夹闭 2/3，造成动物不完全窒息，持续 10min 后，取动脉血做血气分析（方法同上）并观察呼吸、血压、皮肤黏膜以及暴露动脉颜色等变化。

B. 解除窒息，观察动物恢复情况。

2）气胸实验

A. 闭合性小量气胸：用胸腔测压装置（图 7-10）连接管一侧的穿刺针，于右侧第 4 肋骨前缘锁骨中线处垂直刺入胸腔 0.5～1cm，夹闭通向水检压计的连接管，经注气管向胸腔内缓慢注入 20ml 空气，然后夹闭注气管，打开连接管，观察注气对血压、呼吸的影响，以及水检压计的变化和口唇、暴露动脉的颜色、一般状态等。持续观察 30～60s，从颈总动脉采血做血气分析。

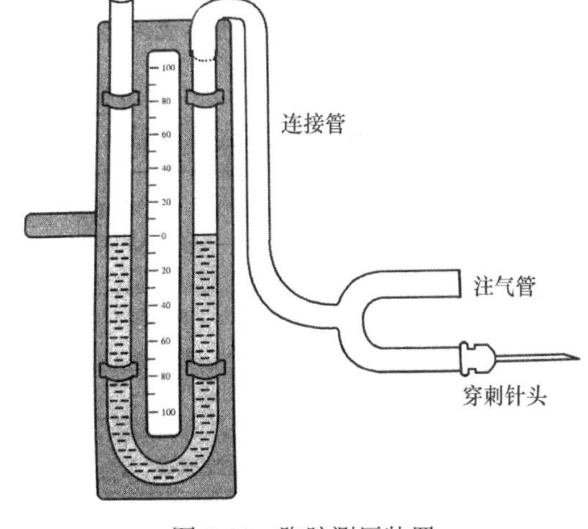

图 7-10 胸腔测压装置

B. 闭合性大量气胸：操作同“A”，再快速注入 60～80ml 空气，重复观察“A”的内容，酌情持续观察 30～60s，重复监测血气。到发绀或挣扎时从注气管抽出注入的空气，待家兔状态恢复后进行下一步实验。

C. 开放性气胸：沿动物左侧胸骨旁第 4～5 肋间将左侧胸腔打开，造成开放性气胸，并记录血压、呼吸、口唇、暴露动脉颜色、胸腔压力变化等，持续观察 30～60s，从颈总动脉采血做血气分析。

3）肺水肿实验（高渗葡萄糖液引起的肺水肿）

A. 抬高兔台头端约成 30°，保持气管位于正中部位。

B. 用 5ml 注射器抽取 10%葡萄糖溶液约 2ml，将针头插入气管插管内，5min 内缓慢匀速地将葡萄糖液滴入气管内，液体滴完后 3～5min，放平兔台，取血做血气分析，观察、记录呼吸、口唇、暴露动脉颜色等变化。

C. 出现明显血气及呼吸改变后，处死动物，解剖观察肺组织变化。在气管分叉处结扎气管，取出肺称重，计算肺系数。

$$肺系数=\frac{肺重量（g）}{体重（kg）}$$

实验结果：见表 7-5。

表 7-5 呼吸功能不全的实验结果

观察指标	正常	窒息	闭合性小量气胸	闭合性大量气胸	开放性气胸	肺水肿
一般状态						
心率（次/分）						
血压（mmHg）						
口唇、暴露动脉颜色						
呼吸频率（次/分）						
呼吸幅度（mmH_2O）						
pH						
$PaCO_2$（mmHg）						

续表

观察指标	正常	窒息	闭合性小量气胸	闭合性大量气胸	开放性气胸	肺水肿
PaO_2（mmHg）						
SB（mmol/L）						
AB（mmol/L）						
BB（mmol/L）						
BE（mmol/L）						

注意事项：①手术操作过程中避免大量失血。②血气分析的标本不能与空气接触。③正确使用胸腔测压装置。④穿刺部位要准确，穿刺针要固定好。⑤气胸后胸腔内的空气一定要抽尽。

思考题：

1. 窒息、肺水肿和气胸能否导致呼吸衰竭？各属何种类型？简述其发生机制和对机体的影响。

2. 窒息与肺水肿、气胸的血气指标改变说明了什么？

三、研 究 进 展

2019 年，诺贝尔奖的生理学或医学奖颁发给了美国科学家威廉·凯林（William G. Kaelin）、英国科学家彼得·拉特克利夫（Peter J. Ratcliffe）和美国科学家格雷格·塞门扎（Gregg L. Semenza），以表彰他们对“氧气感知通路的研究及 HIF-1 的发现”做出的卓越贡献。细胞对氧气感知的关键分子是缺氧诱导因子-1（hypoxia inducible factor，HIF-1）。HIF-1 是一种异源二聚体转录因子复合物，在哺乳动物细胞中广泛表达，主要由 HIF-1α 和 HIF-1β 两个亚单位组成，目前发现 α 亚基存在 3 种异构体，即 HIF-1α、HIF-2α 和 HIF-3α。HIF-1 能应答细胞内氧气浓度的降低而促进多种基因表达，在无氧代谢、细胞增殖与分化、血管生成、肿瘤发生等代谢调节中的发挥着重要作用。

有研究结果表明，HIF 在心血管疾病中发挥重要作用，参与了心肌损伤修复或通过协同干预实现心肌再生。在血管形成方面研究，发现在缺氧早期血管新生过程中 HIF-1α 起主要作用，而在血管重塑和稳定的后期主要由 HIF-2α 发挥重要作用。精准区分 HIF 家族不同异构体的这种时空特异性，或为心血管疾病的治疗提供了一种新的策略。

越来越多的研究发现，HIF-1α 在众多常见癌组织及转移灶中高表达，与肿瘤的分级、分期及患者预后密切相关。临床研究发现，HIF-1α 与更具侵袭性或高度恶性的肿瘤有关，例如，HIF-1α 主要表达在肾癌患者肿瘤相关的巨噬细胞中，发挥抗肿瘤作用。HIF-2α 通过在低氧诱导下激活多个转录程序，在调节肿瘤细胞功能方面发挥了关键性作用。目前已有多种 HIF-2α 抑制药进入临床研究阶段，其中有部分已进入Ⅲ期临床研究。

此外，HIF-1 的转录调控在贫血、肥胖、慢性肾功能衰竭、缺氧性肺动脉高压等疾病中也发挥重要作用。

四、练 习 题

1. 大叶性肺炎患者发生低张性缺氧时血氧变化特点是：
A. 血容量下降
B. 动脉血氧分压下降
C. 动脉血氧饱和度升高
D. 动静脉血氧含量差增大
E. 血氧容量降低

2. 能够引起肠源性发绀的原因是：
A. 一氧化碳中毒
B. 亚硝酸盐中毒
C. 氰化物中毒
D. 肠系膜血管痉挛收缩
E. 高原缺氧

3. 大失血可引起的缺氧类型是：
A. 低张性缺氧
B. 循环性缺氧
C. 低张性缺氧合并循环性缺氧
D. 循环性缺氧、低张性缺氧和血液性缺氧
E. 循环性缺氧、血液性缺氧、组织性缺氧和低张性缺氧

4. 循环性缺氧时，血氧指标最有特征性的变化是：
A. 动脉血氧分压正常
B. 血氧容量正常
C. 动脉血氧含量正常
D. 动脉血氧饱和度正常
E. 动静脉血氧含量差增大

5. 不会引起血液性缺氧的情况是：
A. 亚硝酸盐中毒　B. 煤气中毒
C. 过氯酸盐中毒　D. 三氧化二砷中毒
E. 以上都不能

6. 关于一氧化碳中毒的描述中，不正确的是：
A. 是一种窒息性气体
B. 碳氧血红蛋白有携带氧的能力
C. CO 与 Hb 的亲和力是氧的 210 倍
D. 可使氧离曲线左移
E. 皮肤颜色呈樱桃红色

7. 某患者血氧检查结果为：血氧容量 20ml/dl，动脉血氧含量 15ml/dl，动脉血氧分压 50mmHg（6.70kPa），动静脉血氧含量差为 4ml/dl，其缺氧的类型是：
A. 低张性缺氧　B. 血液性缺氧
C. 循环性缺氧　D. 组织性缺氧
E. 以上都不是

8. 患者，男，80 岁，血氧检查结果为：PaO_2 45mmHg（6.00kPa），血氧容量 20ml/dl，动脉血氧含量 15ml/dl，动静脉血氧含量差 7ml/dl。其缺氧类型是：
A. 循环性缺氧
B. 低张性缺氧
C. 低张性缺氧合并循环性缺氧
D. 组织性缺氧
E. 低张性缺氧合并组织性缺氧

9. 患儿，男，2 岁，在食用果冻时噎住，突然憋气，脸色青紫，在送医途中昏迷。此时患儿可能出现的血气变化是：
A. PaO_2 降低，$PaCO_2$ 降低
B. PaO_2 降低，$PaCO_2$ 升高
C. PaO_2 降低，$PaCO_2$ 正常
D. PaO_2 升高，$PaCO_2$ 升高
E. PaO_2 正常，$PaCO_2$ 升高

10. 呼吸衰竭时影响全身各系统代谢和功能变化的根本原因是：
A. 交感神经兴奋　B. 血压升高
C. 弥散性血管内凝血　D. 酸中毒
E. 低氧血症和高碳酸血症

11. 呼吸衰竭引起的缺氧是：
A. 低张性缺氧　B. 等张性缺氧
C. 缺血性缺氧　D. 淤血性缺氧
E. 组织性缺氧

12. 对Ⅱ型呼吸衰竭的吸氧原则是：
A. 持续给较高浓度的氧
B. 间断给较高浓度的氧
C. 呼气末正压给氧

D. 给高压氧

E. 持续给低浓度、低流量的氧

13. 呼吸衰竭导致功能性肾衰竭最主要的机制是：

A. 心力衰竭　　B. 休克

C. DIC　　D. 肾血管收缩

E. 肝功能衰竭

14. 单纯性肺泡通气不足时的血气变化特点是：

A. PaO_2降低

B. $PaCO_2$降低

C. PaO_2降低值与$PaCO_2$升高值呈比例

D. $PaCO_2$升高

E. PaO_2降低，其降低值与$PaCO_2$升高值不呈比例

15. 呼吸衰竭患者出现一系列神经精神症状时，其PaO_2可能是：

A. PaO_2降至20mmHg（2.67kPa）

B. PaO_2降至30mmHg（4.00kPa）

C. PaO_2降至40～50mmHg（5.33～6.67kPa）

D. PaO_2降至60mmHg（8.00kPa）

E. PaO_2降至70mmHg（9.33kPa）

16. 临床上出现CO_2麻醉时的$PaCO_2$是：

A. $PaCO_2$＞40mmHg（5.33kPa）

B. $PaCO_2$＞50mmHg（6.67kPa）

C. $PaCO_2$＞60mmHg（8.00kPa）

D. $PaCO_2$＞70mmHg（9.33kPa）

E. $PaCO_2$＞80mmHg（10.70kPa）

17. 肺性脑病是指：

A. 肺泡通气不足所致脑功能障碍

B. 肺换气不足所致脑功能障碍

C. 呼吸衰竭所致脑功能障碍

D. CO_2麻醉所致脑功能障碍

E. 肺内毒素蓄积致所致脑功能障碍

18. Ⅱ型呼吸衰竭的诊断标准是：

A. $PaCO_2$＞50mmHg（6.67kPa）

B. PaO_2＜60mmHg（8.00kPa）

C. $PaCO_2$＜50mmHg（6.67kPa）

D. PaO_2＜60mmHg（8.00kPa），$PaCO_2$＞50mmHg（6.67kPa）

E. PaO_2＜60mmHg（8.00kPa），$PaCO_2$＜50mmHg（6.67kPa）

19. 造成阻塞性通气不足的原因是：

A. 呼吸肌收缩功能障碍　　B. 声带麻痹

C. 胸腔积液　　D. 胸膜纤维化

E. 肺泡表面活性物质减少

20. 下列因素中可导致限制性通气不足的是：

A. 白喉　　B. 支气管哮喘

C. 气管异物　　D. 支气管炎

E. 胸腔积液

（吴倩倩　姜怡邓　马胜超）

第八章　实验性肝损害致肝功能障碍

一、实验目的与要求

1. 复习肝脏的解剖位置、体表投影和形态结构、代谢、功能等基础知识。

2. 掌握复制实验性肝损伤、肝硬化、肝性脑病等动物模型的方法，提高实验操作技能。

3. 观察肝功能障碍发生、发展过程中肝脏的代谢、功能和形态结构改变，以及对机体的影响，分析其发生机制，并进行治疗。

4. 熟悉肝功能障碍的原因、临床症状与体征及其防治原则。

二、实 验 内 容

（一）肝损害相关基础知识

1. 肝脏的解剖位置与体表投影　肝脏上面与膈肌接触，下面与腹腔脏器接触。肝脏大部分位于右季肋区和腹上区，小部分可达左季肋区。肝的上界在右锁骨中线平第5～6 肋间，下界与右肋弓相一致。成人右肋弓下缘一般不应触及肝脏，但剑突下 3～5cm 可触及。幼儿一般可露出右肋弓下。活体肝脏随呼吸上下移动（图 8-1）。

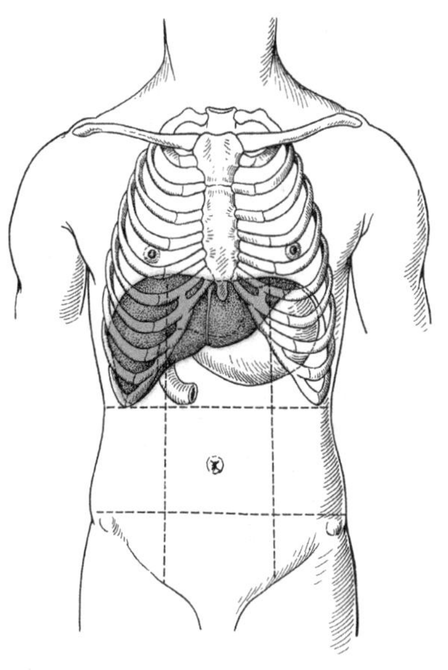

图 8-1　肝脏的解剖位置与体表投影

2. 肝脏的分叶与形态结构　肝脏似楔形，分上、下两面和前、后、左、右四个缘。借正中裂分成左、右半肝，左半肝被左叶间裂分为左内侧叶和左外侧叶。右半肝被右叶间裂分为右前叶和右后叶。在肝脏的后面还有尾状叶和方叶。肝脏血液供应极为丰富，入肝血管有肝动脉和门静脉双重来源，经过肝脏的血液由肝静脉汇入下腔静脉（图 8-2）。

肝脏的基本结构和功能单位是肝小叶，肝小叶呈六角形棱柱体，肝小叶中间有一条中央静脉，肝细胞以中央静脉为轴，放射状排列成肝细胞板，在切面上看则呈索状，又称肝索。肝索之间为窦状间隙，称为肝血窦，血窦壁由内皮细胞组成，腔内有肝巨噬细胞、淋巴细胞等。肝小叶之间以结缔组织分隔，并有肝门管的分支分布其间（图 8-3，图 8-4）。

3. 肝脏的主要功能　肝脏是人体内最大的腺体器官，参与体内消化、排泄、解毒、代谢等过程，是维持生命活动必不可缺少的脏器之一。肝脏的主要功能如下所述。

（1）分泌胆汁，促进脂肪的消化与吸收。

（2）在物质代谢中的作用

1）糖代谢：合成贮存糖原与糖异生。

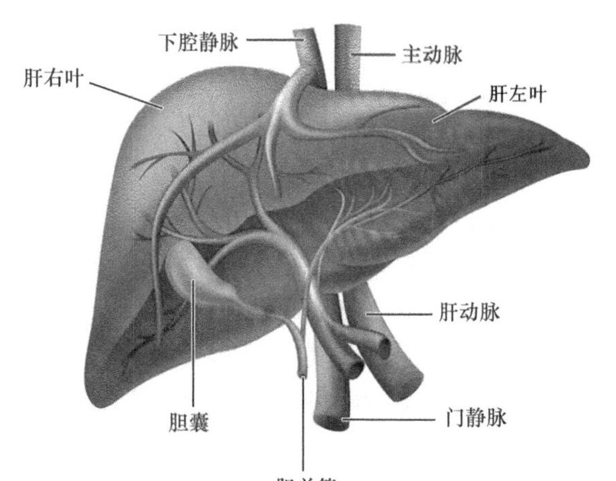

图 8-2 肝脏的解剖

彩图

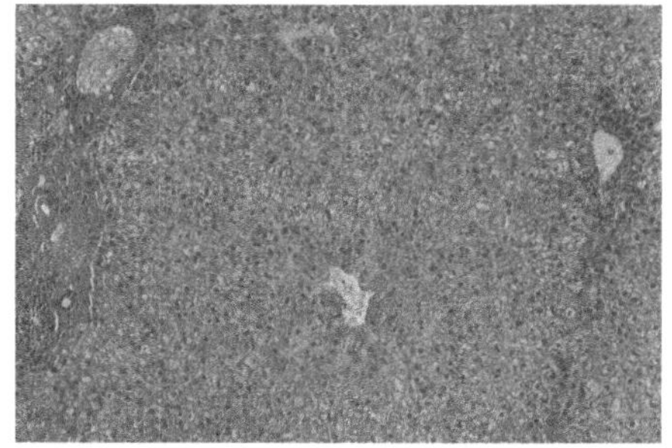

图 8-3 正常肝小叶

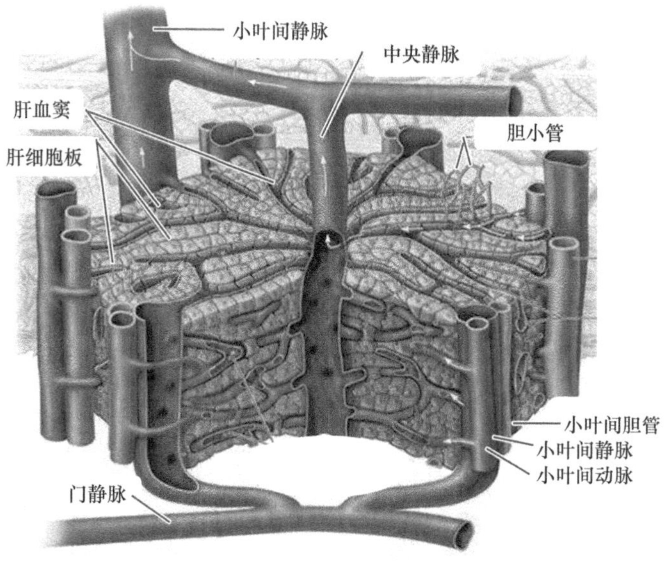

图 8-4 肝小叶

2）蛋白质代谢：被吸收的氨基酸 80%在肝脏进行蛋白质合成、脱氨、转氨。在肝脏合成的蛋白质有血浆蛋白、纤维蛋白原、凝血酶原及凝血因子Ⅱ、Ⅶ、Ⅸ、Ⅹ等。脱氨所生成的氨在肝脏经鸟氨酸循环转变为尿素，其中 75%经肾脏排出，25%渗入肠腔，被细菌尿素酶分解后再经门静脉入肝，称为尿素的肝肠循环。

3）脂代谢：①在肝脂肪酶的作用下，水解中性脂肪生成甘油和脂肪酸，后者可经 β-氧化生成酮体；②利用糖和某些氨基酸合成脂肪酸、胆固醇和磷脂；③合成血浆中极低密度脂蛋白、卵磷脂-胆固醇酰基转移酶和白蛋白，参与脂类的运输及其转化。

4）维生素代谢：①脂溶性维生素的吸收和多种维生素（维生素 A、维生素 K、维生素 D_3、维生素 B_{12} 等）的储存。②直接参与维生素代谢，如将胡萝卜素转化为维生素 A、将维生素 D_3 转化为 25-羟维生素 D_3、将维生素 PP 转化为烟酰胺腺嘌呤二核苷酸（NAD）和烟酰胺腺嘌呤二核苷酸磷酸（NADP）的组成成分、将泛酸转化为辅酶 A 的组成成分、将维生素 B_1 转化为硫胺素焦磷酸等。

（3）生物转化与解毒功能：肝脏是机体进行生物转化的首要器官，也是主要的解毒器官。其解毒方式有以下几种。①化学作用：有氧化、还原、分解、结合和脱氨。其中结合与单加氧酶系的作用最为重要。②分泌作用：重金属以及来自肠道的细菌可经胆汁排出。③蓄积作用：某些生物碱及吗啡可蓄积于肝脏，然后小量释放，减少中毒程度。④吞噬作用：肝静脉窦内皮层的库普弗细胞，可吞噬 99%的经由门静脉进入肝的细菌。

（4）在激素代谢中的作用：血液中的类固醇激素（醛固酮、雌激素等）、蛋白质和多肽类激素（胰岛素、胰高血糖素、抗利尿激素等），氨基酸衍生的激素（肾上腺素与甲状腺素等）的灭活与分解代谢主要在肝脏进行。

4. 肝脏的功能储备与再生 肝脏有巨大的功能储备能力。动物实验证明，一次切除大鼠3/4肝脏后，并不显示出明显的生理功能紊乱。而且残余的肝脏可在3周内再生至原有大小。

5. 引起原发性肝损害的常见原因

（1）病毒：已发现多种病毒可引起病毒性肝损害。常见的病毒有甲型肝炎病毒、乙型肝炎病毒、丙型肝炎病毒、丁型肝炎病毒、戊型肝炎病毒等，其中主要是乙型肝炎病毒引起病毒性肝损害，其次是丙型肝炎或其他病毒所致。

（2）毒物与药物（过量）：包括乙醇、毒蕈、四氯化碳、三氯甲烷、二甲亚硝胺、硫代乙酰胺、半乳糖胺、乙硫酰胺、对乙酰氨基酚、双氯酚酸钠、四环素、异烟肼、利福平、苯妥英、氯丙嗪、环磷酰胺等。

（3）机械性损伤与原发性肝癌。

（4）其他或继发性因素：①心力衰竭、缩窄性心包炎以及菌血症、败血症等。②寄生虫，如血吸虫、细粒棘球蚴（肝包虫）。③急性妊娠脂肪肝综合征、营养过剩导致的脂肪肝。④消化道肿瘤肝转移等。以上均可导致肝功能受损，严重者可造成肝细胞变性坏死和/或腹水。

6. 肝功能障碍患者的典型临床表现

（1）急性肝损害（acute hepatic lesion）

1）病毒性肝炎（viral hepatitis，VH）：近期内突然出现无其他原因解释的明显食欲缺乏、厌油、乏力、恶心、呕吐、腹痛（剧烈程度类似急腹症者少见）、腹泻，偶有上呼吸道感染症状。急性黄疸性肝炎在黄疸前期肝脏多不能触及，但右上腹可有叩击痛。黄疸期肝大，多为肋下1～3cm有压痛和叩击痛，脾轻度肿大。恢复期症状与体征逐渐消失。

2）急性重症肝炎（acute serious hepatitis）：病情发展迅猛，黄疸迅速加深，肝脏迅速缩小。患者出现嗜睡、烦躁不安、尖声喊叫、精神错乱、昏迷、抽搐等具有诊断意义的中枢神经系统症状，有时可出现脑水肿，甚至脑疝，继之常发生出血（牙龈出血、鼻出血、皮下瘀点瘀斑、呕血、便血等）。还可出现水肿、腹水和肾功能不全。

（2）慢性肝损害（chronic hepatic lesion）

1）慢性肝炎（chronic hepatitis，CH）

A. 慢性持续性肝炎：患者有食欲缺乏、腹胀、疲乏、下肢酸软、低热、肝区疼痛以及头晕、失眠、心悸、气促胸闷等类似神经官能症的症状。肝轻度肿大，质地中等偏软，轻度压痛和叩击痛。少数脾轻度肿大，偶见轻度黄疸。

B. 慢性活动性肝炎：除神经官能状外，上述症状均可出现，且有时肝区疼痛较明显。常出现明显的肝大，质地中等，有压痛和叩击痛，脾常能触及。可出现面色黝黑、蜘蛛痣和肝掌。皮下可有出血点。还可出现腹水、下肢水肿以及内分泌功能紊乱的现象。

2）肝硬化（cirrhosis of liver）

A. 代偿期：较早出现的突出症状是食欲缺乏。此外，患者可出现乏力、恶心、呕吐、腹胀、上腹部不适或隐痛等非特异性症状。体格检查可见面色萎黄、肝掌、蜘蛛痣或毛细血管扩张。肝轻度至中度肿大。肝功能多为正常或轻度异常。

B. 失代偿期

a. 全身症状：消瘦、无力、易疲乏和不规则低热等。面容憔悴、面色黝黑灰暗伴色素沉着贫血、皮肤干枯粗糙，半数以上的患者有轻度黄疸，个别有中度黄疸。

b. 消化道症状：常有稀便、恶心、呕吐、食欲缺乏、上腹部不适（闷胀或隐痛）。

c. 出血倾向及贫血：因凝血因子合成障碍和脾功能亢进引起血小板减少，常有鼻、牙龈、胃肠道出血及紫癜。营养不良、吸收功能降低、失血及脾功能亢进等因素可导致贫血。

d. 内分泌失调：雌激素增加，雄激素降低，出现性激素间的平衡失调，男性患者女性化，可因促黑细胞激素作用增强引起皮肤色素沉着。亦有抗利尿激素（ADH）和醛固酮增多引起尿量减少、水钠潴留而出现水肿和/或腹水。

e. 门静脉高压的表现：脾大、侧支循环的建立与开放。

f. 门脉性肝硬化（portal cirrhosis）：门脉性肝硬化是由一种病因或数种病因反复、长期损伤肝细胞，导致广泛的肝细胞变性和坏死，肝功能受损，肝内结缔组织弥漫性增生和肝细胞再生，形成再生结节，使正常肝小叶结构和血管遭到破坏，形成假小叶，导致门静脉高压形成等病理改变。我国该病患者以 20～50 岁男性多见，发病高峰年龄在 35～48 岁，青壮年患者的发病多与病毒性肝炎有关。肝硬化的起病和病程一般缓慢，可隐伏数年至十数年之久（平均 3～5 年）。

7. 肝硬化的常见原因与临床表现

（1）常见原因：主要有病毒性肝炎、慢性酒精中毒、营养失调、肠道感染、药物或工业毒物中毒及慢性心功能不全等。

（2）临床表现

1）肝功能代偿期：症状较轻，体征不明显，常缺乏特征性。可有乏力、食欲减退、消化不良、恶心、呕吐、右上腹隐痛和腹泻等症状。肝脏常肿大，部分患者伴脾大，并可出现蜘蛛痣和肝掌。肝功能检查多在正常范围内或有轻度异常。

2）肝功能失代偿期

A. 食欲减退：为最常见的症状，有时伴有恶心、呕吐，多由胃肠道淤血，胃肠道分泌与吸收功能紊乱所致，晚期腹水形成，消化道出血和肝功能衰竭将更加严重。

B. 体重减轻：为多见症状，主要因食欲减退，进食不够，胃肠道消化及吸收障碍，体内白蛋白合成减少。

C. 疲倦乏力：程度自轻度疲倦感觉至严重乏力，与肝病的活动程度一致。

D. 腹泻：相当多见，多由肠壁水肿、肠道吸收不良（以脂肪为主）、烟酸的缺乏及寄生虫感染因素所致。

E. 腹痛：引起的原因有脾周围炎、肝细胞进行性坏死、肝周围炎、门静脉血栓形成和/或门静脉炎等。

F. 腹胀：为常见症状，可能由低钾血症、胃肠胀气、腹水和肝脾大所致。

G. 出血：肝功能减退影响凝血酶原和其他凝血因子的合成，脾功能亢进又引起血小板减少，患者常出现牙龈出血、鼻出血，皮肤和黏膜有紫癜或出血点，或有呕血与黑便，女性常有月经过多。

H. 神经精神症状：如出现嗜睡、兴奋和木僵等症状，应考虑肝性脑病的可能。

8. 病理改变

（1）大体形态改变：肝变形，早、中期体积正常或略增大，质地正常或稍硬。晚期体积明显缩小，重量减轻，质地变硬，外观呈棕黄色或灰褐色，表面有弥漫性大小不等的颗粒或小结节，大小在 0.1～0.5cm，边缘较薄而硬，被膜增厚切面弥漫性圆形或类圆形结节，纤维间隔较薄且均匀（图 8-5）。

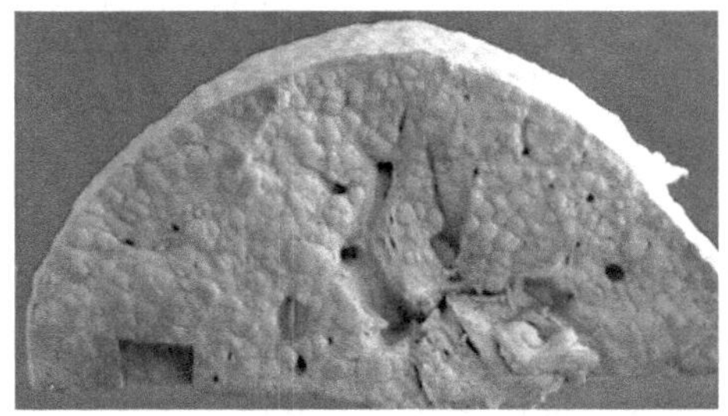
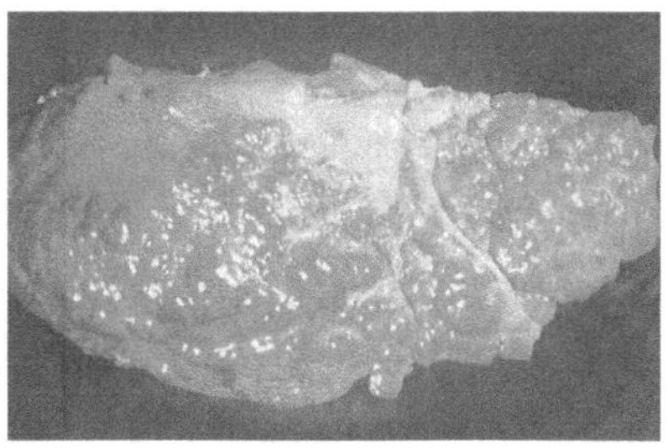

图 8-5　肝硬化（大体观）

（2）组织学改变：正常肝小叶结构消失或破坏，被假小叶取代。假小叶呈圆形或椭圆形，中央静脉位置缺如、偏位或有两个以上，汇管区可包绕在假小叶内，肝索和肝血窦的排列紊乱，分布极不规则。胆汁淤积细小胆管同时假胆管增生。纤维间隔较薄且均匀，有少量淋巴细胞和单核细胞浸润（图 8-6）。

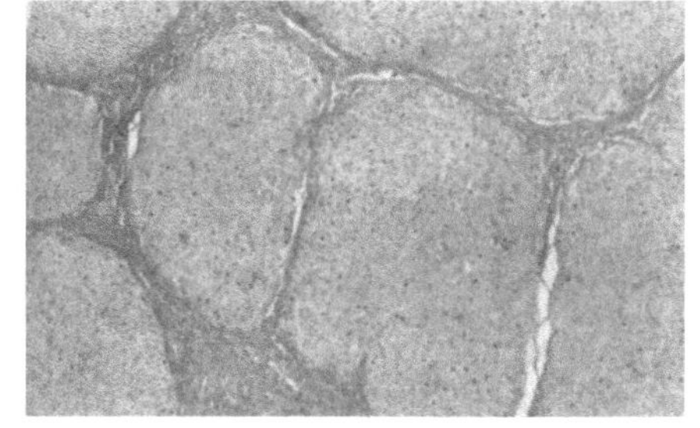

图 8-6　门脉性肝硬化

门静脉高压形成与侧支循环建立：由肝细胞坏死，再生结节形成导致。①肝组织结构的改建和结缔组织弥漫性增生，使门静脉、肝静脉和肝动脉小支三者间失去正常关系，并常出现短路；②血管受再生结节的挤压，血管床缩小；③并发肝内和肝外门静脉血栓形成，可导致门静脉高压。门静脉压力增高后，来自消化器官及脾脏等的回心血液受阻，被迫在许多部位与体循环之间建立侧支循环。临床上有三支重要的侧支循环开放：食管下段和胃底静脉曲张（常因进食粗糙刺激性食物或腹内压突然增高破裂出血）；腹壁与脐周静脉曲张（以脐为中心向上、下腹壁延伸紧张纡曲的静脉，可闻及连续的静脉杂音）；痔静脉扩张（门静脉系统的直肠上静脉与下腔静脉系统的直肠中、下静脉沟通，有时扩张形成痔核，破裂时引起便血）。

彩图

9. 肝性脑病（hepatic encephalopathy，HE）　由于严重肝病致肝细胞广泛损害，肝功能衰竭及门体静脉分流所引起的以代谢紊乱为基础的中枢神经系统综合征。其主要临床表现为意识障碍、行为失常和昏迷。肝性脑病的发病机制至今仍不甚清楚。研究发现：80%的慢性复发性肝性脑病的患者在肝性脑病发作时存在血氨增高。正常情况下，血氨的来源与去路保持动态平衡，而氨在肝中合成尿素是维持此平衡的关键。当肝功能严重受损时，肝内尿素合成发生障碍或肠壁吸收肠道内生成的氨过多，均可导致血氨升高，增高的血氨通过血脑屏障进入脑组织，从而引起脑功能障碍。

10. 肝硬化及其并发症的药物治疗　迄今尚无肯定有效的逆转肝硬化的药物，不宜滥用药物，否则将加重肝脏负担而适得其反。

（1）原发病的治疗：根据早期肝硬化的特殊病因给予治疗。血吸虫病患者在疾病的早期采用吡喹酮进行较为彻底的杀虫治疗，可使肝功能改善，脾缩小。动物实验证实，经吡喹酮早期治疗能逆转或终止血吸虫感染所致的肝纤维化。酒精性肝病及药物性肝病，应中止饮酒及停用中毒药物。病毒性肝炎，尤其是乙型肝炎在发展成肝硬化后，有的病毒仍在复制，所以仍有必要进行抗病毒治疗。

（2）对症治疗：①补充多种维生素。②应用保护肝细胞和促进肝细胞再生的药物。③应用降酶退黄药物。④提高血浆白蛋白。

（3）肝硬化并发腹水的药物治疗

1）控制水和钠盐的摄入。

2）应用利尿药。①醛固酮拮抗药：如螺内酯，作用于肾远曲小管，利钠作用较弱，但有保钾作用，常为治疗的首选药物。另外，氨苯蝶啶虽不能拮抗醛固酮，但具有保钾利尿作用，也可选用。②袢利尿药：主要有呋塞米、依他尼酸，作用强，排钠也排钾。使用时需补充钾盐或与保钾利尿药合用。

3）纠正有效循环血容量不足：血液分布异常、有效循环量减少和肾灌注不足，常常是引起难治性腹水的重要原因之一。在治疗过程中，可静脉输入白蛋白或血浆，提高胶体渗透压，增加有效血浆容量，改善肾血流量与肾小球滤过率。

（4）肝硬化并发肝性脑病的药物治疗：肝性脑病的治疗除保肝、适当补充白蛋白和充足的热能外，还应采取必要的药物治疗。

1）控制毒物的来源：肝性脑病主要由血氨升高引起。一般肠道中尿素的肝肠循环和蛋白质的腐败，每天可产生 4g 氨入血，因此控制肠道血氨的产生是防止肝性脑病发生的有力措施。

2）促进体内氨的清除：体内血氨升高是导致肝性脑病的主要原因，轻者出现精神障碍、定向力和理解力减退，以及有明显的精神错乱现象；重者可出现昏迷，各种反应逐渐减弱或消失。因此，加快体内氨的清除是治疗肝性脑病的有效措施。

（5）上消化道出血的治疗：采取急救措施，包括禁食、静卧、加强监护、迅速补充有效血容量以纠正出血性休克；采用有效止血药物，如垂体后叶素、三甘氨酰基赖氨酸加压素等。预防食管曲张静脉出血或止血后再发出血，可采用定期纤维内镜对曲张静脉注射硬化剂等。

（6）肝肾综合征的治疗

1）早期预防和消除诱发肝、肾衰竭的因素，如感染、出血、电解质紊乱、不适当的放腹水、利尿等。

2）严格控制输液量，量出为入，纠正水、电解质和酸碱失衡。

3）停止或避免使用损害肝、肾功能的药物。

4）使用血管活性药物，如八肽加压素、三甘氨酰基赖氨酸加压素、多巴胺等以改善肾血流，在扩容基础上，使用利尿药。

（二）临床典型病例分析与讨论

【临床病例 8-1】

基本信息：患者，男，48 岁。

主诉：发现乙肝表面抗原阳性 4 年余，呕吐伴嗜睡 20h。

现病史：患者 4 年前于当地医院体检时发现乙肝表面抗原阳性，诊断为“慢性乙型病毒性肝炎”，偶感乏力，无其他不适，未在意。半年前感乏力较前明显，伴上腹部不适、食欲减退，就诊于我院门诊，明确诊断为“乙肝肝硬化”，给予口服“恩替卡韦胶囊（0.5mg，每日 1 次）、复方鳖甲软肝片（4 粒，每日 3 次）”抗病毒、保肝治疗。院外患者规律口服药物，未再随诊。1 周前患者无明显诱因出现意识不清、胡言乱语，伴双手震颤，遂就诊于我科，完善相关检查后考虑为“乙肝肝硬化（失代偿期）并肝性脑病”，给予调节免疫、保肝、降酶、退黄、醒脑、调节血氨等对症治疗后，患者病情平稳后出院。20h 前患者进食牛肉后出现呕吐 1 次，呕吐物为胃内容（具体量不详），后感胸骨后有异物，伴嗜睡、头晕，遂就诊于我院。

既往史：否认有高血压、冠心病、糖尿病病史。

体格检查：体温 37.1℃，脉搏 71 次/分，呼吸 18 次/分，血压 115/78mmHg。营养中等，慢性病容，神情恍惚，精神较差，计算力差，定向力正常，查体合作。皮肤巩膜轻度黄染，全身浅表淋巴结未触及肿大。颈部外观对称，未见蜘蛛痣及肝掌，肝颈静脉回流征阴性。双侧呼吸动度一致，双肺呼吸音稍低，未闻及明显干、湿啰音。心界不大，心律齐，未闻及杂音。腹平软，无腹壁静脉曲张，全腹无压痛及反跳痛，肝肋下未触及，墨菲征阴性，脾肋下未触及，肝区、脾区无叩痛，肝浊音界正常，腹水征阴性，肠鸣音正常。四肢无畸形，各关节均无异常。肌力：左上肢 5 级，左下肢 5 级，右上肢 5 级，右下肢 5 级。全身痛、温感觉正常。

辅助检查：血常规示 WBC 2.69×10^9/L，NEUT 2.18×10^9/L，NEUT% 80.90%，Hb 125.00g/L，PLT 23.00×10^9/L。生化常规示 TBIL 49.80μmol/L，GOT 58.50U/L，GPT 43.60U/L，CHE 2983U/L。AFP 2.23ng/ml，血氨 250.00μmol/L。乙肝五项示 HBsAg 7680.00COI，HBsAb 2.00U/L，HBcAb 0.01COI，HBeAb 0.69COI，HBeAg 1.20COI。乙型肝炎 DNA 测定 HBV-DNA ＜1.00LCOI。颅脑 CT 未见异常。腹部彩超示肝硬化、门静脉增宽、胆囊多发结石、胆囊炎改变、脾大、脾静脉增宽腹腔积液（少量）。

诊断：乙肝肝硬化（失代偿期）并肝性脑病Ⅰ期；腹水；胃底食管静脉曲张；脾功能亢进。

讨论：

（1）患者发生肝性脑病的原因、诱因是什么？诊断依据是什么？

（2）什么是蜘蛛痣及肝掌？发生机制是什么？

（3）患者的主要临床症状有哪些？产生的病理生理基础是什么？

（4）入院后应采取哪些治疗措施？

【临床病例 8-2】

基本信息：患者，男，29 岁。

主诉：发热 10 余天，发现肝功能异常 2 天。

现病史：患者自诉于 10 天前无明显诱因出现发热，当时测体温为 39.3℃，伴出大汗、恶心、呕吐、头痛、腹胀、乏力，呕吐物为胃内容物，无头晕、胸闷、气短，无腹痛、腹泻等特殊不适，就诊于当地诊所，给予对症治疗后，患者未再出现发热，但是自觉明显乏力，故进一步就诊于市医院。行乙肝五项：HBcAb 23.36COI，HBsAb＞1000.00U/L。生化常规：TBIL 188.70μmol/L，BC 146.10μmol/L，BU 42.60μmol/L，GOT 418.90U/L。考虑患者病情严重，故建议就诊于上级医院。患者为求进一步诊治，于 2 天前就诊于我院急诊科，行血常规示 WBC 12.19×10^9/L，NEUT% 70.00%，RBC 4.79×10^{12}/L，Hb 145.00g/L，PLT 86.00×10^9/L。生化常规示 K^+ 3.01mmol/L，Na^+ 141.80mmol/L，UREA 17.10mmol/L，CREA 236.80μmol/L，ALB 32.00g/L，GOT 407.60U/L，GPT 3219.60U/L。凝血全套+D-二聚体示 PT 22.40s，PTA 32.49%，PTR 2.00，APTT 52.80s，APTT-R 1.93。全腹 CT：①胆囊炎。

②盆腔少量积液。[①Glisson 鞘少量积液。②胆囊充盈差，胆囊壁水肿，黏膜皱缩，胆囊窝积液，考虑急性胆囊炎，建议磁共振胆胰管成像（MRCP）进一步检查。③盆腔积液。] 请我科会诊后，以“肝肾功能衰竭待查”收住院。病程中，患者神志清楚，精神一般，饮食、睡眠可，二便未见异常，近期体重未见明显减轻。

既往史：否认有高血压、冠心病、糖尿病等病史。

体格检查：体温 36.6℃，脉搏 73 次/分，呼吸 20 次/分，血压 139/90mmHg。发育正常，营养状态良好，正常面容，神志清楚，精神良好，查体合作。皮肤色泽正常，全身浅表淋巴结未触及肿大。双侧巩膜中度黄染，口唇未见异常，咽部未见异常，双侧扁桃体未见肿大。颈部外观对称，肝颈静脉回流征阴性，甲状腺无异常。双侧呼吸动度一致，双肺呼吸音清，未闻及干、湿啰音。心界不大，心率 75 次/分，心律齐，未闻及杂音。腹部外形平坦，腹部柔软，全腹无压痛及反跳痛，肝肋下未触及，肠鸣音正常。四肢无畸形，各关节均无异常。双下肢轻度凹陷性水肿。肌力：左上肢 5 级，左下肢 5 级，右上肢 5 级，右下肢 5 级，全身痛、温感觉正常。

辅助检查：血常规示 WBC 10.50×10^9/L，NEUT% 76.8%，RBC 4.48×10^{12}/L，Hb 131.0g/L，PLT 104.0×10^9/L。生化常规示 K^+ 5.67mmol/L，UREA 10.20mmol/L，CREA 249.40μmol/L，TBIL 158.64μmol/L，DBIL 90.61μmol/L，IBIL 68.00μmol/L，TP 55.40g/L，ALB 30.10g/L，GOT 83.70U/L，GPT 964.50U/L。TG 2.37mmol/L，CHOL 5.74mmol/L，ICTE 3.9。凝血全套示 PT 15.60s，PTR 1.24，APTT 54.10s，APTT-R 1.59。尿常规示 PRO（+～–），WBC（+）。糖类抗原测定（CA19-9）586.90U/ml。血氨测定（AMON）40.00μmol/L。甲胎蛋白测定（AFP）840.90ng/ml。2017 年 7 月 12 日乙型肝炎 DNA 测定示 HBV-DNA＜1.00×10^{-2} U/ml。铜蓝蛋白测定示 CER 0.15g/L。抗线粒体抗体+抗组织细胞抗体未见明显异常。IgM 3.01g/L，补体 C3 0.67g/L。血清铁蛋白（FER）1373.00ng/ml。肥达试验为 1∶40。可溶性核蛋白+抗核抗体未见明显异常。复查尿常规示 WBC（++），PRO（+～–），BLD 阴性。尿常规示 WBC 54.00 个/高倍视野，WBC 300.00/μl，RBC 65.00/μl，RBC 11.70 个/高倍视野，WBC（++）。磁共振胆道水成像提示胆囊炎。

诊断：①急性肝衰竭并盆腔积液；②肾功能不全，高钾血症；③急性胆囊炎，胆系感染；④双肺陈旧性病变；⑤尿路感染（?）；⑥混合型高脂血症。

治疗：积极给予保肝、降酶、保护肾功能、抗感染等对症治疗。

讨论：

（1）病例有哪些指标的异常与肝功能障碍相关?

（2）这些指标发生异常的机制分别是什么?

（三）肝硬化与肝性脑病动物模型的复制、观察分析及抢救

【大鼠肝硬化、肝性脑病动物模型的制备】

复制肝硬化动物模型的方法有很多，常用的有四氯化碳法、乙醇法、免疫法、致癌物法、胆管阻塞法、营养不良法、复合法等。实验动物通常采用小白鼠、大白鼠和家兔。本实验选用复合法复制大白鼠实验性肝硬化。该方法具有操作简单、成功率高、死亡率低等优点。实验第 1～2 周时以肝细胞变性、坏死为主，第 3～4 周以弥漫性纤维增生为主，第 5～6 周有肝内结节、假小叶形成。第 6 周末可形成肝硬化。采用十二指肠插管灌注氯化铵

溶液，复制肝性脑病动物模型，观察灌注前后呼吸、肌张力、脑电图的改变，并通过静脉输注谷氨酸钠溶液进行治疗，观察抢救效果。

1. 实验对象 实验选用体重200g左右的健康Wistar大鼠，雌雄不拘。所有实验动物以高脂低蛋白食物（玉米面为饲料，加0.5%胆固醇，实验前2周加20%猪油）喂养。

2. 实验用品

（1）实验仪器：小动物手术台，哺乳动物手术器械（手术刀、剪、镊、钳、小圆缝合针等），肝穿刺包，棉绳，十二指肠插管，钢针电极，注射器（1ml、5ml、10ml），移液器（1ml、0.2ml、0.1ml），BL-420生物机能实验系统（以上器械、仪器视分组而定），分析天平，涡旋混合器，恒温磁力搅拌器，全或半自动生化分析仪，分光光度计，LG15-W离心机，光学显微镜，组织学切片所需仪器、设备（内切式高速匀浆器，低温低速离心机，低温高速冷冻离心机，–80℃超低温冰箱）等。

（2）实验试剂：胆固醇，花生油，猪油，CCl_4，乙醇，10%复方氯化铵溶液，谷氨酸，谷氨酸钠，精氨酸，20%氨基甲酸乙酯，5%葡萄糖，转氨酶（GPT、GOT），γ-谷氨酰转移酶（GGT），碱性磷酸酶（AKP），血清蛋白（总蛋白、白蛋白、球蛋白及白/球比值），凝血酶原时间，免疫球蛋白IgG、IgA、IgM和CD_3、CD_4和CD_8细胞等检测试剂盒，4%中性甲醛，石蜡等。

3. 实验步骤和观察项目

（1）肝硬化动物模型制备：将实验动物随机分为四组，每组4～8只。①对照组：颈、背部皮下注射花生油（首剂0.5ml/100g，以后每隔3天皮下注射0.3ml/100g），高脂低蛋白与自由摄水喂养。②CCl_4组：颈、背部皮下注射CCl_4（首剂0.5ml/100g，以后每隔3天皮下注射40% CCl_4油剂，0.3ml/100g），高脂低蛋白与自由摄水喂养。③乙醇组：颈、背部皮下注射花生油（首剂0.5ml/100g，以后每隔3天皮下注射0.3ml/100g），高脂低蛋白与30%乙醇作为唯一饮料喂养。④CCl_4+乙醇组：颈、背部皮下注射CCl_4（首剂0.5ml/100g，以后每隔3天皮下注射40% CCl_4油剂，0.3ml/100g），高脂低蛋白与30%乙醇作为唯一饮料喂养。

（2）肝功能指标的观测与肝脏组织学等观察

1）肝功能指标的观测：分别于第2周和第4周时，自尾静脉取血测定血清胆红素、转氨酶（GPT、GOT）、γ-谷氨酰转移酶（GGT）、碱性磷酸酶（AKP）、血清蛋白（总蛋白、白蛋白、球蛋白及白/球比值）含量、凝血酶原时间。第6周时，每周腹腔注射20%氨基甲酸乙酯5ml/kg麻醉，行股静脉插管取血。观测上述指标变化与免疫功能：T淋巴细胞数，CD_3、CD_4和CD_8细胞，免疫球蛋白IgG、IgA、IgM的改变，并测定测血氨及血尿素氮的含量。记录肝功能指标的检测结果（表8-1～表8-4）。

表8-1 肝功能检测结果（第2周）

组别	胆红素	GPT（U/L）	GOT（U/L）	GGT（U/L）	AKP（U/L）	总蛋白（g/L）	白蛋白（g/L）	球蛋白（g/L）	白/球比值	凝血酶原时间（min）
对照组										
CCl_4组										
乙醇组										
CCl_4+乙醇组										

表 8-2　肝功能检测结果（第 4 周）

组别	胆红素	ALT（U/L）	AST（U/L）	GGT（U/L）	AKP（U/L）	总蛋白（g/L）	白蛋白（g/L）	球蛋白（g/L）	白/球比值	凝血酶原时间（min）
对照组										
CCl_4 组										
乙醇组										
CCl_4+乙醇组										

表 8-3　肝功能检测结果（第 6 周）

组别	胆红素	ALT（U/L）	AST（U/L）	GGT（U/L）	AKP（U/L）	总蛋白（g/L）	白蛋白（g/L）	球蛋白（g/L）	白/球比值	凝血酶原时间（min）
对照组										
CCl_4 组										
乙醇组										
CCl_4+乙醇组										

表 8-4　肝免疫功能检测结果（第 6 周）

组别	T 细胞（$\times10^9$/L）	CD_3（$\times10^9$/L）	CD_4（$\times10^9$/L）	CD_8（$\times10^9$/L）	IgG（g/L）	IgA（g/L）	IgM（g/L）	血氨（ng/L）	尿素氮（mmol/L）
对照组									
CCl_4 组									
乙醇组									
CCl_4+乙醇组									

2）肝脏组织学观察：肝穿刺活组织检查。分别于第 2 周和第 4 周时将大鼠取仰卧稍向左倾位，并使其右侧尽量靠近手术台边沿，右前肢上举至脑后固定于手术台上。穿刺部位通常选腋前线第 8 肋间或腋中线第 9 肋间为穿刺点。剪去穿刺部位的鼠毛，用三棱针在穿刺点皮肤上刺孔，由此孔将穿刺针靠肋骨上缘与胸壁呈垂直方向刺入 0.5～1.0cm。拔出针芯，连接乳胶管，管子另一端接 10ml 注射器，内盛 3～5ml 无菌生理盐水，助手持注射器并抽吸注射器呈负压状态，此时迅速将针直线方向进入肝脏，并立刻退出（此动作一般在 1s 左右完成），穿刺针绝不能在肝内搅动，穿刺深度不超过 3cm。将针头内的肝组织注入盛有甲醛液瓶内行组织学观察。

第 6 周时，腹腔注射 20%氨基甲酸乙酯（5～6ml/kg）麻醉后，沿腹白线做正中切口，打开腹腔暴露肝脏和脾脏，观察肝脏大小、外形改变和是否有脾大。将肝脏上翻暴露肝门静脉，观察肝门静脉直径是否增宽，同时，将切口向下延伸暴露直肠，观察直肠上静脉丛是否有曲张（与对照组相比较），以确定是否出现门静脉高压症。观察有无腹水发生，如有腹水，用 5ml 注射器吸取腹水 2ml，行腹水蛋白含量等检查。在肝脏的右外侧叶（腋前线第 8 肋间或腋中线第 9 肋间）取肝组织 2cm^3 称重后，行组织学观察。记录肝脏组织学观察结果（表 8-5）及肝穿刺活组织检查结果（表 8-5，表 8-6）。

表 8-5 肝脏组织学观察结果（第 6 周）

组别	腹水（有/无）	蛋白含量（g/L）	外形改变	脾大	门静脉直径	直肠上静脉丛曲张	门静脉高压
对照组							
CCl_4 组							
乙醇组							
CCl_4+乙醇组							

表 8-6 肝穿刺活组织检查结果

组别	肝小叶形态改变	假小叶形态	中央静脉位置	中央静脉数目	小叶间隔的改变	汇管区的改变	肝索、肝血窦的改变	有无淋巴/单核细胞浸润
对照组								
CCl_4 组								
乙醇组								
CCl_4+乙醇组								

（3）大鼠肝性脑病动物模型的复制与抢救

1）十二指肠插管术：在肝硬化模型复制的第 6 周时，腹腔注射 20%氨基甲酸乙酯 5ml/kg 麻醉，沿腹白线做正中切口，打开腹腔，沿幽门向下找出十二指肠，将细塑料管于十二指肠降部前壁插入十二指肠，先做荷包缝合固定并将细塑料管向十二指肠远端方向插入约 5cm。将肠管送回腹腔，插管的另一端置于腹腔外，用皮钳关闭腹腔。

2）观察、记录脑电图改变：沿大鼠头顶正中线做矢状切口，暴露前、后囟及冠、矢状缝等骨性标志，在矢状缝旁开 3mm 处插入钢针电极深 5mm（有落空感），连通电极记录大脑皮质脑电图。

3）颈外静脉取血 2ml 测血氨及血尿素氮。

4）复制肝性脑病模型：十二指肠腔内注射 10%复方氯化铵溶液，每次 3ml，间隔 5min，仔细观察大鼠呼吸和肌张力变化，当脑电图 δ 波出现并明显加快，或四肢肌肉痉挛发生后应立即停止注射，记录复方氯化铵溶液的总用量及时间的同时，自股静脉取血 0.5ml 测血氨及血尿素氮。记录实验结果（表 8-7）。

5）抢救：自颈外静脉插管快速输注复方谷氨酸钠溶液 15ml/kg（谷氨酸钠 12.5g，溶于 5%葡萄糖溶液 500ml 中），观察、记录脑电图的改变。待症状缓解后自颈外静脉取血 2ml 测血氨及血尿素氮。记录实验结果（表 8-8）。

表 8-7 肝性脑病模型观察结果

组别	肌张力变化	脑电图的变化（δ 波）	呼吸节律变化	呼吸频率（次/分）	复方氯化铵用量、时间	血氨（ng/L）	尿素氮（mmol/L）
对照组							
CCl_4 组							
乙醇组							
CCl_4+乙醇组							

表 8-8 抢救后的观察结果

组别	肌张力变化	脑电图的变化（δ波）	呼吸频率（次/分）	呼吸节律变化	血氨（ng/L）	尿素氮（mmol/L）
对照组						
CCl_4组						
乙醇组						
CCl_4+乙醇组						

6）计算并比较肝重、肝系数：剪断镰状韧带，自肝门处结扎肝血管与胆管，沿结扎线下方切下肝脏，剔除血管与结缔组织，摘除胆囊，洗净血污，吸除水分后，称重（加已切除的肝右叶标本重）。计算比较肝重和肝系数。

$$肝系数=\frac{肝重}{体重}\times 100\%$$

4. 注意事项

（1）实验动物造模过程中，严格按照操作规程进行。每次注射 CCl_4 前认真称重，严格控制 CCl_4 的注射量，尽量减少造模过程中实验动物的死亡。

（2）肝穿刺活组织检查时，定位要准确，穿刺针绝不能在肝内搅动，穿刺深度不超过 3cm。

（3）暴露肝脏、脾脏、肝门静脉及直肠上静脉丛时动作要轻柔，避免大出血。

（4）游离肝脏时动作要轻柔，避免肝叶破裂出血；结扎线应扎于肝叶根部，避免勒破肝脏。

【家兔肝硬化、肝性脑病动物模型的制备】

1. 实验对象 普通级新西兰大白兔，雌雄不限，体重 1.8～2.2kg，常规饲养，自由进食及进水。

2. 实验用品 橄榄油、CCl_4、20%氨基甲酸乙酯、10%复方氯化铵溶液、谷氨酸钠、5%葡萄糖、生理盐水、4%中性甲醛、石蜡、兔手术台、哺乳动物手术器械一套、肝穿刺包、棉绳、细导尿管、注射器（1ml、5ml、10ml）、吸管、BL-420 生物机能实验系统一套、全自动生化分析仪等。

3. 实验步骤和观察项目

（1）肝硬化动物模型的制作

1）取健康家兔 4～8 只随机分为两组。①对照组：给予肌内注射橄榄油，每周 2 次，最初 2 周剂量为每周 0.3ml/kg，随后改为每周 0.2ml/kg，共注射 12 周；②实验组：给予皮下注射用橄榄油稀释的 50% CCl_4，每周 2 次，最初 2 周剂量为每周 0.3ml/kg，随后改为每周 0.2ml/kg，继续注射 10 周。12 周后肝硬化动物模型成型。

2）实验室检查：分别于 4、6、8、12 周后自耳缘静脉采血。检查：①血常规。②肝功能：血清胆红素、转氨酶（GPT、GOT）、γ-谷氨酰转移酶（GGT）、碱性磷酸酶（AKP）、血清蛋白（总蛋白、白蛋白、球蛋白及白/球比值）含量、凝血酶原时间。③免疫功能：T 细胞数，CD_3、CD_4 和 CD_8 细胞，免疫球蛋白 IgG、IgA、IgM。记录检查结果（表 8-9～表 8-11）。

表 8-9　血常规检查结果

组别	血红蛋白（g/L）	红细胞计数（$\times10^{12}$/L）	白细胞计数（$\times10^9$/L）	中性核粒细胞（$\times10^9$/L）	嗜酸性粒细胞（$\times10^9$/L）	嗜碱性粒细胞（$\times10^9$/L）	红细胞沉降率（mm/h）
对照组							
实验组							

表 8-10　肝功能检测结果

组别	胆红素（μmol/L）	GPT（U/L）	GOT（U/L）	GGT（U/L）	AKP（U/L）	总蛋白（g/L）	白蛋白（g/L）	球蛋白（g/L）	白/球比值	凝血酶原时间（min）
对照组										
实验组										

表 8-11　肝免疫功能检测结果

组别	T 细胞（$\times10^9$/L）	CD_3（$\times10^9$/L）	CD_4（$\times10^9$/L）	CD_8（$\times10^9$/L）	IgG（g/L）	IgA（g/L）	IgM（g/L）
对照组							
实验组							

3）肝穿刺活组织检查：分别于第 4、6、8 周时，取仰卧稍向左倾位，其右侧应尽量靠近兔台边沿，右前肢上举置脑后固定于兔台上。穿刺部位通常选腋前线第 8 肋间或腋中线第 9 肋间为穿刺点。剪去穿刺部位的兔毛，用三棱针在穿刺点皮肤上刺孔，由此孔将穿刺针靠肋骨上缘与胸壁呈垂直方向刺入 0.5～1.0cm。拔出针芯，连接乳胶管，管子另一端接 10ml 注射器，内盛 3～5ml 无菌生理盐水，助手持注射器并抽吸注射器呈负压状态，此时迅速将针直线方向进入肝脏，并立刻退出（此动作一般在 1s 左右完成），穿刺针绝不能在肝内搅动，穿刺深度不超过 3cm。将针头内的肝组织注入盛有甲醛溶液的瓶内送病理检查。

4）肝硬化门-体循环建立的观察：12 周后分别取对照组和肝硬化组家兔称重，20%氨基甲酸乙酯耳缘静脉麻醉（5ml/kg）。剪除兔头顶部兔毛，沿家兔头顶正中线做矢状切口，暴露前、后囟及冠、矢状缝等骨性标志，在矢状缝旁开 3mm 处插入刚针电极深 5mm（有落空感），备用。将家兔取仰卧位固定于兔台上，颈部剪毛，颈总动脉插管并取血 3ml 测血氨及血尿素氮。沿腹白线做正中切口，打开腹腔暴露肝脏和脾脏，观察肝脏大小、外形改变和是否有脾大。将肝脏上翻暴露肝门静脉，观察肝门静脉直径是否增宽，同时，将切口向下延伸暴露直肠，观察直肠上静脉丛是否有曲张（与对照组相比较），以确定是否出现门静脉高压症。

腹水检查：仔细观察有无腹水，如已发生腹水，用 5ml 注射器吸取腹水 2ml，行腹水蛋白质种类与含量等检查。记录检查结果（表 8-12～表 8-14）。

表 8-12　肝脏组织学观察结果

组别	肝脏大小改变	外形改变	脾大	门静脉直径	直肠上静脉丛曲张	是否有门静脉高压	血氨（ng/L）	尿素氮（mmol/L）
对照组								
实验组								

表 8-13 肝穿刺活组织检查结果

组别	肝小叶形态改变	假小叶形态	中央静脉位置	中央静脉数目	小叶间隔的改变	汇管区的改变	肝索、肝血窦的改变	有无淋巴/单核细胞浸润
对照组								
实验组								

表 8-14 腹水检查结果

组别	外观	透明度	比重	凝固	黏蛋白定性	蛋白定量（g/L）	葡萄糖定量（g/L）	细胞计数（$\times 10^6$/L）	细胞分类	细菌学检查	腹水性质
对照组											
实验组											

（2）肝性脑病动物模型的复制及抢救

1）记录脑电图：将预先埋置的皮质电极与记录仪器连通，记录大脑皮质脑电图。

2）十二指肠插管：沿幽门向下找出十二指肠，将细塑料管于十二指肠降部前壁插入十二指肠，先做荷包缝合固定，再将细塑料管向十二指肠远端方向插入约 5cm。将肠管送回腹腔，插管的另一端置于腹腔外，用皮钳关闭腹腔。观察并记录四肢肌张力和对刺激的反应。

3）复制肝性脑病的模型：向十二指肠插管内灌注 10%复方氯化铵溶液，每次 5ml，间隔 5min，仔细观察家兔呼吸和肌张力变化，记录脑电图的变化，当脑电图 δ 波出现并明显加快，或四肢肌肉痉挛发生后应立即停止注射，记录复方氯化铵溶液的用量及时间的同时，自颈总动脉取血 3ml 测血氨及血尿素氮。记录实验结果（表 8-15）。

表 8-15 复制肝性脑病模型观察结果

组别	肌张力变化	脑电图的变化（δ 波）	呼吸节律变化	呼吸频率（次/分）	复方氯化铵用量、时间	血氨（ng/L）	尿素氮（mmol/L）
对照组							
实验组							

4）抢救：自股静脉或耳缘静脉插管处快速输注复方谷氨酸钠溶液 30ml/kg（谷氨酸钠 12.5g，溶于 5%葡萄糖溶液 500ml 中），观察和记录脑电图的改变。待症状缓解后自股静脉取血 2ml 测血氨及血尿素氮。记录实验结果（表 8-16）。

表 8-16 实施抢救后的观察结果

组别	肌张力变化	脑电图的变化（δ 波）	呼吸频率（次/分）	呼吸节律变化	血氨（ng/L）	尿素氮（mmol/L）
对照组						
实验组						

5）计算并比较肝重、肝系数：剪断镰状韧带，自肝门处结扎肝血管与胆管，沿结扎线下方切下肝脏，剔除血管与结缔组织，摘除胆囊，洗净血污，吸除水分后，称重（加已切除的肝右叶标本重）。计算比较肝重、肝系数（肝重/体重×100%）。

4. 注意事项 同“大鼠肝硬化、肝性脑病动物模型的制备”中相关内容。

【正常家兔制备肝性脑病动物模型的方法及抢救】

采用肝大部分结扎方法，复制家兔急性肝功能不全动物模型，并通过十二指肠插管灌注氯化铵溶液，观察灌注前后家兔呼吸、肌张力及脑电图的改变，并通过静脉输注谷氨酸钠溶液进行治疗，分析氨中毒在肝性脑病发病中的作用。

1. 实验对象　家兔，雌雄不限，体重 1.8～2.2kg，常规饲养，自由进食及饮水。

2. 实验用品　20%氨基甲酸乙酯、2.5%复方氯化铵溶液、谷氨酸钠、5%葡萄糖、生理盐水、4%中性甲醛、石蜡、兔手术台、哺乳动物手术器械一套、钢针电极、肝穿刺包、棉绳、细导尿管、注射器（1ml、5ml、10ml）、吸管、BL-420 生物机能实验系统一套、全自动生化分析仪等。

3. 实验步骤和观察项目　取体重在 2kg 左右的正常健康家兔 4～8 只，雌雄不限，随机分为两组：假手术组和模型组。各组家兔称重后，20%氨基甲酸乙酯耳缘静脉麻醉（每周 5ml/kg）剪除头、颈、腹及一侧腹股沟处的兔毛，沿家兔头顶正中线做矢状切口，暴露前、后囟及冠、矢状缝等骨性标志，在矢状缝旁开 3mm 处插入钢针电极深 5mm（有落空感），连通电极记录大脑皮质脑电图后，背位固定，行颈部手术分离气管和左颈总动脉，气管插管并固定，行股部手术，分离股静脉，经耳缘静脉肝素化 0.5%肝素（2ml/kg）后分别行颈总动脉和股静脉插管，固定后分别行下述操作。

（1）假手术组：切断肝镰状韧带和肝胃韧带，以右手示指、中指夹持棉绳沿肝左外叶、左中叶、右中叶和方叶的根部围绕一周但不结扎，亦不切除肝叶，行十二指肠插管术，关腹后自股静脉插管处取血 3ml 测血氨和血尿素氮。以每次 5ml，间隔 5min 的速度向十二指肠插管内灌注 2.5%复方氯化铵溶液，记录大脑皮质脑电图。

（2）模型组：切断肝镰状韧带和肝胃韧带，以右手示指、中指夹持棉绳沿肝左外叶、左中叶、右中叶和方叶的根部围绕一周并结扎，以阻断大部分的肝血流造成家兔急性肝功能不全，并用组织剪将所结扎的肝叶逐叶剪除，行十二指肠插管术，关腹后自股静脉插管处取血 3ml 测血氨和血尿素氮。以每次 5ml，间隔 5min 的速度向十二指肠插管内灌注 2.5%复方氯化铵溶液，记录大脑皮质脑电图。并在实验动物出现四肢痉挛、脑电图 δ 波出现并明显加快时，停止灌注。

立即分别从两组动物的股静脉插管处取血 3ml 用于血氨和血尿素氮的测定。并记录复方氯化铵溶液的总用量及脑电图等的变化。

4. 抢救　自股静脉或耳缘静脉插管处快速输注复方谷氨酸钠溶液 30ml/kg（谷氨酸钠 12.5g，溶于 5%葡萄糖溶液 500ml 中），观察和记录脑电图的改变。同时，自股静脉取血 3ml 测血氨及血尿素氮。记录实验结果（表 8-17、表 8-18）。

表 8-17　复制肝性脑病模型观察结果

组别	肌张力变化	脑电图的变化（δ 波）	呼吸节律变化	呼吸频率（次/分）	复方氯化铵用量、时间	血氨（ng/L）	尿素氮（mmol/L）
假手术组							
模型组							

表 8-18　实施抢救后的观察结果

组别	肌张力变化	脑电图的变化（δ 波）	呼吸频率（次/分）	呼吸节律变化	血氨（ng/L）	尿素氮（mmol/L）
假手术组						
模型组						

三、肝功能衰竭治疗的临床进展

临床上治疗肝功能衰竭的有效手段，主要包括内科综合治疗、人工肝和原位肝脏移植。常用的内科综合治疗包括抗病毒治疗、免疫调节治疗和防治并发症等，是肝衰竭治疗的基础。人工肝借助机械、理化或生物的装置，清除肝衰竭患者体内蓄积的各种有害物质，补充必需物质，暂时辅助或替代肝脏的主要功能，促使肝细胞恢复再生。其包括非生物型、生物型和混合型人工肝。人工肝支持系统联合内科综合治疗，可显著降低肝衰竭病死率，在肝衰竭治疗中具有重要的地位，但存在潜在未知感染的风险。原位肝移植是目前公认的治疗肝功能衰竭最为有效的方法，但因肝脏供体短缺、手术成本高以及终身免疫抑制等因素都限制了肝移植的临床应用。近年，随着干细胞研究的不断深入，干细胞移植在肝衰竭治疗中兴起。肝干/祖细胞、诱导多能干细胞以及肝外干细胞均可作为候选移植细胞。干细胞移植具有供体细胞来源丰富、手术损伤小、免疫排斥少、可重复使用、费用低等优点，为肝功能衰竭治疗开辟了新的途径。有研究证实，干细胞在治疗肝脏疾病的实验中已取得较好的疗效，但是各种不同来源的干细胞的功能和安全性仍需进一步科学评价，干细胞移植治疗肝衰竭还需要经过严格的临床疗效检验。随着研究技术的不断深入，人工肝及干细胞移植术有望成为肝脏替代疗法的新选择，让更多肝功能衰竭患者从中受益。

四、练　习　题

1. 肝功能不全是指：
A. 肝脏代谢功能障碍　B. 黄疸、纳差、腹水
C. 肝脏合成功能障碍　D. 肝细胞广泛坏死
E. 肝细胞功能障碍所致的临床综合征

2. 肝功能障碍时患者易发生出血的主要原因是：
A. 肝素产生增多
B. 毛细血管脆性增加
C. 维生素 K 生成减少
D. 纤溶酶原激活物生成增加
E. 多种凝血因子合成减少

3. 不属于肝性腹水形成原因的是：
A. 肾小管重吸收减少
B. 水钠潴留
C. 淋巴循环障碍
D. 血浆胶体渗透压降低
E. 门静脉高压

4. 关于肝性脑病描述正确的概念是：
A. 肝功能衰竭合并昏迷
B. 肝功能衰竭合并脑水肿
C. 肝功能衰竭所致的神经精神综合征
D. 肝功能衰竭所致的反复精神紊乱
E. 中枢神经系统疾病同时患病

5. 正常人体内血氨的主要来源是：
A. 谷氨酸分解产氨
B. 蛋白质食物在肠腔内分解产氨
C. 肾小管上皮细胞产氨
D. 组织蛋白质分解产氨
E. 肌肉活动产氨

6. 严重肝病时氨清除不足的主要原因是：
A. 合成障碍
B. 谷氨酰胺合成障碍
C. 丙酮酸合成障碍
D. 尿素合成障碍
E. 乙酸辅酶 A 合成障碍

7. 血氨升高引起肝性脑病的主要机制是：
A. 使谷氨酸生成增多
B. 使多巴胺作用增强
C. 使脑干网状结构处于觉醒状态
D. 干扰脑细胞的能量代谢
E. 使乙酰胆碱生成增多

8. 肝性脑病时脑组织乙酰胆碱的变化情况是：
A. 由于肝脏合成胆碱酯酶减少，乙酰胆碱分解减少
B. 血氨升高抑制乙酰胆碱合成
C. 分解减少与合成减少共同作用，其含量正常
D. 血氨使乙酰胆碱分解加速
E. 以上都不对

9. 氨对神经细胞膜离子转运的影响是：
A. 细胞内钠离子减少
B. 细胞内钾离子增多
C. 细胞外钠离子增多
D. 细胞内钾离子减少
E. 细胞内钙离子减少

10. 肝性脑病的假性神经递质学说中的假性神经递质是指：
A. 苯乙醇胺和羟苯乙醇胺
B. 苯乙胺和酪胺
C. 酪胺和多巴胺
D. 酪胺和羟苯乙醇胺
E. 多巴胺和苯乙醇胺

11. 假性神经递质引起肝性脑病的主要机制是：
A. 对抗乙酰胆碱　B. 干扰脑的能量代谢
C. 抑制糖酵解　D. 抑制多巴胺的合成
E. 取代去甲肾上腺素和多巴胺

12. 假性神经递质作用部位在：
A. 大脑皮质　B. 小脑　C. 间脑
D. 脑干网状结构　E. 脑桥

13. 肝性脑病时，芳香族氨基酸入脑增多的机制是：
A. 血氨浓度增加
B. 血中硫醇含量增加
C. 血中支链氨基酸减少
D. 血中短链脂肪酸增加
E. 血脑屏障破坏

14. 肝性脑病时血浆氨基酸失衡，主要是由于：
A. 肝脏对雌激素灭活作用减弱
B. 肝脏对醛固酮灭活作用减弱
C. 肝脏对肾上腺素灭活作用减弱
D. 肝脏对胰岛素和胰高血糖素灭活作用减弱
E. 血中胰高血糖素浓度降低

15. 色氨酸在肝性脑病发病中的作用是：
A. 生成苯乙醇胺
B. 生成羟苯乙醇胺
C. 转变为5-羟色胺（5-HT）
D. 直接抑制中枢神经系统
E. 对抗乙酰胆碱

16. 用乳果糖治疗肝性脑病的理论基础是：
A. 氨中毒学说
B. 假性神经递质学说
C. 血浆氨基酸失衡学说
D. 氨基丁酸学说
E. 协同中毒学说

17. 治疗肝性脑病时不宜采用的措施是：
A. 给予左旋多巴
B. 补充钾盐以纠正低钾血症
C. 服用乳果糖
D. 肥皂水灌肠
E. 服用肠道抗生素

18. 肝性脑病患者服用肠道抗生素的目的是：
A. 减少硫醇的吸收
B. 防止腹水感染
C. 防止胃肠道感染
D. 抑制肠道细菌，减少氨的产生
E. 防止胆道感染

19. 肝功能衰竭时解毒功能障碍表现是：
A. 低蛋白血症　B. 黄疸
C. 腹水　D. 血氨浓度增高
E. 原发性纤维蛋白溶解

20. 肝性脑病的治疗中用支链氨基酸的作用是：
A. 降低血氨
B. 纠正血浆氨基酸失衡
C. 抑制肠道细菌产氨
D. 增加脑内去甲肾上腺素和多巴胺含量
E. 纠正水、电解质紊乱

（杨晓明　张鸣号）

第九章　急性肾衰竭

一、实验目的与要求

1. 通过测定急性肾衰竭家兔血液和尿液生化指标的变化及观察肾脏的病理形态变化，为深入了解急性肾衰竭的发病机制提供实验依据。

2. 学习和巩固急性肾衰竭动物模型的复制方法，为探寻急性肾衰竭发病机制和寻找有效的治疗途径及药物，提供了可靠的实验方法和手段。

二、实 验 内 容

（一）急性肾衰竭相关基础知识

1. 形态学知识

（1）肾脏的位置：肾脏属于实质性器官，位于腹膜后位，紧贴腹后壁，在腰部脊柱两侧，左、右各一。左肾上极平齐第 11 胸椎，其后方有第 11、12 肋斜行跨过，下端与第 2 腰椎平齐。右肾上方与肝相邻，位置比左肾低半个到一个椎体，右肾上极平齐第 12 胸椎，下极平齐第 3 腰椎，第 12 肋斜行跨过其后方。体检时，除右肾下极可以在肋骨下缘扪及外，左肾则不易扪及（图 9-1）。

（2）肾脏的形态结构：肾脏外形似蚕豆，中央为肾门，是肾血管、输尿管、神经及淋巴管出入之处。其排列顺序：肾静脉在前，肾动脉居中，输尿管在最后面，这些出入肾门的结构总称为肾蒂，右侧肾蒂较左侧者短。肾门向内延续为一个较大的腔，称为肾窦，由肾实质围成，肾窦为肾动脉及肾静脉分支、肾小盏、肾大盏、肾盂和脂肪组织所填充。

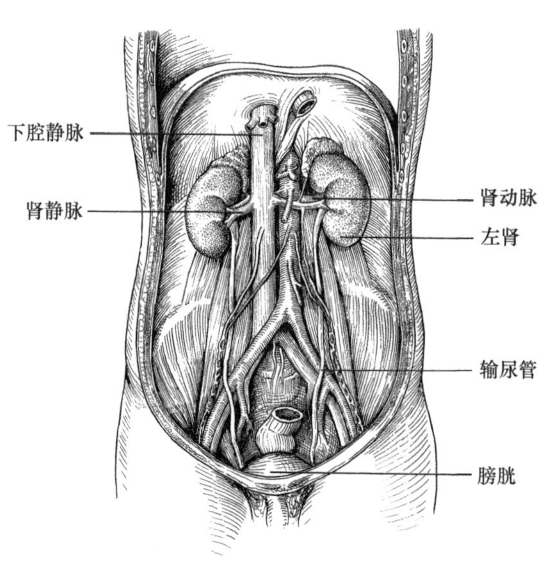

图 9-1　肾脏的解剖位置

肾脏的体积因人而异，一般而言，正常成年男性平均长 10cm，宽 5cm，厚 4cm，平均重量为 134～150g；女性肾脏的体积和重量均略小于同龄的男性。肾脏的纵剖面可见肾脏分为皮质和髓质两部分，皮质厚度为 1cm，该层富有血管及肾小球，颜色较髓质深，为红褐色。皮质的深层为髓质，厚度为 2～3cm，该层血管较少，节面是条纹状。髓质由 8～18 个肾锥体组成，锥体的尖顶为肾乳头，伸入肾小盏中。肾小盏为漏斗形管状结构，每一肾小盏包绕 2～3 个肾乳头，相邻的肾小盏汇合成肾大盏，再汇成肾盂，下接输尿管（图 9-2）。肾脏的表面自内向外有三层被膜包绕，分别为肾纤维膜、脂肪囊、肾筋膜。

2. 生理及病理生理知识

（1）肾脏的功能：肾脏是人体重要的器官之一，它具有极其重要的生理功能，与神经系统、内分泌系统一起共同调节机体的新陈代谢，维持内环境的稳定，保证生命活动正常进行。肾脏具有以下三大功能。

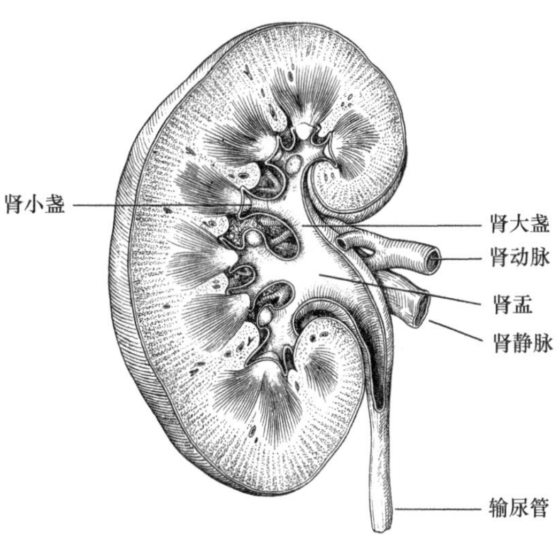

图 9-2　肾脏的形态结构

1）排泄功能：肾脏如同一个过滤器，全身的血液每 5min 就通过肾脏一次。当血液流经肾脏的肾小球时，除血液中的有形成分和蛋白质以外，其余的物质和水分形成原尿，当原尿流经肾小管时，肾小管通过重吸收和分泌功能，将原尿中的绝大部分水、葡萄糖、氨基酸、氯离子、钠离子等物质重吸收，同时将氢离子、铵根离子、钾离子以及一些药物、有毒物质等排泌到肾小管液中，随同机体代谢废物形成终尿而排出体外。当肾脏出现疾病时，排泄功能受影响，各种代谢废物及毒物就会在体内聚积，从而引起各种临床症状。

2）调节功能：①调节水平衡，肾脏通过肾小球的滤过功能和肾小管的重吸收功能，调节机体的水平衡。当肾功能紊乱时，就会出现多尿、少尿及水肿等症状。②维持体内电解质代谢及酸碱平衡。肾脏通过肾小球的滤过功能和肾小管的重吸收功能，维持机体的电解质代谢及酸碱平衡。当肾功能障碍时，就会出现各种代谢紊乱、酸碱紊乱等各种临床症状。

3）内分泌功能：肾脏能产生某些生物活性物质，主要有肾素、激肽、前列腺素、促红细胞生成素、1,25-二羟维生素 D_3 等。

A. 肾素的 95%以上来自肾小球旁器，后者是肾素合成、储存、释放的场所。另有 2%～5%的肾素来自致密斑、间质细胞和出球小动脉内皮细胞。它是一种蛋白水解酶，分子量为 42 000，可使由肝脏产生的血管紧张素原的链肽水解，形成血管紧张素Ⅰ，继续在肺组织转换酶的作用下，转化为血管紧张素Ⅱ，经氨基肽酶水解，继续转化为血管紧张素Ⅲ。血管紧张素Ⅲ亦可由血管紧张素Ⅰ经脱氨基酶、肺转换酶的作用生成。该肾素-血管紧张素系统的效应主要是调节循环血量、血压及水、电解质的平衡。肾素的分泌受交感神经、压力感受器和体内钠量的调节。肾小球旁器具有 α、$β_2$ 肾上腺素能受体。交感神经兴奋，末梢释放儿茶酚胺，通过 $β_2$ 受体，激活腺苷酸环化酶，产生 cAMP，促使肾素分泌。肾小球旁器本身具有压力感受器，可感受肾小球小动脉内压力和血容量的变化；当全身有效循环血量减少，肾内灌注压降低，入球小动脉压力下降时，则可刺激肾小球旁器的压力感受器，促使肾素分泌。致密斑则为肾内钠感受器，体内钠量减少时，流经致密斑的钠通量减少，亦可刺激肾素分泌。此外，肾素分泌还受到血管紧张素、醛固酮和抗利尿激素水平的反馈调节，高血钙、高血镁、低血钾等亦可刺激肾素的分泌。

B. 激肽释放酶-激肽系统：激肽是多肽类组织激素，它是由激肽释放酶作用于血浆 $α_2$ 球蛋白（激肽原）生成的。激肽释放酶 90%来自近端小管细胞。肾脏中亦存在激肽酶，可使激肽失活，因此，激肽是一种起局部作用的组织激素。其主要作用有：①对抗血管紧张素及交感神经兴奋所引起的血管收缩，使小动脉扩张。②抑制抗利尿激素（ADH）对远端肾小管的作用，促进水、钠排泄，从而使血压降低。肾内激肽释放酶的产生、分泌受细胞外液量、体内钠量、醛固酮、肾血流量等因素调节，其中醛固酮最为主要，它可促进激肽分泌，低血钾可抑制醛固酮分泌，而减少激肽释放酶，高血钾则反之。

C. 前列腺素（prostaglandin，PG）是由 20 个碳原子组成的不饱和脂肪酸，称为前列腺烷酸，有一个环戊烷及两条脂肪酸，根据其结构的不同，PG 有 A、E、F、H 等多种，肾小球主要产生 $PGF_{1\alpha}$、PGE_2。肾内 PG，主要在局部起作用。PG 最终经肺、肝、肾皮质内 PG 分解酶（15-羟基前列腺素脱氢酶）灭活。PG 前体即花生四烯酸（在肾间质细胞内脂肪颗粒中），在 PG 合成酶作用下生成 PG。PG 在环氧合酶催化下可转变成血栓素 A_2（TXA_2）。PG 具有很强的扩血管效应，对血压和体液调节起重要作用，亦可刺激环磷酸腺苷的形成，对抗 ADH，可以利钠排水，使动脉压下降。临床上已有应用 PGA_2、PGE_2 治疗顽固性高血压及肾脏许多疾病，如溶血性尿毒症综合征、肾衰竭、肾病综合征等。

D. 促红细胞生成素（EPO）是一种调节红细胞生成的多肽类激素，分子量为 60 000 左右，90%由肾脏产生，约 10%在肝、脾等产生。肾脏毛细血管丛、肾小球旁器、肾皮质、髓质均能产生促红细胞因子（作用于促红细胞生成素原的产物），它是一种糖蛋白、定向与红系祖细胞的特殊受体相结合，加速骨髓幼红细胞成熟、释放，并促使骨髓网织红细胞进入循环，使红细胞生成增加。目前已通过遗传学工程技术重组人红细胞生成素（r-hu EPO），其作用与 EPO 相同，可使肾性贫血逆转。EPO 的合成与分泌主要受组织氧的供求比例调节，减少氧供或增加组织需氧量，可激活肾脏腺苷酸环化酶，生成 cAMP，使非活性蛋白激酶活化而促进 EPO 的分泌。EPO 可通过反馈机制抑制 EPO 生成，保持机体红细胞维持在正常水平。由于肾脏有 EPO 的生成与调节的双重作用，一旦肾脏分泌 EPO 功能异常，将导致红细胞生成异常。

E. 1,25-二羟维生素 D_3 [1,25-$(OH)_2D_3$]：体内生成或摄入的维生素 D_3 需经肝内 25-羟化酶的催化，形成 25-$(OH)D_3$，后者再经肾小管上皮细胞内线粒体中 1α-羟化酶的作用而形成具有高度生物活性的 1,25-$(OH)_2D_3$。其主要生理作用有：①促进肠道对钙、磷的吸收。1,25-$(OH)_2D_3$ 可经血液转运至小肠黏膜上皮细胞的细胞质内与受体蛋白结合，进入细胞核，促进 DNA 转录 mRNA，促使细胞合成钙结合蛋白，1 分子钙结合蛋白可结合 4 分子钙离子，促进钙离子浓集、转运。磷在肠道的吸收是沿肠黏膜对钙离子运转后所形成的电化学梯度进行弥散的。②促进骨中钙、磷吸收及骨盐沉积。1,25-$(OH)_2D_3$ 可促进破骨细胞的活动，增强甲状旁腺素对破骨细胞的敏感性，促进骨溶解，钙从骨骼中游离出；它又可促进软骨细胞的成熟与钙化，形成浓集钙质颗粒软骨细胞，促进新骨的钙化，使骨质不断更新。1,25-$(OH)_2D_3$ 受血钙、血磷的调节，并受甲状旁腺素和降钙素的控制。低血钙、低血磷可促进 1,25-$(OH)_2D_3$ 生成，反之则减少。甲状旁腺素可激活肾脏 1α-羟化酶，促进 1,25-$(OH)_2D_3$ 生成，降钙素则抑制 1α-羟化酶，使 1,25-$(OH)_2D_3$ 减少。当血钙降低，甲状旁腺素分泌增加。1α-羟化酶活性增强，促进 1,25-$(OH)_2D_3$ 生成，使血钙升高；反之则血钙降低，从而维持了血钙浓度相对恒定。1,25-$(OH)_2D_3$ 的生成还受自身反馈的调节。许多疾病（如慢性肾脏疾病）可影响 1,25-$(OH)_2D_3$ 生成，因肾器质性损害、1α-羟化酶生成障碍，使得 1,25-$(OH)_2D_3$ 生成减少，可诱发肾性佝偻病、骨营养不良及骨质疏松症。

此外，促胃液素、胰岛素、甲状旁腺素均经肾脏灭活，当肾功能不全、促胃液素灭活减少、促胃液素升高时，可诱发消化性溃疡。

（2）急性肾衰竭

1）概念：急性肾衰竭（acute renal failure，ARF）是肾脏本身或肾脏外原因引起肾脏泌尿功能急剧降低，以致机体内环境出现严重紊乱的临床综合征。其主要表现为少尿或无尿、氮质血症、高钾血症和代谢性酸中毒。

2）病因

急性肾衰竭的分类：根据病因学，ARF 可分为肾前性（prerenal）急性肾衰竭、肾性（intrarenal）急性肾衰竭和肾后性（postrenal）急性肾衰竭三大类。①肾前性急性肾衰竭：在有效循环血量不足的情况下，肾血流减少，由于血液重分布，肾血流更加减少，致使肾小球的滤过率明显降低，从而发生急性肾衰竭。本病常见于大失血导致的失血性休克、充血性心力衰竭、心源性休克时心输出量突然减少等情况。②肾性急性肾衰竭：肾脏本身器质性病变引起急性肾衰竭，最常见的是由中毒或缺血性损伤引起的急性肾小管坏死，约占肾性急性肾衰竭的 80%，其次是急性肾小球肾炎。③肾后性急性肾衰竭：最常见的有结石引起的尿路急性梗阻、磺胺类药物结晶堵塞尿路、肿瘤损害、老年男性前列腺肥大压迫膀胱出口。

急性肾衰竭的病因：引起急性肾小管坏死的病因多种多样，可概括为三大类。①肾中毒：对肾脏有毒性的物质，如药物中的磺胺、四氯化碳等；抗生素中的多黏菌素、万古霉素、卡那霉素、庆大霉素等；生物毒素，如蛇毒、蜂毒、鱼蕈、斑蝥素等，都可在一定条件下引起急性肾小管坏死。②肾缺血：严重的肾缺血，如重度外伤、大面积烧伤、大手术、大量失血、产科大出血、重症感染、败血症、脱水和水、电解质代谢紊乱，特别是合并休克者，均易导致急性肾小管坏死。③血管内溶血（如黑尿热、蚕豆病、血型不合的输血等）释放出来的血红蛋白，以及肌肉大量创伤（如挤压伤、肌肉炎症）时的肌红蛋白，通过肾脏排泄，可损害肾小管而引起急性肾小管坏死。

3）诊断：在手术、创伤、休克、出血等病因的基础上出现少尿、无尿是诊断急性肾衰竭的线索。若每小时尿量低于 17ml 或 24h 内尿量少于 400ml；或低血压经抗休克治疗，补足血容量达 3h 以上，尿量每小时仍在 17ml 以下，甚至 24h 内尿量少于 100ml，均可以认为已出现急性肾衰竭，应立即进一步检查，进行鉴别，明确诊断。

而 ARF 动物模型的制备及其实验治疗学研究，是开展临床治疗学研究的前提和基础。目前对于急性肾衰竭模型的建立方法有很多，各种方法在稳定性、重复率、成功率和适宜实验等方面都不尽相同。

3. 急性肾衰竭的肾组织病理学特点　急性肾衰竭由于病因及病情程度不同，其病理表现亦有差异。一般情况下，肾脏外形肿大，水肿；皮质肿胀，色苍白；髓质色深、充血，有时伴小出血点。病理组织学检查大致分为以下三个类型。

（1）缺血型：在休克、创伤所致肾衰竭早期，肾小球多无改变，近曲小管有空泡变性，小管上皮细胞纤毛脱落，重者可出现肾小管细胞坏死，坏死区周围有炎症细胞浸润，远曲小管及集合管腔扩张，管腔中有管型。

（2）肾毒型：近曲小管上皮细胞呈融合样坏死，坏死细胞和渗出物充满管腔，损害严重则小管破裂。远曲小管也可受累，出现坏死和退行性改变。肾间质有不同程度的水肿，并有炎症细胞浸润，肾小球保持完整。

（3）急性间质性炎症型：肾脏一般增大，肾间质水肿明显，有细胞浸润及胶原纤维增生。肾小球正常，肾脏可恢复正常或残留间质出现纤维化。

急性肾衰竭发生于老年人或有肾脏疾病者，其病理变化可不典型。此外，病情轻重及临床治疗措施对肾脏的病理变化也有影响。经治疗后病情好转，轻症者病变可基本消失；重症者受累组织不能修复，呈间质纤维化，形成瘢痕，所属肾小球也逐渐萎缩，呈玻璃样变，以致造成不同程度的持久肾功能损害。

4. 急性肾衰竭患者的实验室检查 为明确诊断和指导治疗疾病，除对患者进行详细系统的追寻病史和细致全面的体格检查外，还应做必要的实验室检查和辅助检查。

（1）尿常规检查：可帮助鉴别由何种疾病引发急性肾衰竭，特别是由哪种肾实质疾病引起。如急性肾小管坏死患者多数有活动性的尿沉渣表现，伴见肾小管上皮细胞、细胞碎片、肾小管细胞管型或颗粒管型；肾前性急性肾衰竭、肾后性急性肾衰竭的尿沉渣检查多为正常或基本正常；肾小球肾炎或微细血管炎则有红细胞和红细胞管型；急性间质性肾炎有白细胞，偶有白细胞管型；急性高尿酸血症肾损害的尿中可有尿酸结晶。

（2）尿生化分析：可估计急性肾小管坏死的肾小管功能。尿生化分析包括如下指标：①尿浓缩能力测定尿比重，肾前性氮质血症＞1.020，而急性肾小管坏死＜1.010，尿渗透压、尿渗透压/血浆渗透压、无溶质水清除率，肾前性氮质血症分别为尿渗透压＞500mOsm/L、尿渗透压/血浆渗透压＞1.3、无溶质水清除率＜–20ml/min；急性肾小管坏死分别是尿渗透压＜350mOsm/L、尿渗透压/血浆渗透压＜1.1、无溶质水清除率＞–11ml/min。②肾衰竭指数和钠排泄分数，两项指标的计算公式分别为：

$$\text{肾衰竭指数}=\frac{\text{尿钠}}{\text{尿肌酐}/\text{血肌酐}}$$

$$\text{钠排泄分数}=\frac{\text{尿钠}/\text{血钠}}{\text{尿肌酐}/\text{血肌酐}}\times 100\%$$

急性肾小管坏死者，钠排泄分数＞1%，肾衰竭指数＞1。值得注意的是，若已用过利尿药（如呋塞米或甘露醇）或有糖尿病等情况，引起渗透性利尿，则可使肾前性氮质血症的尿指标类似急性肾小管坏死，故在用利尿药前，应先导尿留标本做尿指标测定。

尿肌酐/血肌酐的比值反映出肾小管重吸收从肾小球滤出水分的能力。因肌酐不被肾小管重吸收，因此尿肌酐浓度越低，则肾小管重吸收水的能力越差。肾前性氮质血症的尿肌酐/血肌酐比值＞40，而急性肾小管坏死的尿肌酐/血肌酐比值＜20，这是对鉴别诊断是比较可靠的指标。

尿钠浓度可作为估计肾小管坏死程度的指标。急性肾小管坏死的患者尿钠浓度常＞40mmol/L；肾前性氮质血症的患者尿钠浓度常＜20mmol/L，若尿钠在 20～40mmol/L，则表明病情正由肾前性氮质血症向急性肾衰竭发展。在烧伤、循环衰竭、肝功能衰竭时，即使患者是急性肾小管坏死，尿钠浓度也可较低。

（3）肾脏影像学检查：包括以下几种。①腹部平片，固缩肾提示原有慢性肾脏病；肾增大提示梗阻、炎症或浸润性病变；主动脉或肾动脉广泛地发现钙化，或在肾体积上和形态上明显不对称，多为肾血管疾病。少尿或无尿患者，已历时数周，在 X 线平片上发现肾皮质有许多点状钙化点，提示肾皮质坏死。②超声成像，如皮质变薄或水肿提示慢性肾实质性疾病或急性炎症。梗阻 24～36h，超声成像可看到无回声增大的肾盂和肾盏。

③逆行性和下行性肾盂造影，能提供最可靠的有无梗阻的证据。逆行性肾盂造影可导致较多的并发症，如输尿管创伤、出血和尿路感染，故应严格掌握适应证。④核素检查，可用于测定肾血流量、肾小管功能等，以鉴别肾移植中的急性排异（肾血流量减少）和急性肾小管坏死（肾血流量减少不明显）、急性输尿管梗阻、肾血管疾病和间质性肾炎。⑤CT 及其他，CT 可提供可靠的影像学诊断，如肾是否对称及肾的大小、形状和有无肾盂积液。

（4）肾活检：在确诊急性肾小管坏死而有可疑时，可做肾活检。适应证：①无明确致病原因（肾缺血或肾毒素）的患者；②临床表现不典型，如有严重的蛋白尿和/或血尿，或有严重高血压等；③无尿或少尿超过 4 周；④有肾外临床表现，有可能是继发肾小球疾病，如风湿性疾病所致肾损害；⑤未能排除急性间质性肾炎。

5. 治疗原则

（1）少尿期的治疗：①早期可使用血管扩张药物，如罂粟碱，如无效，可用呋塞米。②保持液体平衡，一般采用“量出为入”的原则，每日进水量为 1 天液体总排出量加 500ml。③饮食与营养。④注意钾平衡。⑤纠正酸中毒。⑥积极控制感染。⑦血液净化疗法。

（2）多尿期的治疗：前 1～2 天仍按少尿期的治疗原则处理。尿量明显增多后要特别注意水及电解质的监测，尤其是钾的平衡。尿量过多可适当补给葡萄糖、林格液，用量为尿量的 1/3～2/3，并给予足够的热量及维生素，适当增加蛋白质，以促进康复。

（3）恢复期的治疗：除继续针对病因治疗外，一般无须特殊治疗，注意营养，避免使用损害肾脏的药物。

6. 急性肾衰竭的预后相关因素　ARF 的病因多种多样，死亡率相当高。研究发现，ARF 的预后与年龄、病因、临床类型、治疗方式等因素有关。

（1）近年来，老年 ARF 患者有所增加。研究报道，年龄与 ARF 的生存率有显著相关性，与 ARF 的预后呈负相关，且肾实质性 ARF 所占比例最大，其次为肾前性 ARF。

（2）肾前性 ARF 的死亡率明显高于肾实质性 ARF 及肾后性 ARF。肾前性 ARF 多发于高龄患者，有严重基础疾病，导致死亡率高。肾实质性 ARF 患者，多因肾脏疾病症状及时就诊，肾穿刺活检后针对病理类型治疗，可及时纠正 ARF。肾后性 ARF 及时解除梗阻，肾功能可完全或部分缓解。因此，ARF 治疗的关键是积极寻找并去除诱因。

（3）少尿型 ARF 多发于肾灌注不足、肾小球小管病变严重患者，预后差；非少尿型 ARF 者肾脏病变较轻、肾小球小管病变轻，故预后较好。

及时发现 ARF，消除诱因，纠正可逆性因素以及尽早明确病理类型，早期采取正规治疗，是减少 ARF 病死率的关键。行肾活检，尽早明确病因是指导治疗和改善预后的关键。

（二）临床典型病例分析与讨论

【临床病例 9-1】

基本信息：患者，男，28 岁。

主诉：间断恶心、呕吐 2 天，腰痛伴少尿 1 天。

现病史：患者自诉 2 天前因左趾指关节疼痛自行口服“秋水仙碱片”“痛风片”（具体剂量不详），随后出现进食后恶心、呕吐，为非喷射性，呕吐物为较多胃内容物，患者未予重视，未及时就诊。1 天前渐出现双侧腰背部胀痛，呈持续性钝痛，休息后不能缓解，伴尿量减少，24h 尿量约 300ml，无尿痛、尿急、肉眼血尿，无水肿。遂就诊于当地医院。

生化检查：尿素 7.2mmol/L，肌酐 229.7μmol/L。腹部彩超：肝回声增大，脾略大。尿常规未见异常。给予对症治疗（具体不详）后不能缓解，故就诊于我院急诊科，经我科会诊后以“急性肾损伤原因待查”收住。病程中，患者神志清楚，精神差，饮食差，睡眠尚可，大便正常。近期体重未见明显变化。

既往史：1 个月前于当地诊所诊断为“痛风”，口服“痛风片”及“秋水仙碱片”5 天后自觉症状好转停药。否认有高血压、冠心病、糖尿病等病史。

体格检查：体温 37℃，脉搏 89 次/分，呼吸 19 次/分，血压 108/74mmHg。发育正常，营养状态良好，正常面容，神志清楚，精神良好，查体合作。皮肤色泽正常，全身浅表淋巴结未触及肿大。双侧巩膜未见异常，口唇未见异常，咽部未见异常，双侧扁桃体未见肿大。颈部外观对称，肝颈静脉回流征阴性，甲状腺无异常。双侧呼吸动度一致，双肺呼吸音清，未闻及干、湿啰音。心界不大，心率 89 次/分，心律齐，各瓣膜区未闻及病理性杂音，腹部外形平坦，腹部柔软，全腹无压痛及反跳痛，肝肋下未触及，肠鸣音正常，移动性浊音阴性，右肾区叩击痛可疑阳性，四肢无畸形，各关节均无异常，四肢肌力 5 级，全身痛、温感觉正常，四肢无水肿。

辅助检查：血常规示 WBC 12.51×10^9/L，NEUT%70.2%，LYM%17.7%，NEUT 8.80×10^9/L。生化常规示 UREA 7.79mmol/L，CREA 319.7μmol/L。肾功能全套示 K^+ 3.85mmol/L，Na^+ 139.1mmol/L，Cl^- 99.5mmol/L，UREA 11.64mmol/L，CREA 573.2μmol/L，UA 478μmol/L。泌尿系统彩超+残余尿提示尿潴留，残余尿 30ml。腹部彩超：①脾大；②双肾皮质回声增强。

诊断：①急性肾损伤；②痛风性关节炎；③脾大（原因待查）。

治疗原则：病因治疗，保护肾功能，维持体液平衡，行血液净化等对症治疗。

讨论：

1. 本病例的鉴别诊断有哪些？如何鉴别？
2. 本病例的发病机制有哪些？

【临床病例 9-2】

基本信息：患者，男，65 岁。

主诉：高血压 10 年，肾功能异常 4 年。

现病史：患者 10 年前体检发现高血压，血压最高 160/100mmHg，未重视及治疗。2012 年 5 月因胸痛以“急性心肌梗死”就诊于我院心内科，给予放置冠脉支架（具体不详）治疗，住院期间发现血糖升高。尿常规示：蛋白（+），葡萄糖（++++）。生化常规示：CREA 124μmol/L。出院时复查血 CREA 91μmol/L，已降至正常范围。2013 年 5 月患者体检时再次发现肾功能异常，血 CREA 130μmol/L，当时患者无水肿、肉眼血尿，无尿量减少，每晚排尿 2～3 次，每次量为 100～200ml。间断口服“肾衰宁胶囊”“百令胶囊”药物治疗，此后患者多次监测肾功能，血 CREA 波动在 100～130μmol/L。近半年血 CREA 波动在 120～140μmol/L，尿常规情况不详。2017 年 7 月 4 日在我院门诊再次复查肝功能+肾功能全套：GOT 57.9U/L，CREA 143.0μmol/L，UA 510μmol/L。门诊以“慢性肾衰竭”收住我科。

既往史：高血压病史 10 年，最高血压 160/100mmHg，平素口服缬沙坦胶囊（80mg，每日 1 次），自诉血压控制尚可；冠心病 5 年，平素口服“阿司匹林肠溶片每次 100mg，每日 1 次，氟伐他汀钠缓释片每次 80mg，每晚 1 次”；糖尿病病史 5 年，最高血糖 29.0mmol/L，平素口服阿卡波糖片每次 50mg，每日 1 次，甘精胰岛素注射液 16U 睡前皮下注射，自诉餐前血糖控制在 7mmol/L，餐后血糖控制在 7～10mmol/L。

体格检查：体温 36.5℃，脉搏 64 次/分，呼吸 18 次/分，血压 127/80mmHg。发育正常，营养状态良好，正常面容，神志清楚，精神良好，查体合作。皮肤色泽正常，全身浅表淋巴结未触及肿大。双侧巩膜未见异常，口唇未见异常，咽部未见异常，双侧扁桃体未见肿大。颈部外观对称，肝颈静脉回流征阴性，甲状腺无异常。双侧呼吸动度一致，双肺呼吸音清，未闻及干、湿啰音。心界不大，心率 64 次/分，心律齐，未闻及杂音。腹部外形平坦，腹部柔软，全腹无压痛及反跳痛，肝肋下未触及，肠鸣音正常。四肢无畸形，各关节均无异常。四肢肌力 5 级，全身痛、温感觉正常。

辅助检查：肾小球滤过率为 47.01ml/min。24h 尿蛋白 0.005g/24h。生化全套示 K^+ 4.04mmol/L，Na^+ 140.10mmol/L，Cl^- 104.10mmol/L，HCO_3^- 26mmol/L，P^{3+} 1.14mmol/L，UREA 4.73mmol/L，CREA 135.3μmol/L，UA 474μmol/L，TBIL 26.55μmol/L，DBIL 9.64μmol/L，IBIL16.90μmol/L，GPT 52.20U/L，CysC1.47mg/L。

血常规示 WBC 10.01×10^9/L，NEUT% 58.10%，Hb 162.00g/L，PLT 210.00×10^9/L。血清 Ig M 0.32g/L，补体 C3 1.01g/L，补体 C4 0.287g/L。胸部 CT 轴位平扫：①双肺间质改变；②双肺上叶增殖灶，双肺散在结节并部分钙化，双上肺明显，考虑结核可能；③双肺下叶陈旧性病灶；④主动脉壁钙化，冠状动脉走行区条状高密影；⑤胆囊结石。腹部彩超：胆囊结石，胆囊炎。

诊断：①慢性肾衰竭（CKD3 期）；②冠心病陈旧性心肌梗死经皮冠脉介入治疗术后；③高血压（2 级，极高危）；④2 型糖尿病。

治疗原则：①坚持病因治疗；②避免和消除肾功能急剧恶化的危险因素；③阻断或抑制肾单位损害渐进性发展的各种途径，保护健存肾单位。

讨论：

（1）患者肾功能恶化的诱因有哪些？

（2）目前公认的慢性肾脏病分期标准是什么？

【临床病例 9-3】

基本信息：患者，男，31 岁。

主诉：发现高血压、肾功能异常 5 年，恶心、乏力、双下肢水肿 10 天。

现病史：患者 2012 年初于当地医院体检发现高血压（具体不详），并感全身乏力，未予重视，未进一步就诊及治疗。2012 年 8 月患者无明显诱因出现头痛、眼痛伴视物模糊，测“血压 180/160mmHg”，遂就诊于当地医院，查“尿常规示尿蛋白（+++）；血生化示肌酐 148μmol/L，24 小时尿蛋白定量 3.25g”。当地给予降压、肠道排毒药物治疗（具体不详）后症状好转出院。2012 年 9 月患者为进一步治疗，就诊于我院门诊。查肝、肾功能：球蛋白 36.10g/L，肌酐 130.60μmol/L；尿常规示尿蛋白（++）；泌尿系统彩超示双肾皮质回声略强。遂收住我科住院治疗，完善肾活检提示局灶增生硬化性 IgA 肾病，长期给予肠道吸附、控制血压、调脂及抗凝抗血小板聚集药物等延缓肾病进展。2016 年 11 月患者因受凉后出现全身乏力，伴有流涕、鼻出血，再次就诊于当地医院，查生化常规：UREA 22.26mmol/L，CREA 628.60μmol/L，UA 550.40μmol/L，ALB 45.20g/L。尿常规：尿蛋白（++），隐血（+）。甲状旁腺激素测定：863.00pg/ml。以“慢性肾小球肾炎、慢性肾衰竭、慢性肾病 5 期、肾性贫血、肾性高血压，以及鼻出血（右）”收住院，建议患者肾脏替代治疗，患者及其家属拒绝，因患者住院期间鼻出血，请耳鼻喉科会诊后转入耳鼻喉科在局部麻醉下行右侧后鼻孔填塞术，术后血止出院。3 个月前患者无明显诱因逐渐出现恶心、干呕症状，伴食欲减退、乏力症状，再次收住我科治疗，住院期间根据 CKD-EPI 公式计算患者肾小球滤过率（GFR）约为 3.26ml/（min · 1.73m^2），与患者及其家属沟通并交代目前病情后，于 2017 年 5 月 2 日行“腹膜透析管置入术”，院外规律腹膜透析治疗。[持续不卧床腹膜透析（CAPD）：1.5%×2L×4 次]。规律药物治疗：酒石酸美托洛尔片，1 片/次，2 次/天；硝苯地平控释片，1 片/次，2 次/天；厄贝沙坦片，1 片/次，2 次/天；盐酸特拉唑嗪片，1 片/次，2 次/天；托拉塞米片，1 片/次，2 次/天；醋酸钙胶囊，1 粒/次，2 次/天；复方 α-酮酸片，4 片/次，3 次/天；乳酸亚铁片，2 片/天；重组人促红素注射液 10 000U 肌内注射 1 次/周；蔗糖铁注射液 0.10g，静脉滴注，1 次/周。患者诉出院后自行规律腹膜透析，自诉腹膜透析液清凉，出入顺畅。近 10 天来，患者诉无明显诱因出现腹膜透析液出量逐渐减少，自每日 1900～2100ml 逐渐减少至 1400ml，伴有恶心、干呕、乏力、双下肢水肿症状，无咳嗽、咳痰，无呕血、黑便，无头晕、头痛等不适，故患者于 2017 年 7 月 31 日就诊我院腹膜透析门诊。查离子全套：K^+ 6.23mmol/L，Ca^{2+} 2.05mmol/L，P^{3+} 2.01mmol/L；肝功能及肾功能：ALB 37.60g/L，UREA 23.48mmol/L，CREA 1756.10μmol/L，UA 521μmol/L。血常规+网织红细胞：WBC 5.82×10^9/L，Hb 137.00g/L，PLT 168.00×10^9/L，网织红细胞 0.73%。自诉行腹部彩超检查提示腹膜透析管移位，当日予以第一次复位未成功，离子全套提示血钾偏高，患者自诉与饮食不当有关。门诊医师建议调整饮食后于 2017 年 8 月 3 日复查离子全套：K^+ 5.01mmol/L，Ca^{2+} 1.94mmol/L，P^{3+} 1.80mmol/L。自 2017 年 7 月 31 日至 2017 年 8 月 6 日共行腹膜透析置管复位 7 次，均未复位成功，近两天来腹膜透析出量为 200ml 左右。患者今为行再次腹膜透析置管术就诊我院，以“慢性肾衰竭”收住。病程中，患者神志清楚，睡眠尚可，精神、饮食欠佳，尿量约 1200ml/d，尿中有泡沫，无血尿，大便量少、干燥，每天 1 次，体重近期无明显变化。

既往史：有高血压病史 5 年，血压最高 180/120mmHg，现规律口服下列药物进行降压治疗：酒石酸美托洛尔片，1 片/次，2 次/天；硝苯地平控释片，1 片/次，2 次/天；厄贝沙坦片，1 片/次，2 次/天；盐酸特拉唑嗪片，1 片/次，2 次/天；托拉塞米片，1 片/次，2 次/天。自诉血压控制欠佳（具体不详）。否认冠心病、糖尿病等病史。

体格检查：体温 36.1℃，脉搏 85 次/分，呼吸 20 次/分，血压 174/128mmHg。发育正常，营养状态良好，慢性病容，神志清楚，精神较差，查体合作。皮肤色泽苍白，全身浅表淋巴结未触及肿大。双侧巩膜未见异常，口唇未见异常，咽部未见异常，双侧扁桃体未见肿大。颈部外观对称，肝颈静脉回流征阴性，甲状腺无异常。双侧呼吸动度一致，双肺呼吸音清，未闻及干、湿啰音。心界不大，心率 85 次/分，心律齐，未闻及期前收缩，未闻及杂音。腹部外形平坦，腹部柔软，双肾区叩击痛阴性。双侧脚踝轻度凹陷性水肿，全腹无压痛及反跳痛，肝肋下未触及，肠鸣音正常。四肢无畸形，各关节均无异常。四肢肌力 5 级，全身痛、温感觉正常。

辅助检查：（2012 年 9 月 6 日）肾穿刺活检病理回报示免疫荧光 4G：IgG（−）、IgA（++～+++）、IgM（+）、C3（+）、C1q（−）、FRA（−）、A1b（−）、HBsAg（−）、HBcAg（−）；沉积部位：系膜区团块及颗粒样沉积；光镜可见：肾穿刺组织可见 8 个肾小球，其中 2 个球性硬化，1 个缺血硬化。其余肾小球系膜细胞和基质轻度至中度增生，可见一个细胞纤维性新月体形成，系膜区嗜复红蛋白沉积；肾小管上皮细胞空泡及颗粒样变性，多灶及片状萎缩，灶状代偿性肥大；肾间质多灶及片状淋巴单核细胞浸润伴纤维化；小动脉管壁增厚，管腔狭窄伴闭塞。符合局灶增生硬化性 IgA 肾病。（2017 年 7 月 31 日）离子全套：K^+ 6.23mmol/L，Ca^{2+} 2.05mmol/L，P^{3+} 2.01mmol/L；肝功能+肾功能：ALB 37.60g/L，UREA 23.48mmol/L，CREA 1756.10μmol/L，UA 521μmol/L；血常规+网织红细胞：WBC 5.82×10^9/L，Hb 137.00g/L，PLT 168.00×10^9/L，网织红细胞 0.73%。（2017 年 8 月 3 日）离子全套：K^+ 5.01mmol/L，Ca^{2+} 1.94mmol/L，P^{3+} 1.80mmol/L。入院根据 CKD-EPI 公式计算肾小球滤过率为 4.39ml/min。

诊断：①慢性肾小球肾炎，慢性肾衰竭（CKD5 期），肾性贫血，肾性高血压，持续不卧床腹膜透析导管移位；②鼻出血术后。

治疗：①患者既往终末期肾病明确，已长期持续不卧床腹膜透析 3 个月，此次因腹膜透析导管移位就诊，目前无腹膜炎相关症状及体征，入院后查患者 CREA 2133.3μmol/L，计算肾小球滤过率为 4.39ml/min，考虑患者腹膜透析管移位，待拔除腹膜透析管并重新置管后择期继续行腹膜透析治疗。②患者目前无腹痛、发热等症状，血常规提示白细胞不高，为预防术后感染，于术前给予生理盐水 100ml+头孢硫脒（2g，静脉滴注）预防感染，术后观察患者体温变化及腹痛情况，必要时给予抗生素抗感染治疗。③血常规提示存在贫血，给予“蔗糖铁”静脉滴注补充造血原料，“重组人促红素注射液（CHO 细胞）”肌内注射刺激骨髓造血。

讨论：

（1）本病例的诊断依据是什么？

（2）肾脏替代治疗有哪些？分别有哪些优缺点？

（三）$HgCl_2$ 所致家兔急性肾衰竭模型的复制、观察分析及治疗

1. 实验对象　体重 2.0kg 左右的健康家兔，雌雄不限。

2. 实验用品　BL-420 生物机能实验系统、全自动血气分析仪、保护电极、计滴器、小动物手术台和手术器械、动脉插管和输尿管插管（或用硬质塑料管）、注射器（2ml、20ml）及针头、培养皿、酒精灯、试管架、试管夹、生理盐水、20%氨基甲酸乙酯、50%葡萄糖注射液、0.5%肝素生理盐水溶液、离心机、生化仪、水浴锅、注射器（5ml）、离心管、试管、动物实验台、1%普鲁卡因、乙醇、棉签、蒸馏水、甘油等。

（1）肾衰竭模型复制方法

1）急性肾衰竭模型的制备

家兔急性中毒性的制备：实验分为两组家兔，一组为正常对照组，一组为肾中毒实验组，于实验前一天，家兔称重后，按剂量 1.2ml/kg，皮下或肌内注射一次 1%氯化高汞（$HgCl_2$）溶液，造成急性中毒性肾小管坏死病理模型。对照组家兔则在相同部位注射同量的生理盐水。

注意：①此步骤由实验技术人员在实验课前一天完成操作，但同学须掌握复制模型的方法。②实验课时，学生各分组中，有一组用对照组动物进行实验，其结果应提供给其他小组使用以便进行对照分析；对照组的分组学生也可使用其他任何一组模型动物来源的实验资料进行分析。③实验动物耳部记录有该动物的体重，各组可用以作为记录体重的依据。

2）颈动脉插管术与血液标本的采集

a. 取正常或中毒家兔在称取体重后，以 20%氨基甲酸乙酯溶液（5ml/kg）自耳缘静脉注射全身麻醉，背位固定于家兔手术台。

b. 剪去家兔颈部、下腹正中的兔毛。

c. 在甲状软骨水平下纵行方向做颈部正中切口，长约 4cm，逐层钝性分离，暴露气管软骨环后，再向两侧分离，并在胸锁乳突肌内侧下方分离出一侧颈总动脉，长度约为 3cm，家兔肝素化（0.5%肝素生理盐水溶液，2ml/kg）后行颈总动脉插管。

d. 血气分析：打开颈总动脉插管处的三通接头，弃去最先流出的 3 滴血后，用毛细玻璃管或注射器采集动脉血，用血气分析仪进行血气分析。

e. 再经动脉插管取正常或中毒家兔血 2ml，静置 15min，待其凝固后，3000r/min 离心 10min，分离血清。用滴管将血清吸出，分别移入干燥的小试管中，所制备的血清用来测定血清尿素氮，方法见本章“常用检测指标的测定及试剂配制方法介绍”中相关内容介绍。

3）取尿液样品和输尿管插管术

a. 在耻骨联合上 1.5cm 处做正中切口，长约 4cm。分离皮下组织，沿腹白线切开腹膜，暴露出膀胱。用注射器吸出膀胱内尿液置于试管（10ml 的尖底离心管）中，此尿液样用来进行尿蛋白定性的检测和尿沉渣镜检，方法见本章“常用检测指标的测定及试剂配制方法介绍”中相关内容。

b. 输尿管插管术：将膀胱向前下方翻向体外，在膀胱底部找到并分离两侧输尿管，在输尿管靠近膀胱处先用结扎线结扎，略等片刻，待输尿管充盈后用眼科剪剪开一小口，向肾脏方向插入细塑料管，结扎固定插管，以备收集尿液。

4）酚红排泄试验：从兔耳缘静脉快速注入 0.6%酚红溶液（每只 1ml），并开始计时，然后从耳缘静脉输注 50%葡萄糖液 20ml，促进利尿作用。此后收集 60min 尿液，进行酚红排泄试验，方法见本章“常用检测指标的测定及试剂配制方法介绍”中相关内容。

注意：如因总实验时间的限制，可以统一收集 30min 的尿液用以估计实验动物酚红排泄的情况。

5）肾脏的形态观察：实验结束后，自耳缘静脉注射 10ml 空气，将正常对照组和肾中毒实验组肾衰竭家兔处死，取出肾脏，称肾脏的重量，测定肾与体重的比值（体重指去除家兔肠道后的体重）。

观察肾中毒家兔肾脏的体积大小、表面色泽；自肾门横剖切开肾为两半后，观察皮质条纹及色泽；后再度合拢两半肾后，观察切口能否完全对合，以病肾与正常肾脏做比较。

6）将实验结果填写在表 9-1 和表 9-2 中。

思考题：

（1）根据实验结果，分析氯化高汞引起急性肾衰竭的机制。

（2）依据血气分析结果，讨论引起机能代谢发生了哪些变化？为什么？

表 9-1　急性肾衰竭观察指标测定

实验项目	尿液检查		酚红排泄试验		血清 K^+ 浓度（mmol/L）	血清尿素氮测定（mg%）	肾脏形态
	尿蛋白检查	尿液镜检	60min 尿量（ml）	60min 酚红排泄率（%）			
实验组							
对照组							

表 9-2　家兔血气分析结果

实验项目	pH	$PaCO_2$（mmHg）	PaO_2（mmHg）	BE（mmol/L）	HCO_3^-（mmol/L）
对照组					
实验组					

（3）正常对照组和肾中毒实验组家兔血清 K^+ 浓度有何差别？为什么？

（4）结合本实验结果，分析产生尿蛋白、管型的机制。

（5）引起急性肾衰竭发生的常见原因有哪些？如何分类？

（6）急性肾衰竭患者进入多尿期，尽管尿量已有明显增多，但可存在氮质血症，其原因是为什么？

（2）其他肾功能衰竭模型的复制方法

1）甘油所致的急性肾衰竭模型：实验动物以大鼠为例，以 50%甘油溶液 10ml/kg 分别在大鼠两侧后肢肌内注射，48h 内可复制出血红蛋白尿性急性肾衰竭模型。

2）急性缺血性急性肾衰竭模型：①动物的一侧肾动脉夹闭 60min，另一侧肾脏切除。②动物的两侧肾动脉夹闭 60min。

3）油酸所致急性肾衰竭模型：动物的一侧肾动脉注射油酸，于 10min、6h 及 24h 观察肾微血管超微结构。观测指标：血肌酐、尿素氮（BUN）等。模型复制成功标准：肾脏出现病理改变，肾小管变性、坏死及透明管型；血肌酐＞707μmol/L。

三、常用检测指标的测定及试剂配制方法介绍

（一）检测指标的测定

1. 血清尿素氮测定

（1）原理：血液和尿中的尿素在强酸条件下与二乙酰一肟（diacetylmonoxime）和氨硫脲（thiosemicarbazixe）共煮沸，生成红色复合物，颜色深浅与尿素氮含量成正比关系。

（2）操作方法：按表 9-3 所示，分别在空白管、标准管、测定管 A 和测定管 A～C 按顺序加入各种试剂，混匀，然后置沸水浴中准确煮沸 10min，置流水中冷却 3min 后比色，用 520nm 波长比色，以空白管调零。

（3）血清尿素氮测定的计算公式：

$$\text{血清尿素氮（mg\%）}=\frac{\text{测定管光密度（Du）}}{\text{标准管光密度（Ds）}}\times 0.002\times\frac{100}{0.02}=\frac{Du}{Ds}\times 10$$

表 9-3 血清尿素氮测定时各管试剂加样顺序 （单位：ml）

试剂	空白管	标准管	对照组 A	实验组 A	实验组 B	实验组 C
水	0.5	0.1	0.5	0.5	0.5	0.5
DAM-TSC 液	0.5	0.5	0.5	0.5	0.5	0.5
酸混合液	4.0	4.0	4.0	4.0	4.0	4.0
血清管	—	—	0.02	0.02	0.02	0.02
标准应用液Ⅱ	—	0.4	—	—	—	—

2. 尿蛋白定性检查 取正常或肾中毒家兔的尿液各约 3ml，分别放入试管中，以试管夹夹住试管，在酒精灯上加热至沸腾（注意试管口不要对着人，小心加热，切勿让试管内尿液沸腾溢出）。若有浑浊，加入 5%醋酸 3 滴，再煮沸。若尿变清，说明原先出现的浑浊是由尿内无机盐引起；加酸后若浑浊加重，则表示尿中含有蛋白质，根据尿液浑浊程度可估计尿蛋白量的多少，判断标准为："–" 尿液清晰，不显浑浊，无明显蛋白尿；"+" 尿液出现轻度、白色的浑浊（蛋白质含量 0.01～0.05g%）；"++" 尿液呈稀薄乳样浑浊（蛋白质含量 0.05～0.2g%）；"+++"尿液乳浊，或有少量絮片存在（蛋白质含量 0.2～0.5g%）；"++++"尿液出现絮状浑浊（蛋白质含量＞0.5g%）。

3. 尿液镜检

（1）将收集的尿液吸取一滴置于载玻片上，于显微镜下进行计数，细胞计数至少检查 10 个高倍视野；管型计数至少检查 10 个低倍视野，用最低至最高数报告。如 WBC 2～6 个/高倍视野；管型 0～3 个/低倍视野。

（2）亦可取一定量的尿液分别置于两支离心管中，600r/min 离心沉淀 5min，取尿沉渣涂片，先用低倍镜后用高倍镜观察，计数 10 个不同视野的管型和细胞的近似平均值，其中管型以低倍视野计数。

4. 酚红排泄试验 将 60min 内收集的全部尿液（包括可能在膀胱中最后抽取的尿液），全量置于 500ml 量筒（或刻度烧杯）内，加入 10%氢氧化钠 5ml，并加水至 500ml，混匀后从中取出 10ml 溶液置于试管中，与一系列不同酚红浓度的标准管比较，判定由尿排出的酚红百分比。按表 9-4 配制酚红标准液，可计算出 1h 内排出酚红的百分比（近似值）。

表 9-4 酚红标准液的配制（不同浓度梯度）

管号	1	2	3	4	5	6	7	8	9	10
0.001%酚红（ml）	0.5	1.0	1.5	2.0	2.5	3.0	3.5	4.0	4.5	5.0
0.05%氢氧化钠（ml）	9.5	9.0	8.5	8.0	7.5	7.0	6.5	6.0	5.5	5.0
标准浓度值（%）	5	10	15	20	25	30	35	40	45	50

（二）试剂的配制方法

1. 测定血清尿素氮的试剂

（1）二乙酰一肟-氨硫脲液：称取二乙酰一肟 600mg，氨硫脲 30mg，蒸馏水溶解并加至 100ml。

（2）酸混合液：浓磷酸（85%～87%）35ml，浓硫酸 80ml，慢慢滴加于 800ml 水中，冷却后加水至 1000ml。

（3）尿素氮标准液的制备：①储存液（1mg 氮/ml），称取分析纯尿素 2.143g，加 0.005mol/L 硫酸溶解，并加至 1000ml，置冰箱内保存。②尿素氮标准应用液Ⅰ（0.025mg 氮/ml），吸取尿素氮标准储存液 2.5ml，加 0.005mol/L 硫酸至 100ml。③尿素氮标准应用液Ⅱ（0.025mg 氮/ml），吸取尿素氮标准应用液Ⅰ20ml，加 0.005mol/L 硫酸至 100ml。

2. 注意事项

（1）血清、标准液等试剂量应准确加入。

（2）加入标准应用液Ⅱ之后，应不超过 2min，立即放入沸水中进行后面的操作。

（3）煮沸及冷却时间应准确，否则颜色反应会出现消退。

（4）正常家兔血清尿素氮为 14～20mg%，急性汞中毒性肾病家兔血清尿素氮为正常值的 1～2 倍。

四、急性肾衰竭治疗的临床进展

近年来虽然 ARF 的诊疗技术取得了长足的进步，但是 ARF 的预后仍然不容乐观，成人 ARF 的死亡率约为 50%，儿童稍低，但也在 30%以上，重症 ARF 的死亡率更高，为 50%～70%。这可能与 ARF 的基础疾病谱发生了变化，单纯 ARF 比例下降，有肾外并发症的 ARF 增多有关。另外，过去的致死病因多为技术进步而使患者能够生存至 ARF 的发生以及患病人口组成中老年人增多等诸多因素。

1. 对症支持治疗　量出为入补充液体，预防和/或纠正肾缺血及二次打击等仍是目前 ARF 患者对症支持治疗的要点，充足补充液体对于肾前性 ARF 和对比剂肾损伤防治作用已获肯定。某些药物（如选择性多巴胺受体 1 激动剂非诺多泮、自由基清除剂、抗氧化剂及己酮可可碱等）的早期使用，可能对急性肾小管坏死产生一定的预防作用，但未获得前瞻性随机对照研究证实。重组人促红细胞生成素目前广泛用于治疗慢性肾病患者的贫血，但其在治疗 ARF 方面的疗效尚不明确。体外试验和动物实验显示，EPO 有促进肾功能恢复、降低 ARF 死亡率的功效，但近期在美国进行的一项回顾性队列研究中，EPO 并没能降低 ARF 患者的输血率，肾功能的恢复情况也不显著。有关 EPO 在 ARF 患者中的疗效分析尚有待于随机对照研究来评价。

2. 肾替代治疗（RRT）**或血液净化疗法**（BP）　血液净化疗法是 ARF 治疗的一个重要组成部分，包括腹膜透析（peritoneal dialysis，PD）、间歇性肾脏替代治疗（intermittent renal replacement therapy，IRRT）、连续性肾脏替代治疗（continuous renal replacement therapy，CRRT）及延长每日血透（extended daily dialysis，EDD）等。

（1）腹膜透析：虽然与 CRRT 比较，目前 PD 较少用于危重急性肾损伤（AKI）的治疗。但由于 PD 价格低廉，操作简便，且不需要使用抗凝剂，所以在经济欠发达的国家和地区，PD 仍是治疗 ARF 的一种常用方法。而且，儿童血管较细，不适合做血管通路，但其腹膜面积与体重之比约为成人的 2 倍，腹膜透析效果较成人理想，且患儿活动、饮食基本不受限。因此，本法尤适于儿童肾替代治疗。

（2）间歇性肾脏替代治疗和连续性肾脏替代治疗：20 世纪 40 年代以来，血液透析治疗的出现大大降低了 ARF 患者的死亡率。然而，随着间断血液透析（intermittent hemodialysis）技术在临床上的广泛开展，这种治疗的不足之处也逐渐显现：主要是间断血液透析引起的患者血流动力学不稳定或加重原有血流动力学障碍所导致的不耐受。此外，Myers 和 Moran 指出，透析所致的血流动力学不稳定能直接促进肾损害，其原因可能是血液透析使肾脏血流进一步下降。

（3）延长每日血透：可看作间断血液透析和 CRRT 的折中方案，既有与间断血液透析类似的快速溶质清除作用，又有 CRRT 的心血管耐受性，且比 CRRT 的抗凝剂使用剂量低，无须昂贵的 CRRT 机器、特配的无菌置换液等。但目前尚缺乏关于 EDD 与 CRRT 比较的前瞻性随机对照研究资料。

ARF 目前的诊断治疗形势依然严峻，诊断上主要是缺乏统一的诊断标准；血肌酐、BUN 等传统标准不能及时、准确反映肾功能的变化；而大多数新兴的实验室检查并不能马上适应临床的需要，治疗仍以 RRT 为主，但是在方式、剂量上仍无统一的意见。总之，ARF 的防治是一项重要而艰巨的课题，仍有许多问题有待解决。

五、练 习 题

1. 下述不是急性肾衰竭时能见到的尿液变化的选项是：

A. 比重＞1.020

B. 尿渗透压＞700mOsm/L

C. 尿钠含量＜20mmol/L

D. 尿/血肌酐比值＜40：1

E. 以上都能见到

2. 判断慢性肾衰竭的最佳指标是：

A. 高血压　　B. 贫血程度

C. 血液 pH　　D. 血清非蛋白质氮（NPN）

E. 内生肌酐清除率

3. 肾功能不全时易引起出血的主要原因为：

A. 凝血因子大量消耗

B. 血小板减少和功能障碍

C. 继发性纤溶功能增强

D. 抗凝血因子如 ATIII等增多

E. 以上都不对

4. 与肾性骨营养不良的机制无关的选项是：

A. PTH 增多

B. 肾小管磷重吸收增加

C. 酸中毒

D. 1,25-二羟维生素 D_3 缺乏

E. 以上都相关

5. 能使肾小球有效滤过率下降的主要因素是：

A. 肾血流减少，肾小管阻塞

B. 血浆胶体渗透压下降

C. 出球小动脉收缩

D. 入球小动脉舒张

E. 滤过面积减小

6. 肾小球滤过率下降不会出现：

A. 氮质血症

B. 高磷血症

C. 抗原增高型酸中毒

D. 菊糖清除率下降

E. 高血氯性酸中毒

7. 近曲小管功能障碍时会出现：

A. 肾性糖尿　　B. 低渗尿

C. 多尿　　D. 等渗尿

E. 肾性尿崩症

8. 肾髓袢功能障碍时会出现：

A. 肾性糖尿　　B. 氨基酸尿

C. 磷酸盐尿　　D. 低渗尿

E. 肾小管性酸中毒

9. 肾远曲小管功能障碍时容易发生：

A. 正常血氯性酸中毒

B. 高钾血症及肾小管性酸中毒

C. 低比重尿
D. 尿氨增多
E. 血碳酸氢钠升高
10. 肾集合管损害时容易发生：
A. 肾性糖尿　　B. 氨基酸尿
C. 肾小管性蛋白尿　　D. 肾性尿崩症
E. 磷酸盐尿
11. 引起肾前性肾衰竭的病理因素是：
A. 汞中毒　　B. 急性肾炎
C. 肾血栓形成　　D. 休克
E. 尿路梗阻
12. 原尿回漏是由于：
A. 肾小管阻塞
B. 原尿流速缓慢
C. 肾小管上皮细胞坏死
D. 肾间质水肿
E. 尿量减少
13. 急性肾衰竭发生的主要机制是：
A. 原尿回漏入间质
B. 肾小球滤过功能障碍
C. 肾小管阻塞
D. 肾细胞肿胀
E. DIC
14. 急性肾衰竭最严重的并发症是：
A. 高钾血症　　B. 氮质血症
C. 低钠血症　　D. 代谢性酸中毒
E. 水中毒
15. 慢性肾衰竭患者在快速纠正酸中毒后会发生手足搐搦，是由于：
A. 促进肠道形成磷酸钙
B. 肠道钙吸收减少
C. 促进血磷浓度升高
D. 钙解离度降低
E. 抑制骨骼脱钙
16. 尿毒症患者发生口臭是由于：
A. 硫醇所致
B. 酮体增多，丙酮排出
C. 过度换气时呼出的 CO_2
D. 细菌在咽部繁殖
E. 随唾液排出尿素，后者分解产生氨
17. 肾小球滤过膜面积减少可见于：
A. 急性肾小球肾炎　　B. 肾病综合征
C. 肾盂积水　　D. 肾中毒
E. 以上都不是
18. 属于功能性急性肾衰竭病因的是
A. 肾中毒
B. 肝肾综合征
C. 肾移植急性排异反应
D. 急性肾小球肾炎
E. 慢性肾小球肾炎
19. ARF 时，肾毒性损伤的特点是：
A. 肾小管各段均可受累
B. 并非每个肾单位都受累
C. 肾上皮细胞与基底膜均受损
D. 主要损伤上皮细胞，基底膜可完整
E. 主要是由于肾持续缺血
20. 非少尿型 ARF 尿量相对较多的机制是：
A. 尿浓缩稀释功能障碍
B. 尿浓缩功能障碍
C. 尿稀释功能障碍
D. GFR 下降
E. 渗透性利尿

（杨安宁　姜怡邓）

第十章　乳腺癌分子诊断

一、实验目的与要求

1. 了解恶性肿瘤的发生机制。
2. 了解乳腺癌的病因及发病机制。
3. 熟悉乳腺癌分子诊断实验原理。
4. 了解乳腺癌分子靶向治疗在临床上的应用。

二、实 验 内 容

（一）乳腺癌相关知识回顾

乳腺癌是女性最常见的恶性肿瘤之一。在我国，乳腺癌发病率呈逐年上升趋势，北京、上海等大城市乳腺癌的发病率已跃居女性恶性肿瘤首位。

1. 恶性肿瘤发生的机制　对于肿瘤发生的分子机制，起先人们认为是由于感染了某些病毒后由病毒癌基因所致，后来发现在人的正常细胞中本来就存在癌基因，作用是促进细胞的生长和增殖，阻止细胞分化、抵抗凋亡。细胞中癌基因（又称原癌基因）的异常表达，是肿瘤发生的重要分子机制。再后来发现细胞中还存在抑制肿瘤发生的抑癌基因，抑癌基因通常抑制增殖，促进分化，诱发凋亡，抑癌基因失活导致功能异常，在肿瘤发生中占有重要地位。此外，细胞在增殖过程中由于某种因素而使 DNA 在复制过程中产生碱基错配的基因，由于细胞 DNA 修复功能的丧失而无法得到校正，致使肿瘤发生。随着近代分子生物学理论和实验技术的发展，对肿瘤发生机制的研究已进入到分子水平，从而建立了分子肿瘤学。分子肿瘤学认为，恶性肿瘤是一种涉及基因改变的疾病。这一理论对肿瘤发生机制的研究，对肿瘤的基因诊断、治疗和预防都起到了巨大的推动作用。恶性肿瘤的发生、发展是多个原癌基因与抑癌基因突变累积的结果，经过起始、启动、促进和癌变几个极端逐步演化而产生。在癌变多阶段性演变过程中，常积累了一系列基因的突变，可涉及不同染色体上多种基因的变化，包括癌基因、抑癌基因、基因组维护基因、细胞周期调控基因等。如 FMC-7 和 CD23 是淋巴瘤最常见的表达模式；人类胰腺癌细胞中 α-FGF 与 β-FGF 的出现与进展期肿瘤明显相关；由于细胞癌基因 *ABL* 发生染色体易位产生异常基因 *BCR-ABL*，在 95%的慢性髓性白血病（CML）患者中都伴随有融合基因 *BCR-ABL* 的产生等。

2. 乳腺癌的病因及发病机制

（1）乳腺癌的病因：迄今为止，乳腺癌的确切病因尚不完全清楚，但是，大量研究证明有不少因素与乳腺癌的发生密切相关。乳腺是多种内分泌激素的靶器官，如雌激素、孕激素及泌乳激素等，其中雌酮及雌二醇与乳腺癌的发生密切相关。营养过剩、肥胖、脂肪饮食等可加强或延长雌激素对乳腺上皮细胞的刺激，从而增加发病机会。绝经前和绝经后雌激素是刺激发生乳腺癌的明显因素。此外，某些乳房良性疾病与乳腺癌的发生有一定关系。

（2）乳腺癌的发病机制

1）遗传因素：研究发现，女性乳腺中有相当一部分患者是由遗传基因的传递所致，即发病年龄越小，遗传倾向越大。

2）基因突变：目前对癌基因及其产物与乳腺癌发生和发展的关系已得出结论。有数种癌基因参与乳腺癌的形成。正常细胞第一次引入癌基因不一定发生肿瘤，可能多次引入才发生癌变。癌基因不仅在启动阶段参与细胞突变，而且在乳腺癌形成后仍起作用。在正常乳腺上皮细胞-增生-癌变过程中，可能有不同基因参与。①放射线照射可引起基因损伤，使染色体突变，导致乳腺癌发生。②内分泌激素对乳腺上皮细胞有刺激增生作用，乳腺中的胆固醇及其氧化产物，即胆固醇环氧化物可诱发乳腺上皮细胞增生，且胆固醇环氧化物本身便是一种致突变、致癌、有细胞毒性的化合物。③外源性激素，如口服避孕药，治疗用雌激素、雄激素等，均可引起体内上述内分泌激素平衡失调。④饮食成分和某些代谢产物（如脂肪）与乳腺癌的发生有一定关系。

3）机体免疫功能下降：机体免疫力下降，不能及时清除致癌物质和致癌物诱发的突变细胞，是乳腺癌发生的宿主方面的重要因素之一，随着年龄的增加，机体的免疫功能尤其是细胞免疫功能下降，这是大多数肿瘤包括乳腺癌易发生于中老年的原因之一。

4）神经功能状况：有研究表明，高级神经系统过度紧张，可能为部分乳腺癌致癌剂的诱发突变提供有利条件。

目前研究发现，与乳腺癌发生相关的基因有 *BRCA1*、*BRCA2*、*p53*、*HER2*、*TGFα* 等。*BRCA1* 和 *BRCA2* 被认为是与乳腺癌关系最密切的抑癌基因。

3. 乳腺癌的病理　乳腺癌的癌组织形态较为复杂，类型众多，往往在同一块癌组织中，甚至同一张切片内可有两种以上类型同时存在。目前国内外的乳腺癌病理分类，在实际应用中仍未统一。国内乳腺癌病理分类如下。

（1）非浸润性癌：指癌瘤最早阶段，病变局限于乳腺导管或腺泡内，未突破基底膜时称非浸润性癌。

（2）早期浸润性癌：从非浸润性癌到浸润性癌是一个逐渐发展的过程。其间经过早期浸润阶段，根据形态的不同，分为以下两类。

1）早期浸润性小叶癌：小叶原位癌穿过基底膜，向小叶内间质浸润，但尚未浸润至小叶范围之外（图 10-1）。

2）早期浸润性导管癌：导管内癌少量癌细胞突破导管基底膜，向间质浸润，但浸润范围小（图 10-2）。

浸润性癌的癌组织向间质内广泛浸润，形成各种形态癌组织与间质相混杂的图像。浸润性癌又分为特殊型浸润性癌和非特殊型浸润性癌。非特殊型浸润性癌又根据癌组织和间质比例多寡分为单纯癌、硬癌、髓样癌。

根据乳腺的癌征性靶标分子[激素受体、人表皮生长因子 2（HER2）]等的表达特点，又可分为管腔 A 型[雌激素受体（ER）$^+$和/或孕酮受体（PR）$^+$，HER2$^-$]乳腺癌、管腔 B 型[ER$^+$和/或 PR$^+$，HER2$^+$]乳腺癌、HER2 型（ER$^-$/PR$^-$，HER2$^+$或扩增）乳腺癌以及三阴型（ER$^-$/PR$^-$/HER2$^-$）乳腺癌等。

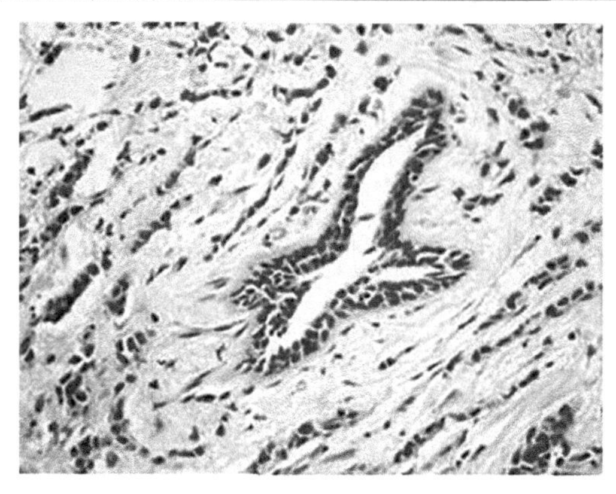

图 10-1　浸润性小叶癌

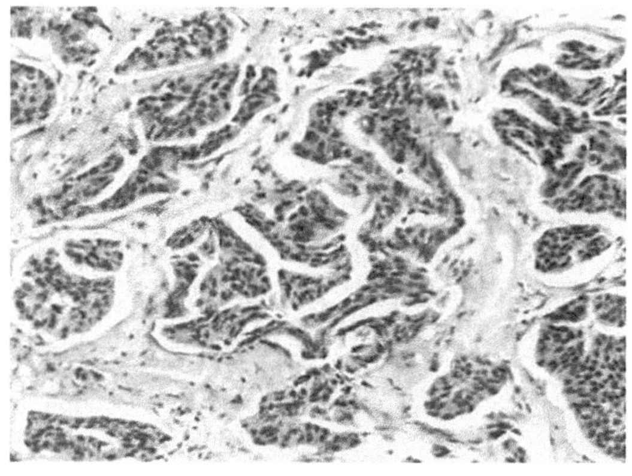

图 10-2　浸润性导管癌

彩图

4. 乳腺癌的临床表现与诊断　乳腺癌早期可无症状，晚期多发生转移。临床表现可分为乳腺局部、区域淋巴结和远处转移的表现。

（1）乳腺肿块：是乳腺癌最常见的症状。早期表现是患侧乳房出现无痛、单发的小肿块；肿块质硬，表面不光滑与周围组织分界不清楚，在乳房内不易被推动，随着肿瘤增大，可引起乳房局部隆起。

（2）局部扩展表现：若累及乳房悬韧带，可使其缩短，可把乳头牵向癌肿一侧，进而可使乳头扁平、回缩、凹陷；癌肿继续增大，如皮下淋巴管被癌细胞堵塞，引起淋巴回流障碍，出现真皮水肿，皮肤呈橘皮样改变。

（3）淋巴转移表现：主要表现为区域淋巴结肿大。

（4）远处转移表现：乳腺癌转移至肺、骨、肝时，可出现相应的症状。

详细采集病史及临床检查后，大多数乳房肿块可得出诊断。无痛性肿块是乳腺癌最常见的首发症状，大多数肿块往往是无意中被发现，而部分患者在发现肿块时已经处于中、晚期。因此，重视乳腺癌的危险因素，定期乳房自查和体检对早期发现乳腺癌有重要意义。

5. 分期

Ⅰ期：原发肿瘤≤2cm，淋巴结无转移。

Ⅱ期：原发肿瘤＞2cm，有腋淋巴结转移，淋巴结活动。

Ⅲ期：原发肿瘤＞5cm，有腋淋巴结转移，淋巴结固定。

Ⅳ期：原发肿瘤期任何大小锁骨上或锁骨下淋巴结转移、远处转移。

6. 乳腺癌的治疗　近几年，多采用包括外科手术、化学疗法、放射线疗法、内分泌治疗和生物靶向治疗等多学科的综合治疗。传统的肿瘤治疗方法（如化学疗法、放射性疗法及外科手术）虽然取得了一定的疗效，但由于这些治疗手段缺乏靶向性，在治疗过程中会杀死大量的正常组织细胞，从而导致如机体免疫力下降等副作用，所以肿瘤靶向治疗越来越受到学界的重视，目前已经成为肿瘤治疗的研究热点。

7. 基因分子诊断　目前，肿瘤标志物的检测尽管存在着特异性和灵敏性不够高等问题，但为临床医师普查、筛选诊断、决定是否进行特检以及手术治疗，提供了重要依据。近年发现，具有临床应用前景的血液乳腺癌细胞相关标志物有乳腺珠蛋白、抑癌基因 *BRCA1* 和 *BRCA2*、细胞角蛋白、MUC1 黏蛋白、*maspin* 基因、HER2、CD24 与 CD44。然而，由于肿瘤细胞本身的异质性，单纯依靠某一种乳腺癌标志物对乳腺癌细胞进行检测，难以保证其阳性检出率，通过对各种标志物的组合，实现血液中乳腺癌标志物的联合检测是将来的发展方向。

8. 乳腺癌的分子诊断及靶向治疗相关知识介绍

（1）肿瘤的分子诊断：分子诊断是指应用分子生物学方法检测患者体内遗传物质结构或表达水平变化而做出诊断的技术。分子诊断的主要技术有核酸分子杂交、聚合酶链反应和生物芯片技术等。分子诊断在肿瘤的易感性预测、病因检测、无症状患者筛检和疾病分期及预后判断等方面均展示了较广阔的应用前景。在癌变多阶段性演变过程中，常积累了一系列基因的突变，可涉及不同染色体上多种基因的变化，因此肿瘤分子诊断的研究重点仍然是肿瘤易感基因的检测。另外，还包括癌基因、抑癌基因、基因组维护基因和细胞周期调控基因检测研究。肿瘤分子诊断的途径：①染色体不稳定分析。②染色体微卫星异常分析。③端粒酶活性的检测。④肿瘤易感基因的检测。⑤肿瘤相关基因扩增、过表达、突变、缺失的检测。⑥肿瘤相关基因蛋白质水平的检测。⑦表观遗传修饰的检测。⑧肿瘤基因表达图谱等。迄今为止，肿瘤分子诊断不能完全取代目前所用的实验诊断方法。首先，绝大多数肿瘤不具有遗传性，在绝大多数肿瘤中尚未发现肿瘤特异的基因突变；其次，与肿瘤相关的癌基因或抑癌基因的变异是后天获得的，基因组改变常常只局限于肿瘤细胞基因组，其他组织细胞甚至癌旁组织细胞基因没有相应的变异。因此，肿瘤的分子诊断不仅要开展肿瘤组织细胞的基因检测，而且要开展外周血或其他组织细胞的各种分子水平的检测研究。其中寻找特异性强的肿瘤分子标志物和灵敏度高的早期诊断方法是目前临床亟待解决的问题。

（2）肿瘤分子靶向治疗：肿瘤分子靶向治疗是在细胞分子水平上，针对明确的致癌位点（该位点是肿瘤细胞内部的特异蛋白分子，也可以是基因片段），来设计相应的治疗药物，药物进入体内特异性地选择与这些致癌位点结合并发生作用，导致肿瘤细胞特异性死亡，肿瘤周围的正常组织细胞不受影响。随着近年来分子生物学技术的不断发展，肿瘤分子靶向治疗技术有了长足的进步。该领域主要包括具有靶向性的针对某些特定细胞标志物的单克隆抗体、表皮生长因子受体阻断剂、针对某些癌基因和癌的细胞遗传学标志的药物、抗肿瘤血管生成的药物、抗肿瘤疫苗、基因治疗等。

肿瘤靶向治疗的基本要求是药物在肿瘤部位有相对较高的浓度，能存留较长时间，对肿瘤细胞具有较强的杀伤活性。靶向治疗药物须兼有体内分布的特异性与对靶细胞作用的特异性。单克隆抗体是由单个细胞增殖形成的细胞群所产生的抗体，针对单一抗原决定簇的，具有很强的专一性。单克隆抗体之所以能成为新一代靶向载体，是因为其体积小（能更有效地透入肿瘤）、分子小、半衰期短，所携带的“弹头”脱离后，可较快被清除；穿透性好，能穿过血脑屏障，因而使用单克隆抗体偶联物能更好地达到治疗目的。单抗靶向药物是利用单克隆抗体对肿瘤表面相关抗原或特定的受体特异性识别，从而把药物直接导向肿瘤细胞，提高药物的疗效，降低药物对循环系统及其他部位的毒性。

（3）HER2 与乳腺癌：HER2 是一个与乳腺癌预后密切相关的生物学指标，可预测肿瘤对某些药物治疗的敏感性，同时 HER2 在乳腺癌发病机制中起促进乳腺癌细胞生长的作用。HER2 是人表皮生长因子受体-2 的缩写。正常细胞内，HER2 蛋白将生长信号从细胞外发送至细胞内。这些信号告诉细胞进行生长和分裂。它们的类似香蕉样结构在氨基端表现为高亲和性并具较窄的特异性，可连接到 HER1、HER3 和 HER4 上，羧基端表现为低亲和性连接到 HER2 上，HER2 就成为较广特异性共受体，可以被很多生长因子激发而扩增信号。复杂的信号网络控制了细胞的生长分化和存活。若能把 HER2 的信号功能敲除，就能削弱或减少恶性肿瘤细胞的生长。基于以上的认识，科学家终于成功地进行了 HER2 单克隆抗体的制备，并在实验室检测了单克隆抗体的生物活性。人体研究表明，HER2 阳性患者与阴性患者相比，其肿瘤的侵袭性增加，出现阳性淋巴结、早期转移和死亡的危险性均增加。针对其过度表达的单克隆抗体药物曲妥珠单抗（herceptin）已在临床使用。同时该基因扩增或其产物过表达与预后不良直接相关，故现已作为临床判断乳腺癌预后的一个指标。

同时，*HER2* 基因呈阳性反应与乳腺癌的密切相关性，第一个针对 *HER2* 基因的靶向治疗药物——曲妥珠单抗，其问世是乳腺癌治疗史上的里程碑事件。曲妥珠单抗是一种人源化抗体，能特异性地与基因 *HER2* 所表达的蛋白受体在肿瘤细胞膜外结合，从而阻断肿瘤细胞的信息传播通道，达到治疗恶性肿瘤的目的。分子靶向治疗的使用是有严格条件的，它所针对的是特定的靶子。拿曲妥珠单抗来说，在使用前首先要确定乳腺癌患者体内有没有 *HER2* 基因表达的蛋白受体，否则对 *HER2* 基因呈阴性反应的患者，盲目使用只会事倍功半。因此，在乳腺癌患者的前期手术治疗过程中，应常规检测 *HER2* 基因的表达情况，以便为将来的分子靶向治疗创造有利条件。

（二）临床典型病例分析与讨论

【临床病例 10-1】

患者，60 岁，女性。2 年前发现左乳外上象限一直径约为 3cm 的肿物，患者未予重视，肿块逐渐增大，近 1 个月肿块增大至直径 8cm，伴乳房红肿、胀痛，为行手术治疗收住院。入院后行左乳肿物空心针穿刺活检：病理提示浸润性导管癌，*HER2* 检测（+++）。给予曲妥珠单抗联合化疗，肿块逐渐缩小，患者左乳红肿、胀痛症状缓解。

讨论：

（1）检测 *HER2* 基因有什么临床意义？

（2）曲妥珠单抗治疗的理论依据是什么？

【临床病例 10-2】

患者，45 岁，女性。10 年前经手术及术后病理，诊断为右乳浸润性导管癌，分期为 T3N1M0。术后常规化疗后定期复查。1 周前复查腹部 B 超及腹部 CT 提示肝脏多发低密度病变，转移可能性大，行肝脏病灶穿刺活检提示浸润性导管癌，来源于乳腺，*HER2* 检测（+++），行化疗联合曲妥珠单抗治疗，4 周期后复查提示肝脏转移性病灶明显缩小，评价疗效为部分缓解（PR）。

讨论：

（1）*HER2* 基因与乳腺癌有什么关系？

（2）分子靶向治疗有什么优点？

（三）临床乳腺癌患者 *HER2* 基因扩增检测实验

1. 实验材料　乳腺癌手术切除标本（标本经 10%中性甲醛固定，常规石蜡包埋，4μm 切片）、HER2 FISH 检测试剂盒、二甲苯、乙醇、亚硫酸钠、蛋白酶、HCl、丙酮、甲酰胺、枸橼酸盐缓冲液、DAPI 染料等。

2. 实验仪器　荧光显微镜等。

3. 实验方法　荧光原位杂交（fluorescence *in situ* hybridization，FISH）用荧光染料或抗原、半抗原标记的 DNA 或 RNA 探针与细胞中的 DNA 或 RNA 杂交，洗脱未结合的探针后，在荧光显微镜下对杂交信号的大小、数目、定位和分布等进行分析，在产前诊断、肿瘤遗传学等领域应用广泛。

4. 实验步骤

（1）切片常规二甲苯脱蜡、梯度乙醇水化，酸性亚硫酸钠处理，蛋白酶消化，HCl 溶液浸泡，梯度乙醇脱水，丙酮固定，56℃烤片 5min。

（2）加 10μl 探针工作液于组织切片上，73℃变性 5min 后于原位杂交仪中杂交，42℃湿盒杂交过夜 16h。

（3）50%甲酰胺、枸橼酸盐缓冲液、0.1%NP-40 和 70%乙醇溶液漂洗，暗处自然干燥玻片，4′,6-二米基-2-苯基吲哚（DAPI）复染，封片。暗处放置 20min 后在荧光显微镜下观察（图 10-3，图 10-4）。

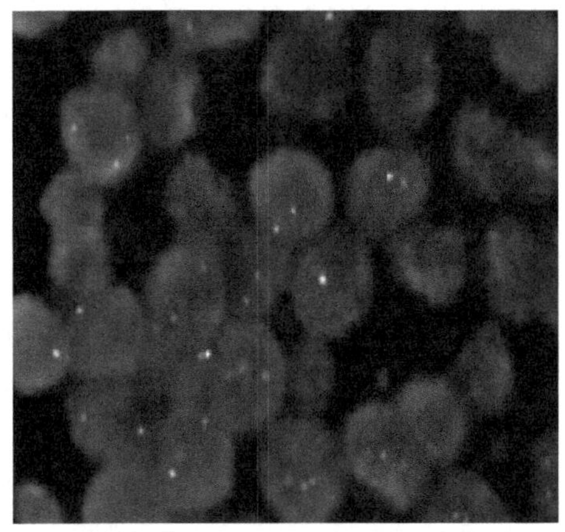

图 10-3　*HER2* 在细胞核中无扩增

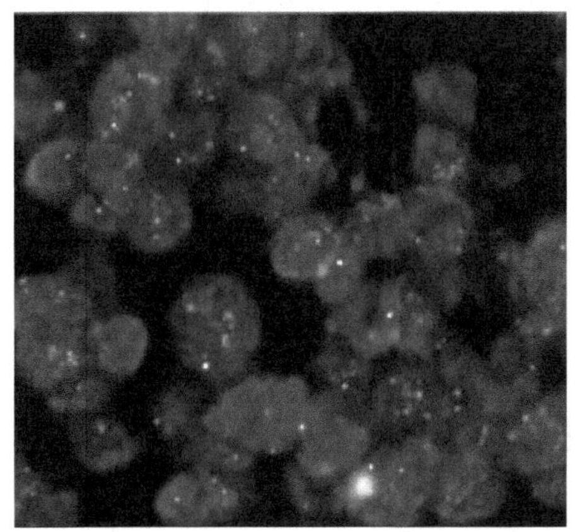

图 10-4　*HER2* 在细胞核中扩增

思考题：

（1）为什么将 *HER2* 作为临床判断乳腺癌预后的一个指标？

（2）为什么说分子靶向治疗使肿瘤治疗进入了一个全新的时代？

（3）乳腺癌患者在进行分子靶向治疗前为什么要进行 *HER2* 基因表达的蛋白受体临床检测？

三、乳腺癌分子生物学诊断的临床进展

乳腺癌的发生、发展与基因的异常改变密切相关，基因的异常改变包括基因突变、基因扩增、基因易位等。研究发现，乳腺癌中最常见的基因突变有 *PIK3CA*、*BRCA*、*EGFR*、*p53* 等基因，这些基因的突变影响着乳腺癌的发生与发展。例如，*BRCA* 基因突变携带者引发其他部位性肿瘤与乳腺癌的概率非常高，因此早期测定 *BRCA1* 与 *BRCA2* 基因可协助筛查高危乳腺癌患者，依据 *BRCA* 基因突变和与乳腺癌发病机制相关的研究结果，积极制订乳腺癌的防治方案，可以提高预后。高表达的 EGFR 能够提示乳腺癌早期复发和预后不

良问题，能够深刻影响今后乳腺癌潜在恶性程度的预防工作与相关研究。除基因突变外，基因扩增在乳腺癌的发生、发展中也起到了关键性的作用。在乳腺癌中 *c-Met*、*Sox2*、*HER2*、*EGFR*、*PIK3CA* 的扩增较为常见，而 *c-Met* 和 *Sox2* 是近年来新发现的以基因扩增形式参与肿瘤的发生及发展。转录因子与肿瘤发生、发展的关系已成为研究的热点，*Sox2* 在维持干细胞增殖、未分化状态领域具有非常重大的作用。研究发现，*Sox2*、*EGFR* 在乳腺癌的进展中发挥相互协同作用，二者的高表达还可以作为预测患者侵袭转移及预后的重要参考标志物。另外，有研究发现，联合检测 *Sox2* 和 *OCT4* 基因，对于预防和判断乳腺癌的恶性程度和预后意义重大，可据此制订合理的治疗方案。目前，*HER2* 作为一项判断乳腺癌预后的独立因子已获得权威认证，且 *HER2* 扩增和/或过度表达也已被确立为有效指标。

近年来，乳腺癌的治疗因靶基因的发现而发生了革命性的变化。相关研究大都基于基因水平，并且能够为乳腺癌的诊断和治疗提供有效指导。目前临床实践中除主要运用形态学诊断以外，已经开始结合分子生物学技术（如免疫组化、原位杂交、RT-PCR 等）进行评估，提供临床需要的生物学标记状态，并通过这些技术对乳腺癌做出比较正确的诊断、分类和预后评估。随着分子生物学技术的迅猛发展，基因表达谱、蛋白质组学、DNA 拷贝数改变或甲基化、染色体改变、基因突变和 microRNAs 分析等为我们更准确地了解乳腺癌生物学特性和评估个体化治疗提供了良好的机遇。一些非编码 RNA（如 miRNA）在肿瘤发生过程中也具有重要作用。但乳腺癌发生、发展的分子病理学机制相当复杂，因此需要在临床实践及科研中不断积累新的经验。

四、练　习　题

1. 下列属于抑癌基因的是：

A. *Rb*　　B. *Ras*　　C. *Mys*

D. *BRCA1*　　E. *Sis*

2. 关于病毒癌基因，论述正确的是：

A. 主要存在于朊病毒中

B. 在体外不能引起细胞转化

C. 可直接合成蛋白质

D. 又称为原癌基因

E. 感染宿主细胞能随机整合于宿主细胞基因组

3. 可检测细胞因子分子量的技术是：

A. 蛋白质印迹法（Western blotting）

B. 3H-dR 掺入法

C. 蛋白质芯片

D. 酶联免疫斑点（ELISPOT）试验

E. 免疫共沉淀

4. 可检测淋巴细胞增殖的技术是：

A. Western blotting　　B. 3H-dR 掺入法

C. 蛋白质芯片法　　D. ELISPOT 试验

E. 免疫共沉淀

5. 女性，55 岁，发现右乳肿物 1 周，查右乳外上象限肿物 1.5cm×1.0cm，质硬，活动度小，最可能的诊断是：

A. 乳腺癌　　B. 乳腺囊性增生病

C. 乳腺纤维腺病　　D. 乳腺结核

E. 乳腺炎

6. 女性，40 岁，月经来潮期间乳房胀痛已有半年。两侧乳房内可触及多个大小不等、质地坚韧的结节状肿块，首先考虑的疾病是：

A. 乳腺癌　　B. 乳房囊性增生病

C. 乳房纤维瘤　　D. 乳管内乳头状瘤

E. 乳房脂肪瘤

7. 女性，56 岁，因左乳外上象限一肿块 2 年，近 1 个月增大明显而来诊。体格检查：左乳外上象限扪及一 6cm×4cm×3cm 大小的肿物，固定，似与胸壁粘连，左侧腋下肿大淋巴结成块状，移动度差，左锁骨上淋巴结肿大，约 2cm×1cm 大小，经其他各项检查，该患者被确诊为乳癌，应属于：

A. 0期 B. Ⅰ期 C. Ⅱ期
D. Ⅲ期 E. Ⅳ期

8. 良性肿瘤与恶性肿瘤的主要鉴别是：
A. 有无包膜 B. 生长速度
C. 分化程度 D. 疼痛程度
E. 有无溃疡

9. 属于分化低乳癌的是：
A. 粉刺癌 B. 乳头状癌
C. 湿疹样癌 D. 胶样癌
E. 腺癌

10. 乳腺癌患者只发现腰椎转移灶，其转移途径是：
A. 经肺循环静脉系统 B. 经淋巴管
C. 经门静脉系统 D. 经椎旁静脉系统
E. 癌栓经胸导管逆流

11. 乳腺癌侵犯乳房悬韧带（Cooper 韧带）后，引起相应的皮肤改变为：
A. 橘皮样变 B. 乳头内陷
C. 表面皮肤凹陷 D. 局部水肿
E. 铠甲状胸壁

12. 乳房发生乳腺癌最常见的部位是：
A. 乳头部位 B. 内上象限
C. 外上象限 D. 内下象限
E. 外下象限

13. 可提示为早期乳癌的表现是：
A. 乳房肿痛 B. 月经紊乱
C. 乳房呈周期性胀痛 D. 乳房内多个肿块
E. 乳房内单个无痛性肿块

14. T3N0M0 主要治疗方法是：
A. 放射治疗
B. 化学治疗
C. 手术治疗+新辅助化疗
D. 内分泌治疗
E. 免疫治疗

15. 乳头内陷常见于：
A. 急性乳腺炎 B. 乳房囊性增生病
C. 肝脏疾病 D. 口服甲基睾丸素
E. 乳头先天性发育不良或乳腺癌

（张 茜 李建宁）

第十一章　产 前 诊 断

一、实验目的与要求

1. 掌握产前诊断的概念及适用范围。
2. 了解产前诊断的基本方法及最新进展。
3. 掌握羊水染色体制备的方法及注意事项。

二、实 验 内 容

（一）产前诊断相关基础知识回顾

1. 产前诊断的概念及适用范围　产前诊断又称宫内诊断，是在遗传咨询的基础上，在胎儿出生之前，以羊膜腔穿刺术和绒毛膜绒毛吸取术等技术为主要手段，对羊水、羊水细胞及绒毛细胞等进行遗传学和生化分析，以判断胎儿的染色体或基因是否正常，以便发现患严重遗传病或先天性疾病的胎儿，并决定是否采用选择性流产，防止患病儿出生。产前诊断是一个正迅速发展，技术不断完善的新领域，是围产医学的重要组成部分，对提高人口素质，实行优生优育具有重要意义。孕妇有下列情况之一者应进行产前诊断：①年龄≥35岁。②有习惯性流产、死胎史。③妊娠早期有胎儿致畸因素接触史；有放射线或化学诱变剂接触史；妊娠中期有肝炎、腮腺炎、流感、风疹、巨细胞病毒感染及有弓形虫感染；孕期曾服用大量抗生素。④羊水过多。⑤有分娩染色体异常儿史。⑥夫妇之一为染色体平衡易位或嵌合体者。⑦有神经管畸形或肢体畸形儿分娩史。⑧有先天性代谢异常患儿分娩史。⑨夫妇之一是 X-连锁遗传病患者或致病基因携带者，或有 X-连锁遗传病家族史。⑩家族中有或曾分娩单基因病患者或携带者。

2. 产前诊断方法　产前诊断方法可分为三类五个水平（从形态学、染色体、酶学、代谢产物和基因）进行产前诊断。

（1）形态学水平检查采用特殊仪器检查胎儿是否有畸形，如用 X 线片或体表造影，B 型超声扫描间接观察；或胎儿镜下直接观察。

1）X 线检查主要用于检查 18 周以内胎儿骨骼先天畸形。但因 X 线对胎儿有一定影响，现已极少使用。

2）超声检查是一项简便、对母体无痛无损伤的产前诊断方法。B 型超声应用最广，利用超声检查能做出产前诊断或排除性诊断（表 11-1）。此外，还可直接对胎心和胎动进行动态观察，并可摄像记录分析，亦可做胎盘定位，选择羊膜腔穿刺部位，可引导胎儿镜操作，采集绒毛和脐带血标本供实验室检查。

3）胎儿镜（fetoscope）：又称羊膜腔镜，是一种带有羊膜腔穿刺的双套管光导纤维内镜，能直接观察胎儿，可于妊娠 16～20 周进行操作。其主要用于胎儿血的取样、活检和产前诊断。利用皮肤活检可诊断 8 种以上的遗传性皮肤病，也可对胎儿形态异常进行观察。此外，胎儿镜还可判定胎儿性别和对某些遗传病进行宫内治疗。由于 B 超的应用，此方法已少用。

表 11-1 B 超产前诊断

产前诊断	临床表型
水肿	水肿胎；羊水过多或羊水过少
面部及颈部缺陷	肋裂囊；唇裂、腭裂；胎儿水囊状淋巴管瘤；眼距宽；小颌
中枢神经系统发育异常	无脑儿；脑膜脑膨出；全前脑无裂畸形；脑积水；脊柱裂；小头畸形
胸部异常	先天性心脏病；先天性肺腺囊瘤样畸形；先天性膈疝；胎儿胸腔积液；小胸腔；胎儿胸部发育不全
腹部异常	十二指肠闭锁；食管闭锁；腹裂畸形；脐膨出
肾脏发育异常	多囊肾；肾发育不全；肾盂积水
肢体发育异常	无指（趾）畸形；缺指（趾）；多指（趾）；缺肢畸形；前肢骨发育不良
骨骼发育不良	软骨发育不良；小儿磷酸酶过少症；脊柱后凸；成骨发育不全；短肋-多指综合征；先天性脊柱骨髓发育不良；胎儿致死性骨发育不良；遗传性血小板减少症伴桡骨缺失

（2）采用母体血、尿等特殊检查，间接诊断胎儿先天性疾病。孕期少量胎儿血细胞、可扩散的代谢产物及蛋白质、酶，可通过胎盘进入母血循环，这是母血、尿可作某些疾病产前诊断的基础。如测定母血甲胎蛋白（AFP）诊断胎儿神经管畸形（NTD），测定孕妇尿甲基丙二酸诊断胎儿甲基丙二酸尿症。

（3）直接获取胎血、羊水或胎儿组织来诊断胎儿疾病

1）羊膜腔穿刺术：又称羊水取样。抽取羊水最佳时间是妊娠 16～22 周（图 11-1）。因为此时羊水量多、胎儿浮动，穿刺时进针容易，且不易伤及胎儿。羊水中有胎儿脱落细胞，经体外培养后，可进行染色体分析、酶和蛋白质检测、性染色质检查，也可不经培养，用微量技术做酶和蛋白质分析或直接提取 DNA 行基因诊断。

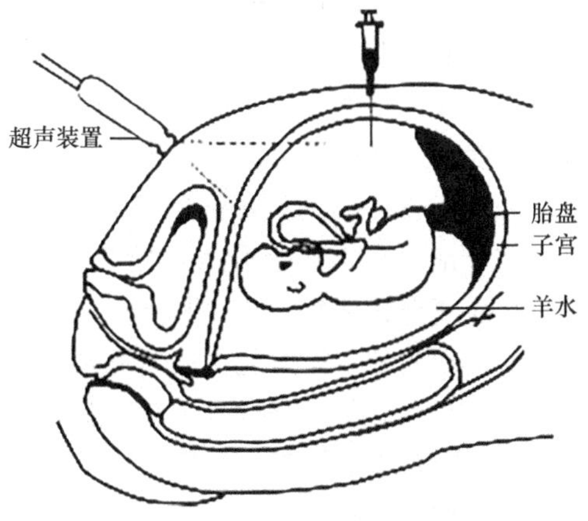

图 11-1 羊膜腔穿刺术（经腹）

2）绒毛膜绒毛吸取术（chorionic villus sampling，CVS）：绒毛吸取可经宫颈部取样，最好在 B 超监视下进行（图 11-2）。绒毛膜绒毛吸取术一般于妊娠 10～12 周时进行。绒毛枝经处理（与蜕膜严格分离）或经短期培养后进行染色体分析、酶和蛋白质检测和直接提取 DNA 进行基因分析。但由于绒毛为胚外组织，不能区分限制性胎盘嵌合体，仅获得细胞，不能通过上清液检测 AFP 等，因此临床应用有一定限制。

3）脐带穿刺术：经母腹抽取胎儿静脉血，可在 B 超引导下于孕中期、孕晚期进行。这项技术在我国已远较国外普及，成功率高也较安全。脐血可做染色体或血液学的各种检查，亦可用于因羊水细胞培养失败，DNA 分析无法诊断而能用胎儿血浆或血细胞进行生化检测的疾病，或在错过绒毛和羊水取样时机下进行。在一些情况下，可代替基因分析。

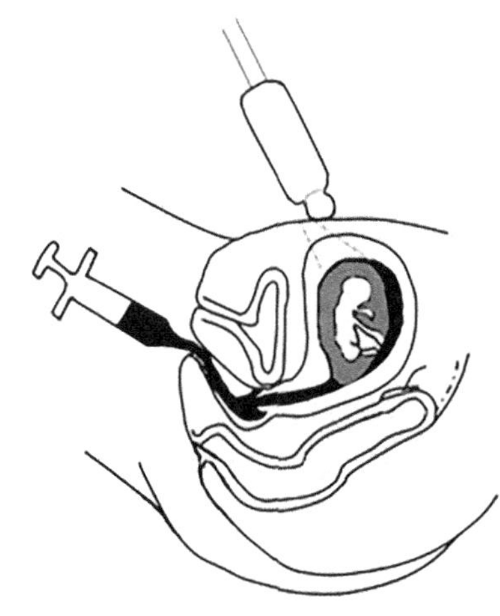

图 11-2　绒毛膜绒毛吸取术

4）母血中胎儿遗传物质检查：孕妇外周血分离胎儿细胞是一项非创伤性产前诊断技术（noninvasive prenatal testing，NIPT），并易于被孕妇接受。孕妇外周血中的胎儿细胞至少有 3 种，即滋养叶细胞、有核红细胞和淋巴细胞。目前许多学者都致力于解决胎儿细胞的识别、富集和如何排除母血的“污染”等。目前母血中胎儿遗传物质检查主要包括两个方面，一是胎儿有核红细胞，二是胎儿游离 DNA（cffDNA）。由于胎儿有核红细胞仅占母体外周血中有核细胞的 $1/10^9$～$1/10^5$，因此极大地限制了该方法的应用。目前临床上主要以胎儿游离 DNA 作为 NIPT 的主要检测材料。cffDNA 主要是来源于胎盘滋养层细胞，占母体血循环总 DNA 的 5%～30%，片段比较小，长度在 75～250bp，从妊娠 7 周开始可检测到，随着孕周增大而增高。目前应用该技术可以准确地检测出 13-三体综合征、18-三体综合征和唐氏综合征（21-三体综合征）。

5）荧光原位杂交技术的应用：荧光原位杂交（fluorescence *in situ* hybridization，FISH）技术是以荧光素标记取代同位素标记而形成的一种新的原位杂交方法。它利用已知碱基序列的非同位素标记探针，依据碱基配对原理，通过免疫细胞化学检测体系在组织切片、细胞间期细胞核或染色体等标本上进行 DNA 的定性、定位及定量分析，具有快速、安全、灵敏度高，特异性强等优点，不仅能显示染色体中期分裂象，还能显示间期核细胞。

传统的绒毛或羊水细胞遗传学诊断具有一些无法克服的局限性，如取材时间有限、培养耗时长、技术稳定性较差等，间期 FISH 技术能够较好地解决上述问题，可在孕 9 周之后任何时间进行取材，采用 13、18、21、X、Y 染色体特异性探针，应用间期绒毛或羊水细胞进行 FISH 分析，不仅能够分析大量细胞以获得足够多信息，而且可于取材之后 24h 内获得结果，对胎儿非整倍体进行快速产前诊断。该法具有快速、简便、特异性强、敏感度高的优点，目前已广泛应用于产前诊断。

6）植入前诊断（preimplantation diagnosis）：是利用显微操作技术和 DNA 扩增技术对植入前胚泡进行遗传学分析，检测结果无遗传异常时将正常胚胎移植入母体子宫继续发育，从而获得正常胎儿的诊断方法。获得植入前胚胎的主要方法有子宫冲洗和体外授精。植入前诊断的基本技术包括以下三种。①卵裂球的微活检：从 2～8 个细胞期的胚胎细胞中分离出单个细胞进行检测。②胚胎的冻存：如果微活检技术快速，亦无需冻存即可送回子宫。③卵裂球的培养：其目的在于得到更多的细胞，有利于诊断。目前已有用酶超微量分析测定次黄嘌呤鸟嘌呤磷酸核糖基转化酶（HGPRT）诊断莱施-奈恩（Leach-Nyhan）综合征；用 PCR 技术对镰状细胞贫血、甲型血友病、进行性假肥大性肌营养不良（DMD）、β-地中海贫血等单基因遗传病进行产前诊断，虽然目前仅有个别成功先例，操作难度大，还不能广泛用于临床，但前景诱人。

3. 常见先天性疾病的产前诊断　在先天性疾病中，较常见的有染色体病、神经管缺陷和代谢性遗传病。临床表现为发育畸形，胚胎或胎儿宫内死亡，导致流产、早产、死胎、死产或新生儿死亡。幸存者表现为不同的畸形、功能障碍、智力发育不全。如能对先天性疾病进行产前诊断，即可防止患儿出生，对家庭及社会均有极大好处。

（1）神经管缺陷的产前诊断：神经管缺陷（NTD）是指胎儿期神经管闭合障碍或闭合后因其他原因再度穿孔所致的一组中枢神经系统畸形，包括无脑畸形、开放脊柱裂及脑膜脑膨出等。我国 NTD 的发生率为 0.66‰～10.53‰，平均为 2.74‰。

1）孕妇血 AFP 测定作为初步筛选，如孕妇血 AFP 大于同期正常孕妇水平 2 个标准差者，即再次复查，如仍明显升高者，作羊水 AFP 测定。

2）孕 16～22 周进行羊膜腔穿刺术，测定羊水中 AFP 的含量，如超过正常值 3～5 个标准差及以上，NTD 的诊断即可成立。通过 AFP 测定，约 90%的 NTD 可以得到确诊。

3）羊水乙酰胆碱酯酶（AChE）测定。AChE 由神经组织产生，NTD 时可渗透进入羊水中，致使羊水中 AChE 活性显著增高。此酶含量较稳定，不受孕期和胎血污染影响，且可弥补羊水 AFP 测定的不足。

4）B 超检查。孕中期进行，无脑儿 B 超声像图特征：①缺少头颅光环。②胎头部为瘤结状物代替。③瘤结上可见眼眶鼻骨。④瘤结后方可见脑膜囊。⑤常合并脊柱裂、羊水过多。

5）X 线腹部平片、羊膜腔碘油造影等检查亦可应用。但现较少采用。

（2）染色体病的产前诊断：染色体病胎儿多数发生流产，故只占出生总数的 5%左右，但诊断率较高，占产前诊断出的病例中的 25%～50%。诊断方法：早期绒毛直接制片、羊水细胞培养、孕妇血及胎儿血细胞等进行染色体核型分析，即可明确诊断。有条件的单位，可用 DNA 重组、聚合酶链反应（PCR）、基因分析等新技术诊断。

（3）代谢性遗传疾病的产前诊断：代谢性遗传疾病由于染色体上的基因发生突变，造成酶的缺失或异常，由原基因控制的某种酶的催化过程不能正常进行，代谢过程发生紊乱和破坏，造成一些物质缺乏，另一些物质大量堆积，从而影响胎儿的代谢和发育。目前已发现 1000 多种代谢性遗传疾病，多数常染色体隐性遗传，少数为 X-连锁隐性遗传及常染色体显性遗传。诊断方法：①孕妇血或尿查特异性代谢产物，如测定尿中甲基丙二酸。②羊水分析，测定羊水中胎儿释放的异常代谢产物，如先天性肾上腺皮质增生症可查 17-酮类固醇含量。③B 超指引下或胎儿镜下取胎儿血、绒毛、羊水细胞培养等，测定酶或其他生化成分进行诊断。同样可采用 DNA 重组、PCR 等新技术。

（二）临床典型病例分析与讨论

【临床病例 11-1】

孕妇，34 岁，孕 2 产 0，体重 62kg。曾于 2015 年 5 月发生稽留流产。近日于停经 12 周来医院常规产前检查。停经 16 周时二联血清学指标产前筛查结果为 hAFP（甲胎蛋白）38.41U/ml（0.955MOM），游离-β 亚基-促绒毛膜性腺激素（Freeβ-hCG）27.17ng/ml（2.580MOM），uE3（雌三醇）2.59nmol/ml（0.438MOM）。结合孕妇年龄、体重、孕周通过 Wallac 风险软件计算：NTD（神经管缺陷）风险，筛查阴性；21-三体综合征的风险率为 1∶120。B 超核对孕周后风险率变为 1∶144，仍为高风险。再次 B 超见颈后透明带厚度（NT）厚 1.0cm，鼻骨显像欠清，小脑延髓池宽 1.0cm。诊断结果为 21-三体综合征高危。该患者根据医师建议，于孕 18 周行羊膜腔穿刺术进行羊水染色体检查，G 显带核型分析，计数 30 个分裂象，分析 5 个，核型为 47，XY+21，入院行中期引产，脐血染色体证实。

病理尸检报告，心脏符合法洛四联症的假性动脉干。双睾丸未降；蜕膜层见中等量炎症细胞浸润。

讨论：

（1）根据病例介绍，该孕妇所孕胎儿可确诊患有什么病？为哪种类型？

（2）哪类人群为生育该类型染色体病患儿的高危人群？其发病机制是什么？

（3）如果患儿父母打算生育第二胎，他们需进行的产前诊断有哪些？

【临床病例 11-2】

孕妇，38 岁，孕 2 产 1，孕 15^{+2} 周。曾于 8 年前生育一男孩，孩子于 6 岁时因齿龈、舌、口腔、鼻经常出血，而膝、踝、肘等部位常因轻微外伤后出现瘀斑或出血不止现象而被确诊为甲型血友病。家族史调查显示，孕妇与其丈夫非近亲婚配，孕妇的一个哥哥曾患类似病症而于 2 年前死亡，其他人未出现类似症状。因担心再次生育甲型血友病患儿，要求进行产前诊断。分别抽取孕妇及其丈夫以及患病的大儿子（先证者）外周血，提取 DNA。同时抽取孕妇羊水 20ml，按常规方法提取 DNA。通过 PCR 体外扩增 DNA 和限制性片段长度多态性（restriction fragment length polymorphism，RFLP）连锁分析技术进行基因诊断，通过特异性核酸内切酶 BclⅠ对扩增 DNA 进行酶切后，电泳分型结果如图 11-3。

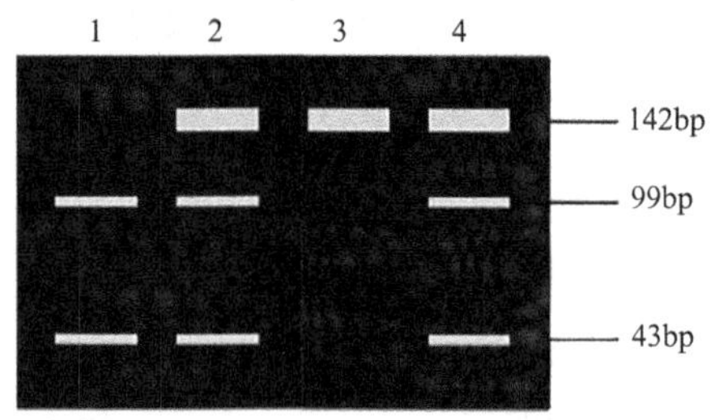

图 11-3 扩增 DNA 的 BclⅠ限制性酶谱分析

1. 父亲；2. 母亲；3. 先证者；4. 胎儿（羊水）

讨论：

（1）通过该产前基因诊断结果是否可以判断孕妇所孕胎儿患有甲型血友病？能否判定胎儿性别？

（2）甲型血友病是由哪种蛋白质出现异常而导致的疾病？其遗传方式是什么？孕妇每生育一次，其生育男孩和女孩患有甲型血友病的概率分别是多少？

（3）临床上还有哪些疾病可以采取类似的方法进行产前诊断？

（4）经产前诊断确诊患有甲型血友病的胎儿，出生后是否可以采用基因治疗？

【临床病例 11-3】

患儿，女，3 个月大，系第 2 胎。因“明显咳喘、纳差，胸部 X 线片发现心脏增大 1 个月”入院就诊。经询问病史，患儿出生后 2 个月出现喂养困难（喂奶每次只能吃约 50ml）、睡眠差，哭声弱、四肢肌张力低下。入院后查体：营养不良貌，肌张力减退、肌无力，舌体肥大，多汗，特别进食尤甚。辅助检查：胸部正位 X 线片示心影增大，以心室为主；心脏彩超提示左心室增大，左心室收缩功能减退，肥厚型心肌病，中度二尖瓣反流；心电图示左右心室肥厚、心肌缺血。血清肌酸激酶（CK）818U/L（正常参考值 26～140U/L），血清肌酸激酶同工酶（CK-MB）157U/L（正常参考值 0～18U/L），GPT 92U/L（正常参考值 5～40U/L），GOT 188U/L（正常参考值 8～40U/L），诊断为婴儿期起病的糖原贮积症 2 型。患儿入院后给予强心、利尿、抗感染、扩血管等治疗，症状有所改善，治疗 5 天后出院。先证者有一哥哥，出生后约 1 个月出现类似症状（口唇发绀、气促、咳嗽、肥厚型心肌病），6 个月因呼吸、心脏衰竭死亡。患儿父母非近亲婚配，家族中未见类似病史。现母亲再次怀孕，要求进行遗传咨询和产前诊断。乙二胺四乙酸（EDTA）抗凝管采集先证者患儿及其父母的静脉血 2ml，同时抽取患儿母亲羊水 10ml，常规提取 DNA，进行基因诊断，分析胎儿 α-1,4-葡萄糖苷酶（acid-alpha-glucosidase，GAA）基因是否存在基因缺陷。家系 GAA 基因测序结果发现，先证者同时存在两个不同位点的杂合性突变，即错义突变 c.1935C＞A 和无义突变 c.1822C＞T。其中位于第 14 外显子的 c.1935C＞A 突变遗传自父亲，为已知突变，该突变使 645 位密码子 GAC 变为 GAA，导致天冬氨酸（D）转变为谷氨酸（E），即 p.D645E；而第 13 外显子的 c.1822C＞T 突变遗传自母亲，为数据库未报道的新发突变，该突变使第 608 位密码子 CGA 转变为 TGA，导致精氨酸（R）转变为中止密码子，即 p.R608×。反向测序也证实此两个突变位点。50 名家系外正常人 DNA 测序未发现相应突变。羊水细胞直接提取的基因组 DNA 和羊水细胞培养后提取的基因组 DNA，测序结果均显示胎儿未携带其父母已检测到的突变位点，提示胎儿未重复先证者基因型（图 11-4）。经遗传咨询，母亲继续妊娠，并定期随访和产检，今年 1 月初，胎儿出生，随访至今，未见明显异常。

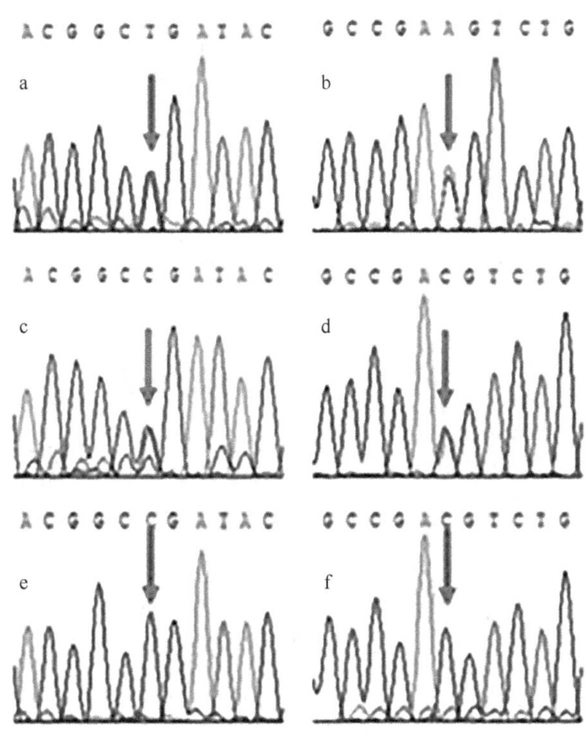

图 11-4 GAA 基因突变位点测序

a. 患儿 c.1822C＞T 杂合突变位点；b. 患儿 c.1935C＞A 杂合突变位点；c. 母亲 c.1822C＞T 杂合突变位点；d. 父亲 c.1935C＞A 杂合突变位点；e. 胎儿 c.1822 位点；f. 胎儿 c.1935 位点

讨论：

（1）糖原贮积症 2 型是由哪种蛋白质出现异常而导致的疾病？其遗传方式是什么？

（2）根据发病年龄、病变累及的主要脏器和病情轻重程度，该病可分为哪几型？其临床症状都有哪些？

（3）临床上还有哪些疾病可以采取类似的方法进行产前诊断？

（4）如果经产前诊断确诊胎儿患有糖原贮积症2型，出生后是否可以采用基因治疗？目前该病是否有良好的治疗方法？

（三）染色体病的产前诊断方法及步骤

1. 羊水细胞培养及染色体标本制备　羊水细胞是从羊膜和胎儿身上脱落下来的，其中胎儿脱落的细胞来源于胎儿的皮肤、消化道、呼吸道及泌尿生殖道上皮，一部分是有活力的细胞，可以进行培养和增殖，用于细胞遗传学研究和产前诊断，大部分已经角化，失去分裂能力。因此欲进行染色体分析，必须经过体外培养，使细胞大量繁殖。

（1）实验用品

1）仪器设备：超净工作台、带有照相装置的光学显微镜、隔水式恒温培养箱或 CO_2 培养箱、恒温水浴箱、电热干燥箱、离心机、冰箱、分析天平（1/10 000）或电子天平、普通天平、高压蒸汽灭菌锅、小型真空泵、电吹风、pH 计、定时钟、秒表等。

2）器材：G6 型玻璃漏斗（细菌滤器）、蒸馏水瓶、蒸馏水器、10ml 刻度离心管、10ml 培养瓶（或青霉素小瓶，带瓶塞）、2ml 注射器、吸管、滴管、烧杯、量筒、锥形瓶、试管架、三角烧瓶、染色缸、酒精灯、各种试剂瓶、载玻片、镊子、吸水纸、洗耳球、搪瓷盘、铝制饭盒、酒精棉球、碘酒棉球以及包布等。

3）试剂：RPMI-1640 培养液（含 10%～20%小牛血清）、$NaHCO_3$、植物凝集素（PHA）、青霉素、链霉素、肝素溶液、秋水仙碱（或秋水仙胺）、1mol/L HCl、双蒸水（ddH_2O）、0.075mol/L KCl、甲醇、冰醋酸、Giemsa 染液、pH6.8 的 PBS 等。

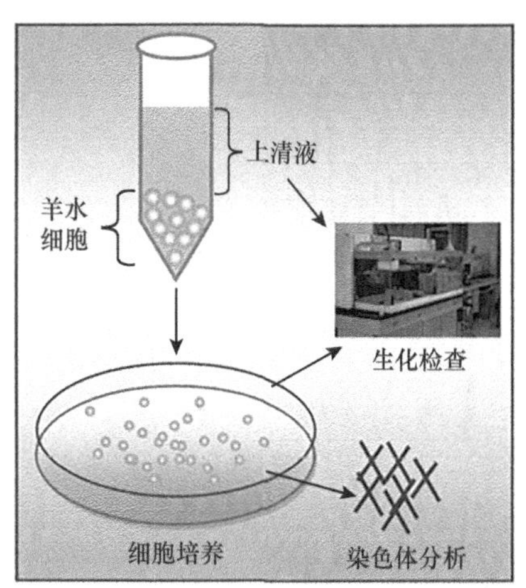

图 11-5　羊水细胞培养及染色体标本制备基本步骤

（2）方法与步骤

1）羊水采集及羊水细胞培养（图 11-5）

A. 对有产前诊断指征的孕妇，常在妊娠 16～22 周，由有经验的妇产科医师操作，超声胎儿定位后，用配有 21 号长腰穿刺针头（带针芯）的 20ml 注射器，经腹壁行羊膜腔穿刺术抽取羊水（均在无菌条件下进行），弃去最先抽取的 1～2ml 羊水或留作 AFP 测定，以防与母体细胞混杂，更换一支注射器取羊水 15～20ml 分装于两个带盖的无菌离心管中。登记受检者姓名、日期、标记号码等。

B. 将抽取的羊水以 1000r/min 离心 5min，用吸管弃去上清液，留下 0.5～1.0ml 上清液及细胞沉淀，用吸管吹打细胞成悬液。

C. 将细胞悬液 1ml 接种到 2～4ml 培养瓶中。每瓶再加入已配好的 TC199 培养液 2ml，塞紧瓶塞，放置于 37℃培养箱中培养。

D. 在 37℃下静置培养 4～5 天，以免影响细胞的贴壁及生长。

E. 培养至第 5～6 天时，在倒置显微镜下观察细胞贴壁及生长情况。如培养顺利则可见聚集的或分散的梭形和椭圆形细胞；如培养条件不适宜，只能见少数形态不佳、含粗大颗粒的细胞；如尚未贴壁，加入 1ml 新鲜预温培养液继续培养 2～3 天。如细胞生长良好，一般培养 1 周即需换液，以后每隔 2 天换液 1 次。有贴壁细胞时，吸去旧培养液，换加预温的新培养液 2ml，置 37℃下继续培养。

F. 隔天观察细胞生长情况，当细胞分裂旺盛时，可见多个圆形鼓起的细胞。此时可加入秋水仙碱，使其最终浓度为 0.05μg/ml，作用 3～4h 后这种圆形细胞增多（从此步起不需无菌操作），即可收获细胞制备染色体标本，一般培养 2 周左右收获细胞。

G. 如细胞经数次换液后，仅见少数细胞集落，细胞数目不足以收获并制备染色体标本时，则可不加秋水仙碱，而需要进行原瓶传代，即用滴管吸去培养液，加入 0.25%胰酶 Hank's 液约 0.5ml，静止 4～5min。吸去胰酶液，加 1～2ml 培养液或小牛血清 1ml 冲洗贴附在培养瓶上的细胞后吸去，再加入培养液 2～3ml，用弯头吸管吹打使细胞从瓶壁脱落并均匀分散，在 37℃下继续培养。待有足够数量细胞及有丝分裂细胞时，再加秋水仙碱以积累中期细胞制备染色体标本。

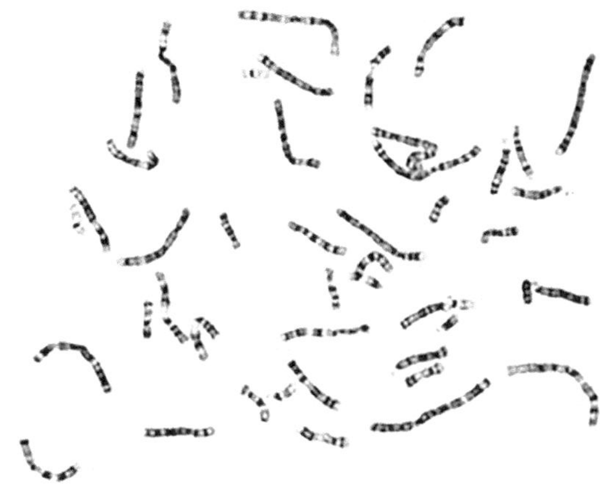

图 11-6 羊水染色体（G 显带）

2）染色体标本的制作（图 11-6）

A. 一般在培养的第 7 天，细胞即生长成“小岛”，如不进行传代培养，第 9～15 天即可制备染色体标本，如经原瓶传代培养细胞生长旺盛，在贴壁细胞层的背景上出现圆形细胞时，可开始制备染色体标本。即可加入 10μg/ml 秋水仙碱 0.01ml，使其终浓度为 0.05μg/ml，仍置 37℃下培养 2h。

B. 收获细胞：吸出瓶内含有秋水仙碱的培养液，移至一离心管中，加 0.25%胰酶 Hank's 液 0.5ml 于有细胞的培养瓶内，摇动 4～5min，吸出移到另一离心管中，再用第一个离心管内培养液洗瓶壁以便冲下残余的细胞，并入第二个离心管中。

C. 常规制片 2～3 张，Giemsa 常规染色或 G 显带处理，进行镜检及染色体分析。

（3）注意事项

1）培养基 pH 以 6.8～6.9 为宜，pH 低于 6.4 或高于 7.0，细胞不易贴壁生长。

2）建议使用混合小牛血清，并在–20℃低温保存。

3）培养过程必须严格遵守无菌操作规程，防止培养物被污染。

4）每一步操作都要轻，离心时间不能太长，速度不能太快。

5）直观羊水中混有血液的标本可提前 1 天换液。

2. 绒毛细胞培养及染色体标本制备方法 绒毛组织来源于胚胎组织，由于绒毛细胞分裂周期短，郎格罕细胞（绒毛的细胞滋养层，cytotrophoblast）分裂象多，故可不经培养直接制备染色体标本。如对绒毛细胞培养后再进行染色体标本制备，则分裂象多，且染色体形态更好，所以，采集早期绒毛对胎儿的染色体核型进行分析可做出产前诊断，以便进行选择性流产，防止患儿的出生。

（1）实验器械及试剂：同羊水细胞培养。

（2）实验方法

1）绒毛采集：一般在妊娠早期（40～50 天），对有产前诊断指征的孕妇，经妇产科医师检查确诊，了解子宫大小及确切位置，估计孕卵附着处，认真消毒阴道、宫颈。用无菌绒毛膜绒毛吸取器（塑料管长 250～300mm，内径 2mm，末端套一个 20ml 注射器），依孕卵附着的方向轻轻插入宫腔（或在 B 超的指示下操作），至稍觉有抵抗时，固定吸取器，以 2～10ml 的负压抽取绒毛 20mg 左右。材料来源除上述盲吸外，也可取之于人工流产的绒毛组织。

2）孕早期绒毛细胞直接制备染色体：①取绒毛 20mg（4～5 枝）置于培养皿中，加入预温的（37℃）内含 0.04μg/ml 的秋水仙碱的 Hank's 液，反复冲洗，去除血污，挑选绒毛。可在低倍镜下确认并分离出绒毛枝。②将挑选的绒毛放入培养皿，倒入含有 0.04μg/ml 秋水仙碱的 RPMI-1640 培养液，37℃孵育 1h（此步骤也可以省去）。③将绒毛置于离心管或培养皿内，加入 37℃预热的 10%枸橼酸钠溶液和等量 0.075mol/L KCl 溶液的混合低渗液 8ml（含有 0.04μg/ml 的秋水仙碱）低渗 20min。④加入新配制的甲醇-冰醋酸（3∶1）固定液 0.5ml，预固定 2min，轻轻混匀；吸弃上清液，再加入固定液 3～5ml。轻轻混匀后置室温下固定 20min，再重复固定一次；吸去固定液，加新配制的 60%冰醋酸溶液 0.5～1ml 混匀，处理 1～3min，使细胞分散，可见绒毛枝周围出现浑浊；加入甲醇 3～4ml 混匀，轻轻吹打绒毛枝数分钟，将较大的绒毛枝除去。⑤800r/min 离心 8～10min，弃去上清液，加入新配制固定液约 0.5ml，轻轻混匀，取 1～2 滴细胞悬液滴于清洁湿冷的玻片上，并在酒精灯上过火，使染色体伸展。⑥Giemsa 原液与磷酸缓冲液（pH7.4）按 1∶9 配成染色液，染色 5～20min，或做 G 显带处理；进行镜检及染色体分析。

3）绒毛细胞培养及染色体标本制作：绒毛具有复杂的生理功能，需要较高的培养条件才能良好的生长。绒毛的培养方法很多，有用基础培养基培养的长期培养法（2～3 周）、胰酶消化后培养法、剪碎后原位贴片培养法、剥皮贴片原位培养法和 Chang 氏培养基快速培养法等。这里仅介绍基础培养基的短期培养法。①在无菌条件下取绒毛 10～20mg（2～5 枝）放入培养皿中，用含有双抗的 37℃ RPMI-1640 培养液（pH7.2）冲洗 2～3 遍，在低倍镜下鉴定为绒毛后，用锐利的无菌眼科弯剪将其剪成糊状。②用弯头滴管将糊状绒毛组织浆轻轻滴在一垂直放置、瓶底已用 1ml 完全培养基润湿的小培养瓶中，滴时注意先滴在瓶壁上部再渐次向下，使完全培养基液体流下而绒毛组织得以贴壁，培养基总量不超过 2ml。③旋好瓶盖后仍将瓶垂直，立于 37℃ CO_2 培养箱中 2～3h。轻轻翻转小瓶，使瓶壁绒毛组织在下方，培养 5 天后换液，每周换 2 次，新液量不超过 2ml，直至绒毛组织贴瓶长出细胞，再增加液量。④打散、消化制作染色体标本等步骤均同羊水细胞。

（3）注意事项

1）在显微镜下鉴定绒毛枝以及严格无菌操作是培养成功的关键。

2）绒毛生长最适宜的 pH 为 7.4，高于 8.0 和低于 7.0 均不适于绒毛生长。

3）若绒毛检查结果有异常应复查羊水或脐带血。

三、无创性产前诊断的临床进展

1996 年我国开始进行孕早期和孕中期唐氏综合征的血清学筛查，因其经济、方便省时，已被广大孕妇接受。但因易受年龄、体重、孕周等因素的影响，阳性预测值低，检出率在 65%～85%，而且存在 5%的假阳性和假阴性。传统的产前诊断技术包括羊膜腔穿刺术、绒毛活检术、脐带穿刺术及胎儿组织活检，但可引起出血，有 0.5%～1%的感染和流产风险等并发症，给孕妇及其家属带来了极大的心理压力，大大降低了产前诊断的依从性。

香港中文大学教授卢煜明在 1997 年发现了孕妇外周血中存在游离的胎儿 DNA（cffDNA），证明了使用胎儿游离 DNA 来诊断遗传性疾病的可行性和实际性，最终开创了利用第二代基因测序来检测唐氏综合征的新途径，即无创性产前诊断技术（NIPT），并在 90 多个国家得到了应用，仅在中国，每年就有超过 100 万孕妇接受这项测试。

研究发现，妊娠第 5 周就可以检测出母体外周血中胎儿游离 DNA，并随孕周增加而升高。母体外周血中胎儿游离 DNA 可分别来源于孕妇血液中的胎儿有核细胞、凋亡的胎儿组织细胞以及胎盘滋养细胞。胚胎 DNA 片段比较小，长度在 75～250bp；母体外周血中的胚胎 DNA 含量在 5%～30%，孕周越大外周血中 cffDNA 的含量越高，而在分娩后母体胎儿游离 DNA 快速降解。

受大量来源于母体背景的游离 DNA 影响，需要选择超级灵敏的新一代分子生物学技术才可以在大数据量水平上对胎儿游离 DNA 的碱基序列做出准确判断。早期的研究中，无创产前 DNA 分析对三体胎儿检测需要多个胎盘 DNA 或 RNA 标记，这使得实验非常耗时和昂贵。经过改进和优化的技术称为大规模并行基因组测序技术，它使用一个高度敏感的检测方法，可以量化千万数量的 DNA 片段，与早期的技术相比，诊断的准确性和敏感性大幅度提高（图 11-7）。

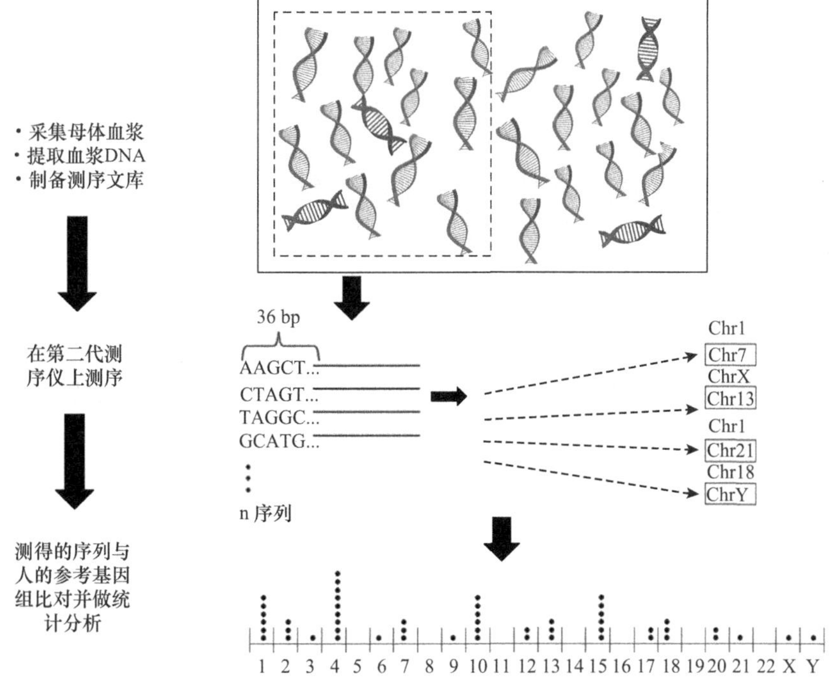

图 11-7 测序技术检测胚胎染色体拷贝数变化

无创性产前诊断技术的适用人群：①年龄≥35 岁，不愿选择有创产前诊断的孕妇。②唐氏筛查结果为高风险或者单项指标值改变，不愿选择有创产前诊断的孕妇。③孕期 B 超胎儿 NT 值增高或其他解剖结构异常，不愿选择有创产前诊断的孕妇。④不适宜进行有创产前诊断的孕妇，如病毒携带者、胎盘前置、胎盘低置、羊水过少、Rh 血型阴性、流产史、先兆流产、珍贵儿等。⑤羊水细胞培养失败不愿意再次接受或不能再进行有创产前诊断的孕妇；希望排除胎儿唐氏综合征、18-三体综合征、13-三体综合征，自愿选择行无创产前检测的孕妇。⑥血清筛查阳性的孕妇以及对产前诊断有心理障碍的孕妇。

NIPT 检测具有检测周期短、准确率高及安全性高等优点，使得产前诊断综合效益亦得到很大提高。然而无创 DNA 产前检测并不能完全取代传统的产前筛查及细胞遗传学产前诊断技术。研究显示，高通量的无创 DNA 产前基因测序技术能准确检出唐氏综合征，相对于产前筛查和产前诊断技术能大大降低孕妇流产的风险和减轻其心理负担。但其对18-三体综合征、13-三体综合征、性染色体检测稳定性欠佳，目前认为是由于鸟苷酸环化酶含量干扰所致。正是基于以上局限性，2013 年 1 月美国国家遗传咨询师协会（National Society of Genetic Counselors，NSGC）针对无创 DNA 产前检测的遗传咨询发表了指导意见。NSGC 认为：①无创 DNA 产前检测当前只作为产前染色体非整倍体评估的补充检测，并非诊断性检查，其中异常结果必须通过有创性的细胞遗传学诊断进行确诊。②无创 DNA 产前检测暂时不能替代现有的染色体非整倍体筛查方法，因其缺乏在中低风险人群中的临床数据。③因为通过现有临床数据，无创 DNA 产前检测只能涵盖唐氏综合征、18-三体综合征、13-三体综合征等，向受检孕妇及其家属说明无创 DNA 的检测范围及局限性。④应在检测前和检测后均进行遗传咨询并给出正确意见。⑤孕妇高龄、筛查结果高危、超声检查异常、有不良孕产史、家族有染色体异常病史等，无论其 NIPT 结果如何，都应进行详细的遗传咨询。⑥NSGC 也将根据无创 DNA 产前检测的发展及迅速的临床试验调整遗传咨询的指导意见。

四、练 习 题

1. 怀疑胎儿为无脑儿，且孕妇有先兆流产的倾向，此时应采取的产前诊断方法是：

A. 羊膜腔穿刺术　　B. 绒毛吸取术
C. B 超　　D. 胎儿镜检查
E. 脐带穿刺术

2. 在先证者所患遗传病较严重且难于治疗，再发风险高，但患儿父母又迫切希望有一个健康孩子的情况下，可选择的措施是：

A. 人工授精　　B. 不再生育
C. 冒险再次生育　　D. 产前诊断
E. 借卵怀胎

3. 冒险再次生育的选择条件是先证者所患遗传病不太严重且只有：

A. 低度再发风险　　B. 中度再发风险
C. 高度再发风险　　D. 无再发风险
E. 肯定再发风险

4. 在已知妻子为 XR 病致病基因携带者、丈夫正常的情况下，可选择生育：

A. 男婴　　B. 女婴
C. 男女婴均可　　D. 男女婴均不可
E. 无法判断

5. 属于胚胎器官发生的关键时期，此期内任何环境因素的作用均可干扰胚胎器官正常发育而形成先天畸形的胚胎发育阶段是：

A. 怀孕 12 周以前　　B. 怀孕 12～20 周
C. 怀孕 21～24 周　　D. 怀孕 24～30 周
E. 怀孕 30 周以后

6. 甲胎蛋白和乙酰胆碱酯酶的检测对以下哪种疾病的产前诊断具有重要意义：

A. 异常血红蛋白病
B. 假肥大性肌营养不良
C. 血友病
D. 开放性神经管畸形
E. 苯丙酮尿症

7. 为防止唐氏综合征患儿的出生，常规建议孕妇进行羊水染色体检查的怀孕期在：
A. 怀孕 8～12 周　B. 怀孕 15～21 周
C. 怀孕 20～24 周　D. 怀孕 16～20 周
E. 怀孕 17～32 周
8. 以下不是产前诊断常用方法的是：
A. 利用 B 型超声、X 线检查、胎儿镜、磁共振等观察胎儿体表畸形
B. 利用羊水、绒毛细胞和胎儿血细胞培养，检测染色体疾病
C. 利用 DNA 分子杂交、限制性内切酶、聚合酶链反应技术检测 DNA
D. 利用羊水、羊水细胞、绒毛或血液，进行蛋白质、酶和代谢产物检测，检测胎儿神经管缺陷、先天性代谢疾病等
E. 利用肾血流量检查、肾小球滤过率检查，检查母体和婴儿肾功能状况
9. 中孕期母血清学产前筛查是指通过中孕期母体血清甲胎蛋白、血清人绒毛膜促性腺激素、血清人绒毛膜促性腺激素游离 β 亚基、抑制素 A 和非结合雌三醇指标结合孕妇的年龄、体重、孕周、病史等进行综合风险评估，得出胎儿罹患风险度的是：
A. 唐氏综合征、13-三体综合征和开放性神经管缺陷
B. 苯丙酮尿症、18-三体综合征和神经管缺陷
C. 唐氏综合征、18-三体综合征和开放性神经管缺陷
D. 唐氏综合征、13-三体综合征和苯丙酮尿症
E. 苯丙酮尿症、18-三体综合征和 13-三体综合征
10. 唐氏综合征筛查结果可采用的阳性切割值为：
A. 1/230　B. 1/250
C. 1/270　D. 1/300
E. 1/360
11. 进行产前诊断的指征不包括：
A. 夫妇任一方为单基因病患者
B. 夫妇任一方有染色体异常
C. 年龄小于 35 岁的孕妇
D. 曾生育过遗传病患儿的孕妇
E. 年龄大于 35 岁的孕妇
12. 性染色质检查可以辅助诊断：
A. 唐氏综合征　B. 地中海贫血
C. PKU　D. Klinefelter 综合征
E. 开放性神经管畸形
13.（多选）产前诊断的适应证包括：
A. 染色体病
B. 有明显形态改变的先天畸形
C. 特定酶缺陷所致的遗传性代谢病
D. 多基因遗传的神经管缺陷
E. 可进行 DNA 检测的遗传病
14.（多选）利用羊水细胞和绒毛能进行的检测有：
A. 胚胎外科手术　B. 血红蛋白分析
C. 胎儿 DNA 分析　D. 染色体核型分析
E. 酶及代谢产物的检测

（党　洁　张慧萍）

第十二章　梅毒分子诊断

一、实验目的与要求

1. 复制家兔梅毒感染动物模型。
2. 观察梅毒感染后新西兰兔睾丸及皮损变化，特别是皮肤表型的变化情况。
3. 熟悉梅毒感染血清学生化指标的意义及其测定方法。
4. 熟悉梅毒分子诊断策略。

二、实 验 内 容

（一）梅毒相关基础知识

1. 梅毒的分期和临床表现　梅毒是一种由苍白密螺旋体苍白亚种（又名梅毒螺旋体，其形态如图 12-1）感染人体所引起的一种慢性、系统性性传播疾病，患病后病程漫长，早期侵犯生殖器和皮肤，晚期侵犯全身各器官，并产生多种多样的症状和体征。妊娠妇女梅毒可通过胎盘传染给胎儿引起先天性梅毒。

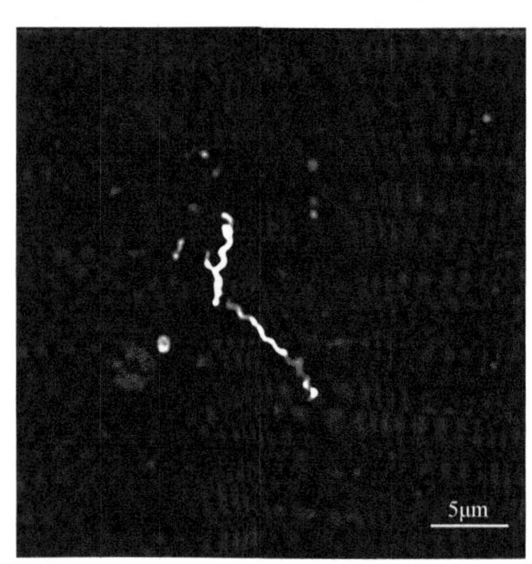

图 12-1　梅毒螺旋体

根据梅毒的自然发展过程，通常将梅毒分为以下四期：一期梅毒、二期梅毒、三期梅毒和潜伏梅毒。先天性梅毒分为早期先天性梅毒和晚期先天性梅毒。

（1）一期梅毒：一期梅毒典型的临床表现是接触部位（主要是生殖器部位）硬下疳和腹股沟或皮损周围淋巴结肿大。梅毒螺旋体侵入接触部位后，触发体内大量细胞局部聚集浸润而形成单发圆形或椭圆形溃疡，边界清楚（图 12-2），触诊有硬结，故称为硬下疳。硬下疳的特点：①触诊有软骨样硬度；②无疼痛及压痛（无继发感染时）；③损害数目通常仅一个；④损害表面清洁；⑤不经治疗3～4 周后自然消退，不留痕迹或留有轻度萎缩性瘢痕。90%硬下疳发生于外生殖器，且多为单发，破溃皮损有浆液性渗出，渗出液内含大量梅毒螺旋体，故传染性较强。

彩图

腹股沟淋巴结肿大是由梅毒螺旋体进入淋巴管并侵入附近的淋巴结而形成的。临床表现：①手指头大小，较硬，彼此孤立不融合；②无疼痛与压痛；③表面皮肤无红、肿、热等炎症现象；④不化脓；⑤穿刺液中含有梅毒螺旋体。

硬下疳初期，大部分患者的梅毒血清反应呈阳性，以后阳性率逐渐增高，硬下疳出现7～8 周后，全部患者血清反应为阳性。不经治疗，硬下疳可于 3～4 周自然消退，但病原体则侵入淋巴结，进入二期梅毒的潜伏期阶段，若此期能得到及时诊断和充分治疗，可迅速达到彻底治愈的目的，一般愈后情况良好。

（2）二期梅毒：一期梅毒硬下疳消退后，梅毒螺旋体经过淋巴循环及血液循环播散至全身，使人体几乎所有的组织及器官受累，经过6～8周的潜伏期，可出现低热、头痛、全身不适、肌肉和关节酸痛、食欲缺乏等症状，这个时期称为二期梅毒。

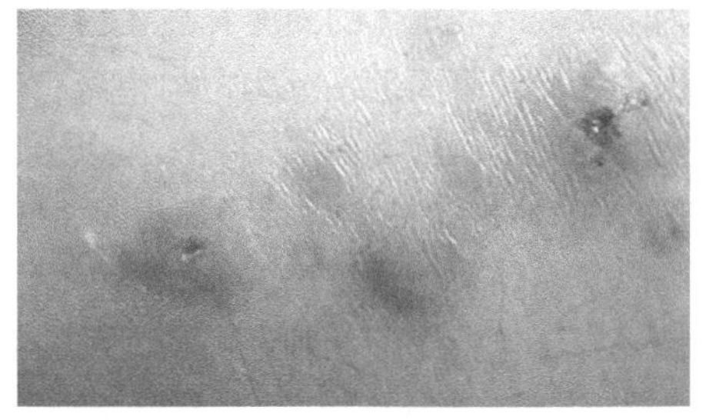

图12-2　一期梅毒（硬下疳）

二期梅毒典型临床表现是梅毒疹，呈多样性，如斑疹型、丘疹型和扁平湿疣型等（图12-3）。梅毒疹可出现在躯干、四肢等部位，分布广泛、对称、境界清楚、呈铜红色、不痛、不痒或轻微瘙痒。二期梅毒疹含有梅毒螺旋体，梅毒螺旋体抗原血清学试验与非梅毒螺旋体抗原血清学试验均呈阳性。

（3）三期梅毒：也称为晚期梅毒（图12-4），是由未经治疗的早期梅毒（一期、二期）经2～4年感染发展而来，约30%的早期患者将转变成晚期梅毒，包括晚期良性梅毒、心血管梅毒和神经梅毒等。

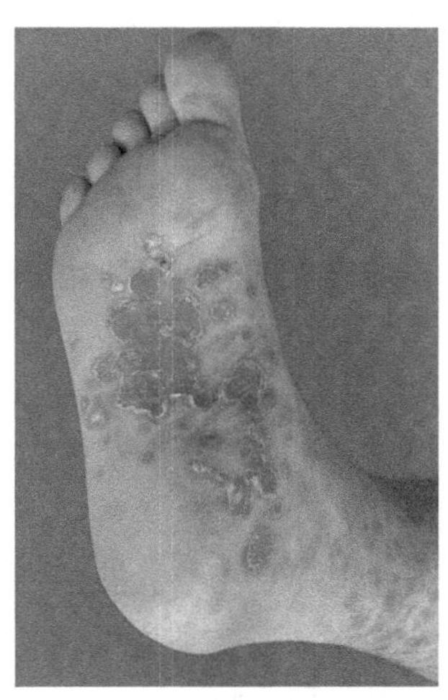

图12-3　二期梅毒（梅毒疹）

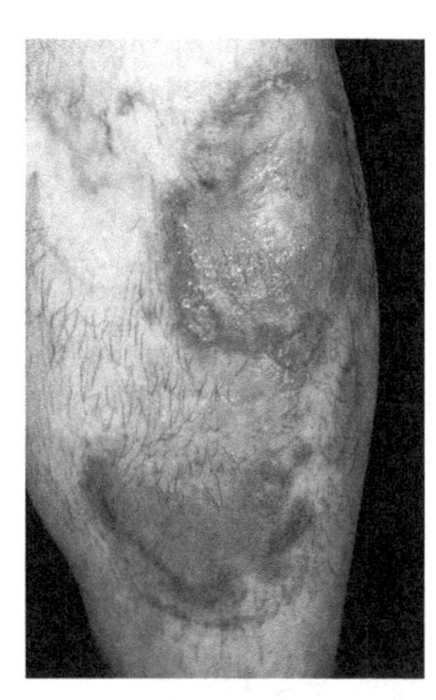

图12-4　三期梅毒（树胶样肿）

晚期良性梅毒是指具备梅毒症状但未累及心血管及神经系统。其重要特征是树胶样肿炎症，主要表现为增生或皮肤黏膜及骨骼的损害。皮肤黏膜损害有头面部及四肢伸面结节性玫瑰疹，皮肤、口腔、舌咽树胶样肿和上腭及鼻中隔黏膜树胶样肿等。

晚期恶性梅毒通常累及心血管及神经系统。心血管梅毒导致主动脉炎，产生主动脉瓣关闭不全、主动脉瘤、冠状动脉狭窄、心绞痛等临床表现，严重时发生充血性心力衰竭，导致死亡。神经系统梅毒发病率高，可发生梅毒性脑膜炎、脑血管栓塞、麻痹性痴呆、脊髓痨等。

晚期梅毒的皮损中，极难找到梅毒螺旋体（treponema pallidum，TP）。部分患者非梅毒螺旋体抗体呈阴性反应，而梅毒螺旋体抗体呈阳性反应，常发生脑脊液异常。

（4）潜伏梅毒：潜伏梅毒也称为隐性梅毒。潜伏梅毒不表现任何的梅毒性症状与体征，根据病情可分为早期潜伏梅毒和晚期潜伏梅毒，可通过血清学试验和脑脊液检查进行诊断。

早期潜伏梅毒的病期为 2 年以内，表现为：①非梅毒螺旋体抗原血清学试验由阴性转为阳性，或其抗体的滴度升高 4 倍或更高；②既往曾有符合一期梅毒或二期梅毒的临床表现；③既往有高危性行为，与梅毒患者有性接触史。

晚期潜伏梅毒的病期在 2 年以上。无法判断病程者视为晚期潜伏梅毒。

（5）神经梅毒：神经梅毒是由于梅毒螺旋体对中枢神经系统侵犯造成慢性、隐匿性脑膜炎的结果。梅毒螺旋体感染使大脑、脑膜或脊髓发生病变，引起不同的临床综合征。神经梅毒包括无症状神经梅毒、脑脊膜神经梅毒、脑脊膜血管梅毒、脑实质梅毒等。

1）无症状神经梅毒：无神经系统症状和体征。

2）脑脊膜神经梅毒：主要发生于早期梅毒，可出现发热、头痛、恶心、呕吐、视神经盘水肿等脑膜炎症状和视力下降、复视、上睑下垂、面瘫、听力下降等脑神经受损症状，以及偏瘫、失语、癫痫发作、下肢无力、感觉异常、轻瘫、截瘫、大小便失禁等脊膜受损症状，亦可出现背痛、感觉丧失、下肢无力或肌萎缩等多发性神经根病的症状。

3）脑脊膜血管梅毒：可发生于早期或晚期梅毒，但多见于晚期梅毒。表现为闭塞性脑血管综合征，若侵犯脑可出现偏瘫、失语、癫痫样发作等；若侵犯脊髓可出现脊髓梗死，表现为受累神经支配部位弥漫性疼痛、弛缓性瘫痪、痉挛性瘫痪、截瘫、尿便障碍、病变水平以下深感觉缺失和感觉性共济失调，相应节段下运动神经元瘫痪、肌张力减低、肌萎缩等。

4）脑实质梅毒：常见于晚期，是由螺旋体感染引起的慢性脑膜脑炎导致的脑萎缩等脑实质器质性病变，可出现持续性恶化的精神和神经系统损害。①麻痹性痴呆：表现为精神和行为异常，可出现注意力不集中、健忘、判断力与记忆力减退、认知障碍、痴呆、情绪变化、抑郁、人格改变、妄想、躁狂或精神错乱等，亦可出现瞳孔异常、构音障碍、面部及四肢张力减退和面部、舌及双手不自主运动、癫痫发作、卒中症状、营养障碍等；②脊髓痨：病变累及脊髓后索和脊神经后根，常见症状为感觉性共济失调和刺痛，可出现阿-罗瞳孔、下肢闪电样疼痛、感觉异常或减退、腱反射减退甚至消失、下肢肌张力降低、尿潴留、沙尔科（Charcot）关节病等，并可出现视神经萎缩、内脏危象等；③树胶样肿性神经梅毒：脑树胶样肿表现为颅内肿瘤样症状，可出现头痛、恶心、呕吐、视神经盘水肿、颈项强直等高颅压症状及癫痫发作；脊髓树胶样肿可出现截瘫、大小便失禁、受损平面以下感觉消失等。

（6）先天性梅毒：也称为胎传梅毒，是指经胎盘感染的梅毒，患儿年龄在 2 岁以下，称为早期先天性梅毒，有传染性。超过 2 岁的称为晚期先天性梅毒。

早期先天性梅毒患儿一般在 2 岁内发病，症状与获得性二期梅毒类似且发育不良。常见水疱、红斑、丘疹、扁平湿疣等皮损，梅毒性鼻炎、喉炎，脊髓炎、软骨炎和骨膜炎，可有全身淋巴结肿大、肝脾大和贫血等症状。如有神经系统侵犯可出现相关神经系统症状。

晚期先天性梅毒的临床表现与获得性三期梅毒类似。多发生于 2 岁之后，出现间质性角膜炎、神经性耳聋、鼻或腭树胶样肿、克勒顿关节、胫骨骨膜炎等炎症性损害，前额圆凸、马鞍鼻、佩刀胫、胸锁关节骨质肥厚、楔形门齿、口腔周围皮肤放射状裂纹等标记性损害。

2. 各期梅毒的实验室诊断　梅毒的实验室诊断方法包括病原学检测及血清学检测两大类。病原学检测方法具有特异性，可通过直接检测患者皮损、组织、淋巴结液、羊水、脑脊液等体液样本的梅毒螺旋体来诊断梅毒。常用的病原学检测方法包括暗视野显微镜检查法、镀银染色法和核酸扩增法等。血清学检测方法包括非梅毒螺旋体抗原血清学试验与梅毒螺旋体抗原血清学试验。非梅毒螺旋体抗原血清学试验检测非特异性梅毒螺旋体抗体（磷脂类抗原），常用方法包括快速血浆反应素试验（rapid plasma reactin test，RPR）和甲苯胺红不加热血清试验（toluidine red unheated serum test，TRUST）等。梅毒螺旋体抗原血清学试验检测特异性梅毒螺旋体抗体，常用方法包括梅毒螺旋体明胶颗粒凝集试验（treponema pallidum particle agglutination test，TPPA）、梅毒螺旋体血球凝集试验（treponema pallidum haemagglutination test，TPHA）和梅毒螺旋体酶联免疫吸附试验（treponema pallidum enzyme linked immunosorbent assay，TPELISA）等。

（1）一期梅毒的实验室诊断：皮肤黏膜损害或淋巴结穿刺液可见梅毒螺旋体；非梅毒螺旋体抗原血清学试验在感染不足 2～3 周时，该试验可为阴性，于感染 4 周后复查为阳性；梅毒螺旋体抗原血清学试验呈阳性，但极早期（窗口期）可为阴性。

（2）二期梅毒的实验室诊断：二期皮损尤其扁平湿疣和梅毒疹等可查见梅毒螺旋体；非梅毒螺旋体抗原血清学试验 100%阳性；梅毒螺旋体抗原血清学试验 100%呈阳性。

（3）三期梅毒的实验室诊断：非梅毒螺旋体抗原血清学试验 71%～73%呈阳性；梅毒螺旋体抗原血清学试验约 90%呈阳性。脑脊液检查白细胞计数≥10×10^6/L，蛋白量＞500mg/L，脑脊液性病研究实验室（VDRL）试验约 50%呈阳性；组织病理检查有三期梅毒的组织病理学变化。

（4）潜伏梅毒的实验室诊断：非梅毒螺旋体抗原血清学试验，对于无既往梅毒史者，非梅毒螺旋体抗原试验阳性；对于有既往梅毒治疗史者，与前次试验结果相比，试验结果阳转或其滴度升高 4 倍或更高。梅毒螺旋体抗原血清学试验阳性。脑脊液检查无异常。

（5）神经梅毒的实验室诊断：神经梅毒脑脊液检查白细胞计数≥10×10^6/L，蛋白量＞500mg/L。脑脊液 VDRL 试验是诊断神经梅毒的标准血清学试验，特异性高，但敏感性较低。因此，脑脊液 VDRL 阳性可诊断神经梅毒，但阴性时不能排除神经梅毒。脑脊液特异性梅毒螺旋体 IgM 抗体阳性或脑脊液中梅毒螺旋体检测阳性可诊断神经梅毒。

（6）先天性梅毒的实验室诊断。出现下列指标之一可诊断为先天性梅毒：①患儿皮肤黏膜损害可查见梅毒螺旋体；②非梅毒螺旋体抗原血清学试验滴度持续上升；③非梅毒螺旋体抗原血清学试验滴度同比高于母亲 4 倍（低于或等于并不能完全排除先天性梅毒）；④梅毒螺旋体特异性 IgM 抗体阳性；⑤患儿随访 18 个月后梅毒螺旋体抗原血清学试验阳性。

（二）临床典型病例分析与讨论

【临床病例 12-1】

基本信息：患者，男，28 岁。

主诉：龟头溃疡 4 天。

现病史：患者 1 个月前有无套性行为，龟头出现溃疡，压痛，自测 TP 试纸（+）。

既往史：平素体健，否认有“高血压”“糖尿病”“冠心病”“脑梗死”“肾病”等病史，否认有“肝炎”“结核”“伤寒”等传染病病史，预防接种史不详，否认药物、食物过敏史，无外伤史，无手术史，无输血史。

体格检查：龟头散在 3 处溃疡。

辅助检查：TRUST 定量 1∶2（+），TPPA 1∶640（+），HIV（-），暗视野显微镜检查可见活动梅毒螺旋体。

诊断：一期梅毒。

讨论：

（1）一期梅毒诊断的标准是什么？

（2）本病例诊断治疗需排除哪些疾病因素？

【临床病例 12-2】

基本信息：患者，女，26 岁。

主诉：外阴溃疡。

现病史：外阴疼痛 20 天，后逐渐出现足底红斑。

既往史：平素体健，否认有“高血压”“糖尿病”“冠心病”“脑梗死”“肾病”等病史，否认有“肝炎”“结核”“伤寒”等传染病病史，预防接种史不详，否认药物、食物过敏史，无外伤史，无手术史，无输血史。

体格检查：外阴多个圆形小溃疡，触痛，双足底，手掌红斑、鳞屑；四肢少量暗红斑。

辅助检查：TRUST 定量 1∶64（+），TPPA1∶640（+），HIV（-），暗视野显微镜检查可见活动梅毒螺旋体。

诊断：二期梅毒。

讨论：

（1）二期梅毒和一期梅毒的主要差异是什么？

（2）本病例可以排除神经梅毒吗？

【临床病例 12-3】

基本信息：患者，男，49 岁。

主诉：双下肢麻木、乏力，发现梅毒血清学阳性 1 年。

现病史：患者诉 1 年余前无明显诱因出现双下肢麻木、乏力，自觉站立不稳，无腰痛、头晕、头痛、黑矇、视力减退、性格改变等，遂就诊于某中医院，住院查“梅毒血清学试验阳性”（未见报告单），诊断为“神经梅毒？”，予以诊治（具体不详），症状未见明显好转。8 个月前遂于我院住院诊治。实验室检查：脑脊液微量总蛋白 601.80mg/L，CSF 蛋白定性（+），CSF 白细胞 186×10^6/L，脑脊液 TPPA 试验>1∶1280（+），脑脊液 TRUST 定量（+），血清 TPPA 试验>1∶1280（+），血清 TRUST 定量 1∶8（+），抗心磷脂抗体（ACA）（+），血清疱疹抗体 HSV1IgG（+），脑脊液/新型隐球菌检查未见新型隐球菌，脑脊液 TP-暗视野试验未见螺旋体。我科诊断：神经梅毒。予以注射用青霉素钠（基）400 万 U（静脉滴注，每 4 小时 1 次）抗梅毒治疗，醋酸泼尼松片 10mg，每日 3 次，预防赫氏反应，予盐酸雷尼替丁胶囊、奥美拉唑胶囊护胃，予神经妥乐平针剂（牛痘疫苗接种家兔炎症皮肤提取物注射液）营养神经，苄星青霉素 240 万 U 肌内注射治疗 3 次，患者自觉双下肢麻木症状好转出院。3 周前患者返院行腰椎穿刺术，检查结果提示：脑脊液微量总蛋白 208mg/L，CSF 蛋白定性（+），CSF 白细胞 16×10^6/L，脑脊液 TPPA 试验>1∶1280（+），脑脊液 TRUST 定量（-），血清 TPPA 试验>1∶1280（+），血清 TRUST 定量 1∶4（+），HSV1 IgG（+），脑脊液新型隐球菌检查未见新型隐球菌，脑脊液 TP-暗视野试验未见螺旋体。现患者为求进一步诊治来我院就诊，门诊拟“神经梅毒”收入我科。患者起病以来，精神、胃纳、睡眠可，大、小便正常，体重无明显改变。

既往史：平素体健，否认有“高血压”“糖尿病”“冠心病”“脑梗死”“肾病”等病史，否认有“肝炎”“结核”“伤寒”等传染病病史，预防接种史不详，否认药物、食物过敏史，无外伤史，无手术史，无输血史。

个人史：否认曾到血吸虫、疟疾等传染病疫区，否认传染病接触史，否认肾性毒物、放射性物质接触史，吸烟40余年，约20支/天，好饮白酒，每日约150g白酒，20余年前有不洁性行为史，否认吸毒。

婚育史：已婚，29岁结婚，配偶体健，育有1女，妻子诉于外院行梅毒相关检查提示阴性（未见报告单），女儿体健。

家族史：家族中无类似病者，否认家族中有“血友病”“珠蛋白生成障碍性”“G-6-PD缺乏症”“精神病”等遗传病史。

体格检查：体温36.4℃，脉搏99次/分，呼吸20次/分，血压148/94mmHg，体重55kg。发育正常，营养中等，自主体位，步态蹒跚，表情自如，神志清楚，对答切题，查体合作。皮肤黏膜见专科情况。全身浅表淋巴结未扪及肿大。头颅无畸形。眉毛无脱落，无倒睫，眼睑无水肿、下垂，睑结膜无苍白、充血，球结膜无充血、水肿，巩膜无黄染，角膜透明，眼球运动灵活，无凸出、凹陷、震颤、运动障碍，双侧瞳孔等大等圆，直径约为3mm，对光反射消失，集合反射正常。耳廓正常，无畸形，鼻部外形无异常，口唇红润，口腔黏膜无出血点及溃疡，伸舌居中，咽部无充血，扁桃体无肿大。颈软，无抵抗，颈静脉无充盈，肝颈静脉回流征阴性，气管居中，甲状腺不大。胸廓对称无畸形、无局部膨隆或凹陷。呼吸平稳，节律规则。双侧呼吸动度对称。双肺叩诊呈清音。双肺呼吸音清，未闻及干、湿啰音。心浊音界不大，心率99次/分，心律齐，各瓣膜区未闻及病理性杂音。腹平软，无压痛及反跳痛，腹部未扪及包块，肝右肋下、剑突下未及，胆囊未触及，脾未触及，墨菲征阴性。移动性浊音阴性，肠鸣音正常，4～5次/分，双肾区无叩痛。脊柱四肢无异常。肛门、生殖器未查。双上肢肌力5级，双下肢肌力3级，肌张力正常。生理反射减弱，病理反射未引出。

专科情况：神志清楚，对答切题，言语流利，理解力、记忆力、计算能力正常，自知力正常。双侧瞳孔等大等圆，直径约为3mm，双侧对光反射消失，右侧角膜反射减弱，四肢生理反射减弱，步态蹒跚，闭目难立（+），克尼格征（–），布鲁津斯基征（–），无颈项强直，无病理反射，四肢肌张力正常，双上肢肌力正常，双下肢肌力3级，双下肢位置觉、运动觉、图形觉正常，两点辨别觉（–）、全身未见明显红斑、丘疹、结节、糜烂等。

诊断：神经梅毒。

讨论：

（1）如何有效排除神经梅毒？

（2）神经梅毒的发病机制是什么？

【临床病例12-4】

基本信息：患者，男，36岁。

主诉：发现梅毒血清学阳性4年余。

现病史：患者4年前车祸后住院时发现梅毒血清学阳性，TPPA 阳性1∶256，USR阳性1∶256，诊断为“梅毒”，当地医院予“苄星青霉素肌内注射，每周1次，共三次”。治疗3个月后复查TRUST阳性1：8，此后反复复查TRUST均为1：8。患者为排除神经梅毒入院行腰椎穿刺术。实验室检查：脑脊液TPPA试验1：640（+），脑脊液TRUST定量（–）；脑脊液VDRL试验（–），脑脊液梅毒特异性抗体FTA-ABS（IgG）抗体（+）；脑脊液常规、生化未见明显异常。血清梅毒特异性IgM抗体（+）；血清梅毒特异性IgG抗体（+）；血清TRUST定量1：4（+）；血清TPPA试验＞1：1280（+），诊断为“无症状神经梅毒”，未予治疗出院。现患者为求进一步诊治，遂来我院就诊，门诊拟“无症状神经梅毒”收入我科。患者起病以来，无肢体麻木、疼痛，无耳鸣、视力下降、视野缺失，无头痛、恶心等症状。精神、胃纳、睡眠可，大、小便正常，体重无明显改变。

既往史：平素体健，否认“高血压”“糖尿病”“冠心病”“脑梗死”“肾病”等病史，否认“肝炎”“结核”“伤寒”等传染病病史，预防接种史不详，否认药物、食物过敏史，无外伤史，无手术史，无输血史。

个人史：否认曾到血吸虫、疟疾等传染病疫区，否认传染病接触史，否认肾性毒物、放射性物质接触史，有吸烟史10余年，10支/天，少量饮酒，否认吸毒、冶游史。

婚育史：适龄婚育，爱人体健，育有1子，体健。

家族史：家族中无类似患者，否认家族中有“血友病”“地中海贫血”“G-6-PD缺乏症”“精神病”“恶性肿瘤”等遗传病史。

体格检查：体温36.5℃，脉搏83次/分，呼吸20次/分，血压131/84mmHg，体重85kg。发育正常，营养中等，自主体位，步态平稳，表情自如，神志清楚，对答切题，查体合作。皮肤黏膜见专科情况。全身浅表淋巴结未扪及肿大。头颅无畸形。眉毛无脱落，无倒睫，眼睑无水肿、下垂，睑结膜无苍白、充血，球结膜无充血、水肿，巩膜无黄染，角膜透明，眼球运动灵活，无凸出、凹陷、震颤、运动障碍，双侧瞳孔等大等圆，直径约为1.6mm，对光反射灵敏，集合反射正常。耳廓正常，无畸形，鼻部外形无异常，口唇红润，口腔黏膜无出血点及溃疡，伸舌居中，咽部无充血，扁桃体无肿大。颈软，无抵抗，颈静脉无充盈，肝颈静脉回流征阴性，气管居中，甲状腺不大。胸廓对称无畸形、无局部膨隆或凹陷。呼吸平稳，节律规则。双侧呼吸动度对称。双肺叩诊呈清音。双肺呼吸音清，未闻及干、湿啰音。心浊音界不大，心率83次/分，心律齐，各瓣膜区未闻及病理性杂音。腹平软，无压痛，无反跳痛，腹部未扪及包块，肝右肋下、剑突下未触及，胆囊未触及，脾未触及，墨菲征阴性。移动性浊音阴性，肠鸣音正常，4～5次/分，双肾区无叩痛。脊柱四肢无异常。肛门、生殖器未见异常。生理反射存在，病理反射未引出。

专科情况：神志清楚，对答切题，言语流利，理解力、记忆力、计算能力正常，定向力、位置觉、实体觉正常，触觉、痛觉正常，自知力正常。双侧瞳孔等大等圆，直径约为3mm，双侧对光反射正常，四肢生理反射正常，步态正常，闭目难立（–），克尼格征（–）、布鲁津斯基征（–）、无颈项强直、无病理反射，四肢肌张力、肌力正常，全身未见明显红斑、丘疹、结节、糜烂等。

诊断：无症状性神经梅毒。

讨论：

（1）无症状性神经梅毒和其他神经梅毒临床症状有什么区别？如何鉴别无症状神经

梅毒？

（2）神经梅毒的主要危害是什么？

（三）梅毒感染动物模型的复制、观察分析及分子诊断

1. 实验材料

（1）实验动物：新西兰雄兔，体重2.5～3.5kg，兔龄3个月左右，且梅毒血清学试验检测阴性，每只兔应单独饲养，避免兔之间的交叉感染，温度为18～20℃。实验前预先饲养1周，使其适应环境，并予以不含抗生素的饲料、水喂养。

（2）实验用品：无菌拭子，拭子管，无菌棉签，剃毛器，2ml及5ml无菌注射器，促凝采血管，无菌吸管，漩涡混合器，兔固定箱，解剖台，实时荧光定量PCR仪，生物安全柜，两套无菌手术刀、手术剪、组织镊、止血钳、培养皿，酒精棉球，离心管，高速离心机，冻存管，200μl PCR薄壁管，恒温金属浴，水浴锅，低温冰柜，移液器，无菌离心管，酒精喷壶，双面板，2ml冻存管，超低温冰箱，利器盒，真空灭菌器，U型微量反应板，25μl微量滴管，25μl微量加样器，刻度滴管和微量移液管，平板混合器，判定用观测板，TRUST试验专用卡片，TRUST专用针头和滴管等。

（3）实验试剂：丙泊酚，生理盐水，TPCM-2培养基，碘伏，高压灭菌甘油，梅毒螺旋体抗体检测（TPPA）试剂盒（凝集法），梅毒甲苯胺红不加热血清试验（TRUST）诊断试剂盒，梅毒螺旋体（TP）核酸扩增（PCR）荧光检测试剂盒等。

2. 实验方法

（1）临床菌株分离：患者充分暴露皮损，无菌棉签清洁梅毒患者皮损，拭子棉签刮取皮损渗液。每位患者取三个拭子，一个用于TP-PCR检测，另两个用于兔睾丸接种。

（2）菌悬液制备：分别向两个拭子管内加入800μl生理盐水，室温振荡3min，洗脱拭子棉签中梅毒螺旋体，将含菌生理盐水转入1.5ml无菌离心管中，加入200μl TPCM-2培养基，制备为20% TPCM-2菌悬液，4℃保存。

（3）接种：将新西兰兔置于兔盒中，按0.5ml/kg丙泊酚（10ml∶0.1g）进行耳缘静脉注射麻醉，待充分麻醉，将其固定于实验动物操作台上。按压下腹部充分暴露兔睾丸，消毒睾丸及其周围皮肤，先后取两支注射器各吸取1～1.2ml菌悬液分别注入两侧睾丸内。接种过程中固定睾丸以防回缩，注射器针头应插入睾丸中间位置，防止菌悬液注入阴囊内。当接种冻存的菌株时，须在37℃下解冻至室温，以免冻伤兔睾丸。注射后，紧密观察兔生命体征，做好麻醉后恢复工作。

（4）传代：待兔血清学检测TPPA阳性，定量TPPA1∶640时，按0.5ml/kg丙泊酚剂量静脉注射处死感染梅毒模型兔，将两侧睾丸分离置于无菌培养皿中，快速转移至无菌安全柜内。无菌手术刀及手术剪沿着睾丸中线切开呈两瓣，用手术刀轻轻反复切割睾丸组织至模糊状，注意不要切碎。将组织移入无菌离心管内，向离心管中加入10ml 50% TPCM-2培养基（TPCM-2培养基与生理盐水混合）。振荡20min，梯度离心，先1000r/min离心10min，再2000r/min离心10min，吸取上清液，最后14 000r/min离心8min，去上清液，用生理盐水重悬，备用。

（5）保存：取2ml无菌冻存管，加入1.7ml 100%TPCM-2菌悬液，再加入0.3ml 100%高压灭菌甘油，将菌悬液与高压灭菌甘油轻轻吹打混匀，置于−80℃冷冻保存备用。

（6）计数：吸取 50μl 菌悬液，按照梅毒螺旋体（TP）核酸扩增（PCR）荧光检测试剂盒说明书操作，对菌悬液进行定性定量分析。

（7）临床观察与血清学检测：接种第 3 天后，每隔 3 天观察、触诊睾丸变化。每隔 7 天抽血检测 TPPA、TRUST。

3. TP 诊断

（1）TPPA 检测

1）实验步骤：①将所需试剂盒、标本在检测前放于室温以平衡至室温；②按照说明书要求对致敏粒子（冷冻干燥）、未致敏粒子（冷冻干燥）进行溶解调制；③对 U 型微量反应板做好对应标记；④取连续 4 个反应孔，第 1 孔加入 100μl 血清稀释液，第 2 孔至第 4 孔分别加入 25μl 血清稀释液；⑤用微量移液管取 25μl 样品加入第 1 孔并充分混匀，然后以 2^n 的方式将混匀的液体从第 1 孔稀释至第 4 孔；⑥用试剂盒中提供的滴管加入 25μl 未致敏粒子溶液至第 3 孔，在第 4 孔中加入 25μl 致敏粒子溶液，盖上盖子，室温（15～30℃）水平静置；⑦2h 后，利用观察镜记录、观察反应图像，或使用免疫稀释判定装置测定。

2）TPPA 结果判定：①如果粒子表现为纽扣状聚集，外周呈边缘均匀、平滑的圆形，可判定为阴性（–）；②如果粒子表现为小环状，外周为边缘均匀、平滑的圆形，可判定为弱阳性（±）；③如果粒子环明显变大，外周边缘表现为不均匀且杂乱凝集在周围，可判定为阳性（+）；④如果产生均一凝集，凝集粒子于底部整体上表现为膜状延展，可判定为强阳性（++）。

（2）TRUST 检测

1）定性实验：①将试剂、样本提前取出置于室温，于 23～29℃进行操作。操作前充分摇匀试剂；②于试剂专用卡片上标记样本标号；③使用移液器各取 50μl 梅毒阳性对照血清和阴性对照血清滴加于圆圈中，用枪头使其铺加均匀；④取 50μl 待测样本（无须灭活）均匀铺加于另一圆圈中；⑤使用试剂盒提供的专用滴管及针头分别垂直滴加 1 滴 TRUST 试剂于上述圆圈内；⑥将卡片放于水平旋转仪上，以 100r/min 的速度摇动 8min，在光线充足的明亮处肉眼判定结果。

2）定量试验：①对卡片进行 TRUST 定性阳性样本编号；②取 50μl 生理盐水滴加于第 2 圈至第 5 圈中；③于第 1 圈及第 2 圈中加入 50μl 待测样本，用移液器吹打均匀第 2 圈，使待测样本与生理盐水充分混合；④以 2^n 的方式从第 2 圈稀释至第 5 圈，然后按上述定性步骤滴加 TRUST 试剂后摇动；⑤若第 5 圈结果为阳性，继续按照上述方式稀释进一步检测，直至稀释后结果为弱阳性。

3）结果判定：①如果圈中可见均匀抗原颗粒，未见凝集，可判定为阴性（–）；②如果圈中可见红色凝集物，且较小，可判定为弱阳性（+～++）；③如果圈中可见中等或较大红色的凝集物，可判定为阳性（+++～++++）。

（3）TP-PCR 荧光检测

1）DNA 提取

A. 标本处理

a. 标本为分泌物、皮损棉拭子，向拭子管中加入 1ml 灭菌的生理盐水，以最大速度充分振荡混匀 3min，挤干棉拭子，将上述混悬液转移至 1.5ml 无菌离心管内，12 000r/min 离心 5min，小心去除上清液，加入 1ml 灭菌生理盐水与沉淀混匀，12 000r/min 离心 5min，小心去除上清液，保留沉淀，向沉淀中加入 50μl DNA 提取液，充分混匀，100℃金属浴 10min，以 12 000r/min 转速离心 5min，小心吸取上清液，用于下一步实验或–20℃保存。

b. 标本为血清、血浆，采血管离心后，取 100μl 血清、血浆加入等量 DNA 浓缩液，使其充分混匀，以 12 000r/min 离心 10min，小心去除上清液，保留沉淀，向沉淀中加入 50μl DNA 提取液，充分混匀，100℃金属浴 10min，以 12 000r/min 转速离心 5min，小心吸取上清液，用于下一步实验或–20℃保存。

c. 标本为兔睾丸 TP 分离液，取 50μl 兔睾丸 TP 分离液，12 000r/min 离心 5min，小心去除上清液，加入 1ml 灭菌生理盐水与沉淀混匀，12 000r/min 离心 5min，小心去除上清液，保留沉淀，向沉淀中加入 50μl DNA 提取液，充分混匀，100℃金属浴 10min，以 12 000r/min 离心 5min，小心吸取上清液，用于下一步实验或–20℃保存。

B. TP 阴性、临界阳性、强阳性质控品处理：使用质控品前，首先需要对各质控品进行 8000r/min 简单离心，吸取 50μl 质控品至 1.5ml 无菌离心管内，然后加入 50μl DNA 提取液，吹打混匀，100℃金属浴加热 10min，最后 12 000r/min 离心 5min，小心吸取上清液，用于下一步实验或–20℃保存。

2）PCR 扩增（以 ABI 7500 荧光实时定量 PCR 仪为例）

A. 加样：取所需数量 PCR 反应管，按照事先排好的顺序依次加入 2μl 质控品（强阳性、临界阳性、阴性）、标本及阳性定量参考品，加样完毕后，扣紧反应管盖，8000r/min 离心数秒，放入 PCR 仪样品槽。

B. 编辑方法：①按照样品槽放置顺序设置标本（含临界阳性、强阳性质控品）、阳性定量参考品和阴性质控品，在 Name 栏中设置样品名称。选中所有设置样品孔，点击工具栏中 P 键，选 PR1 Primer1 后关闭窗口。选择工具栏中的 Q 键，输入对应阳性定量参考品的浓度。然后选择探针模式。Report Dye：FAM。Quencher Dye：TAMRA。Passive Reference：NONE。Data Collection：55℃ 45s。②打开 instrument，设置反应循环条件。93℃×2min，93℃×45s→55℃×60s→10 个循环，93℃×30s→55℃×45s→30 个循环。保存此设置，点击运行。

C. 结果分析：①反应结束后保存结果至目标文件。②设置分析条件。调节 Baseline 中 start 值、stop 值及 Value 值，使 Std curve 窗口中的标准曲线图最佳。Analysis 菜单中选择 Analyze 分析结果。③选择 Tray 窗口，记录目标标本的数值（C），即样品的浓度或含量。

3）质量控制：①阴性质控品，增长曲线呈非 S 形或 Ct 值为 30；②阳性质控，增长的曲线表现为 S 形曲线，同时强阳性质控品定量参考值范围位于（1×10^6）～（2.0×10^7）Copy/ml，临界阳性质控品的定量参考值位于（2×10^2）～（2.0×10^4）Copy/ml；③阳性定量参考品，增长曲线呈 S 形，Ct 值<27，且 $0.97\leqslant|r|\leqslant1$。以上条件需于同一实验同时满足，否则，该次实验无意义，需重新进行。

4）结果判定：①增长曲线呈非 S 形或 Ct 值为 30，则样品 TP DNA 总含量比检测极限小；②若增长曲线呈 S 形，且 Ct 值<30，$C<5\times10^2$，分泌物、菌悬液 TP DNA 总含量$<5.0\times10^2$ 基因拷贝，血清样品中 TP DNA 总含量$<2.0\times10^3$ 基因拷贝/ml；$5\times10^2\leqslant C\leqslant5\times10^8$，分泌物、菌悬液 TP DNA 总含量为 C 基因拷贝，血清样品中 TP DNA 总含量为 $4.0\times C$ 基因拷贝/ml；$C>5\times10^8$，分泌物、菌悬液 TP DNA 总含量$>5.0\times10^8$ 基因拷贝，血清样品中 TP DNA 总含量$>2.0\times10^9$ 基因拷贝/ml。若需精确定量，可将样品稀释再行检测。

4. 实验记录表　见表 12-1～表 12-3。

表 12-1　梅毒感染时一般情况记录

疾病模型	体温（℃）	呼吸频率（次/分）	心率（次/分）	血压（mmHg）		体重（kg）
				收缩压（SP）	舒张压（DP）	
正常						
一期梅毒						
二期梅毒						
三期梅毒						
潜伏梅毒						
神经梅毒						
先天性梅毒						

表 12-2　梅毒感染时生化指标

动物模型	非梅毒螺旋体抗原血清学		梅毒螺旋体抗原血清学		基因检测	病原学检测	
	快速血浆反应素试验（RPR）	甲苯胺红不加热血清试验（TRUST）	梅毒螺旋体明胶颗粒凝集试验（TPPA）	梅毒螺旋体血球凝集试验（TPHA）	荧光定量 PCR	脑脊液 VDRL 试验	脑脊液暗视野显微镜检查法
正常							
一期梅毒							
二期梅毒							
三期梅毒							
潜伏梅毒							
神经梅毒							
先天性梅毒							

表 12-3　梅毒感染时临床症状

动物模型	硬下疳	溃疡	梅毒疹	脑膜炎	动脉炎	淋巴结肿大
正常						
一期梅毒						
二期梅毒						
三期梅毒						
潜伏梅毒						
神经梅毒						
先天性梅毒						

5. 注意事项

（1）TP 抵抗力极弱，对热及干燥特别敏感。血液中 4℃放置 72～120h 后死亡，56℃加热 5min 死亡或离体后干燥 1～2h 即死亡，对常用化学消毒剂敏感，体外存活时间较短，须在菌株分离、收集后的 1h 内完成接种，要求实验前应准备好试剂、器材，获取 TP 后快速接种，以免错过最佳存活时机，从而影响菌株的增殖。

（2）制备菌悬液时，可加入 10%～50%正常兔血清延长 TP 体外存活时间。

（3）传代操作时注意不要将兔睾丸组织切碎。

（4）TPPA 时，加入致敏粒子后不要混合。

（5）实验操作过程应严格遵循无菌操作，符合动物实验伦理，实验人员做好自我防护。

思考题：

（1）分析各期梅毒疾病模型临床表型及生化指标变化特点是什么？

（2）病原学和血清学检测梅毒的优缺点各是什么？

（3）非梅毒螺旋体抗原血清试验和梅毒螺旋体抗原血清试验的应用有何差异？

（4）如何在构建梅毒感染动物模型过程中保障生物安全？

（5）如何有效防控梅毒感染？

三、常用附表

常用附表见表 12-4～表 12-5。

表 12-4　家兔正常生理指标

指标	体重（kg）	呼吸（次/分）	心率（次/分）	血压（mmHg）	温度（℃）
正常值	2.5～3.5	38～60	123～304	51～119	38.5～39.5

表 12-5　梅毒诊断参数

指标	TPPA	TRUST	RPR	PCR	VDRL
阴性	抗体滴度 1∶20 以下	无聚集颗粒	抗体滴度 1∶8 以下	Ct 值>35	抗原颗粒均匀，针状细小
阳性	抗体滴度 1∶20 以上	有聚集颗粒	抗体滴度 1∶8 以上	Ct 值<25	出现絮状物

四、神经梅毒分子诊断研究进展

近年来，随着梅毒感染人数的不断增加，神经梅毒（neurosyphilis，NS）的发病数也呈上升趋势。NS 的临床表现复杂多变，加之 HIV 感染可改变 NS 的临床表现，使其很难与其他病因引起的神经系统疾病相鉴别。目前，神经梅毒是在梅毒确诊的前提下，结合临床表现和脑脊液（cerebrospinal fluid，CSF）检查结果进行诊断。以 CSF 非梅毒螺旋体血清学试验和/或 CSF 梅毒螺旋体血清学试验阳性为确诊依据，此外，CSF-WBC 计数和总蛋白量的增加提示神经组织存在炎症和免疫反应，多国指南将 CSF-WBC 计数和总蛋白量的增加作为 NS 的诊断指标。在梅毒感染早期，TP 即可侵入中枢神经系统。对有神经系统症状的 NS 患者进行 CSF 检查是毫无争议的，但对无症状 NS 患者和 HIV 阳性的梅毒患者是否也需要进行 CSF 检查仍存在争议。若能寻找一些指标预测疑似 NS 患者，便能尽早发现病例，避免不必要的穿刺检查，并提升治疗效果。

近年来，寻找梅毒螺旋体侵犯神经系统的炎症和免疫指标的研究逐渐受到重视，其中基于 CXCL13 的研究较多，其表现出良好的诊断效能，最有望应用于临床；PCR 技术的进步，使 CSF-PCR 检测 TP 逐渐成为可能。MIF、sTREM2、CSF 代谢组和 miRNA 等指标具有一定的潜力，可综合多个指标描绘 NS 患者的实验室诊断图谱，但这些指标的特异性不高，研究也较少。值得注意的是，HIV 状态会影响部分实验室指标结果。总的来说，NS 的诊断仍充满挑战，综合多个诊断标志物联合判断，寻找新的高灵敏高特异诊断标志物，并开展高质量的多中心临床研究是今后 NS 实验室诊断研究的重要方向。

五、练 习 题

1. 根据梅毒的自然发展过程，通常将活动性梅毒分为：
A. 一期梅毒　B. 二期梅毒
C. 三期梅毒　D. 潜伏梅毒
E. 先天性梅毒

2. 感染梅毒螺旋体 2 年内的梅毒有：病程≥2 年的梅毒有：
A. 一期梅毒　B. 二期梅毒
C. 三期梅毒　D. 潜伏梅毒
E. 先天性梅毒

3. 一期梅毒硬下疳的特点有：
A. 触诊有软骨样硬度
B. 无疼及压痛
C. 损害数目通常仅一个
D. 损害表面清洁
E. 不经治疗，3～4 周后自然消失，不留痕迹或留有轻度萎缩性瘢痕

4. 二期梅毒的典型临床表现是：
A. 浅表淋巴结肿大　B. 皮肤黏膜疹
C. 梅毒疹　D. 骨膜炎
E. 全身不适

5. 晚期恶性梅毒易侵袭内脏，主要发生于：
A. 肝　B. 心血管　C. 肾
D. 神经系统　E. 皮肤

6. 神经梅毒分为：
A. 无症状神经梅毒　B. 脑脊膜神经梅毒
C. 脑脊膜血管梅毒　D. 脑实质梅毒
E. 树胶肿样神经梅毒

7. 梅毒常用的病原学诊断方法主要有：
A. 暗视野显微镜检查法
B. 镀银染色法
C. 核酸扩增法
D. 直接免疫荧光检测
E. 流式细胞术检测

8. 梅毒常用的血清学诊断方法主要有：
A. 梅毒螺旋体明胶颗粒凝集试验（TPPA）
B. 梅毒螺旋体血球凝集试验（TPHA）
C. 荧光梅毒螺旋体抗体吸收试验（FTA-ABS）
D. 梅毒螺旋体酶联免疫吸附试验（TPELISA）
E. 免疫印迹（TP-WB）
F. 化学发光（TP-CLIA）

9. 神经梅毒的诊断标准为：
A. 非梅毒螺旋体血清学试验呈阳性
B. 梅毒螺旋体血清学试验呈阳性
C. 脑脊液检查异常
D. 核酸扩增试验阳性
E. 磷脂类抗原阳性

10. 先天性梅毒的实验室诊断标准为：
A. 患儿皮肤黏膜损害可查见梅毒螺旋体
B. 非梅毒螺旋体抗原血清学试验滴度持续上升
C. 非梅毒螺旋体抗原血清学试验滴度同比高于母亲 4 倍
D. 梅毒螺旋体特异性 IgM 抗体阳性
E. 患儿随访 18 个月后梅毒螺旋体抗原血清学试验呈阳性

（廖玉辉）

第十三章　脓　毒　症

一、实验目的与要求

1. 复制小鼠脓毒症动物模型。

2. 观察脓毒症小鼠的生理状态变化、各器官在脓毒症状态下的损伤表现、炎症因子变化。

3. 熟悉小鼠心尖采血操作、SOFA 评分、液体复苏治疗效果的评估方法。

4. 熟悉常见的脓毒症生化指标的意义及其测定。

二、实 验 内 容

（一）脓毒症相关基础知识

1. 脓毒症的定义及发病机制　脓毒症（sepsis）是指因感染引起的宿主反应失调导致的危及生命的器官功能障碍。该病作为一类威胁全球公共卫生安全的重大问题，据统计，我国近十年间每年脓毒症的发生率约为 437/10 万，病死率约为 17%，且有分析显示，在发展中国家和欠发达国家中，脓毒症发病率和病死率更高。

脓毒症的发病机制是近年重症医学领域的研究热点之一。现阶段认为，感染是脓毒症的病因，同时也是该病的核心启动环节。感染可能来源于外界，也可能由应激后功能失调的自身肠道引起。

2. 脓毒症的病理生理　感染会激活宿主单核巨噬细胞系统及其他炎症反应细胞，产生并释放大量炎症介质，进而导致炎症反应失控，造成对机体的自身伤害。

脓毒症在发展过程中，首先以大量分泌炎症介质为主要特征，其后淋巴细胞增殖能力下降，机体对病原体易感性显著增强，炎症反应失调。当机体炎症反应失调后，则会导致器官功能障碍、内皮细胞功能障碍、凝血功能紊乱等多种病理生理反应。

（1）感染：感染是脓毒症发生的病因和核心启动环节。脓毒症实际上是机体对感染造成的损伤反应已经从有益走向有害，从保护走向破坏的失调状态。脓毒症的先决条件是感染，其发病机制是机体早期以制衡过度炎症反应、保护机体为目的的免疫调节，但严重感染却在后续的病程中使机体失代偿，并导致器官功能不全，这种转变应被视为是机体陷入脓毒症的标志。患者的感染可能来源于外界，也可能源自机体自身。研究表明，严重损伤后的应激反应可造成肠黏膜屏障破坏，肠道菌群生态失调及机体免疫功能下降，从而发生肠道菌群/内毒素移位，触发机体过度炎症反应与器官功能损害。

感染会激活机体单核巨噬细胞系统及其他炎症反应细胞，产生并释放大量炎症介质，引起失控的炎症反应，也是脓毒症发生的重要促进因素。内源性炎症介质包括血管活性物质、细胞因子、趋化因子、氧自由基、急性期反应物质、生物活性脂质、血浆酶系统产物以及血纤维蛋白溶解途径等，他们相互作用并形成网络效应，一旦失控，可引起全身各系统、各器官的广泛损伤。

（2）宿主异常免疫反应：既往脓毒症的病理生理学认识主要集中在感染所导致的全身炎症反应方面，但这种观点正在改变。目前普遍认为，异常的宿主反应导致失控的炎症反应对机体的自身伤害作用才是脓毒症发生的核心机制。在脓毒症的发病过程中，机体并非总是处于一成不变的炎症激活状态，免疫抑制同样也是脓毒症的重要特征，抗原特异性T 淋巴细胞、B 淋巴细胞的清除或失活在其中起着重要作用。在脓毒症初始阶段，脓毒症以大量分泌炎症介质为主要特征；而随之进展，机体可能经历了一个以淋巴细胞增殖能力下降表现为核心特征的免疫抑制阶段，从而导致机体对病原体易感性明显增加，炎症反应失控。

（3）器官功能障碍：脓毒症患者炎症反应失控后会导致一系列失调集体反应，进而导致器官衰竭。有证据显示，脓毒症导致了基础的亚细胞功能整体损伤，这可能造成许多不同类型细胞出现功能障碍。例如，已经在多个细胞类型中证实了线粒体氧化磷酸化的缺陷，由此造成的能量缺乏可能会损害细胞特异性功能。反之，每个细胞或细胞类型，都可能产生某种特异性缺陷，或以某种特殊方式表现出功能障碍。脓毒症的新定义着重强调了感染和器官功能障碍并存的状态，反映了比普通感染患者更复杂的病理生理状态。

（4）内皮细胞功能障碍：在机体完整的脉管系统中，内皮细胞之间相互接合，以紧密连接和缝隙连接的方式构成了连续半通透性的屏障。内皮细胞所特有的屏障系统一方面维持了血管内膜的光滑，防止白细胞和血小板等黏附及有害物质侵入血管壁；另一方面，则为血液和组织间物质交换提供了广大的表面积，使血液和组织分开，保证了血液循环的通畅。脓毒症发生时，血管通透性增加，内皮细胞屏障功能丧失，从而导致循环物质的移位和组织水肿。内皮细胞凋亡不仅损害了内皮细胞的屏障作用，同时能够通过黏附效应改变、微血管紧张度、内皮细胞凋亡等多方面导致机体炎症反应的恶化，进一步影响脓毒症的发生、发展。

（5）凝血功能紊乱：在脓毒症发生、发展过程中，凝血活化、炎症反应及纤溶抑制相互作用，其中凝血活化是脓毒症发病的重要环节。凝血酶接触系统的激活和吞噬细胞的活化使机体产生相同的炎症反应，二者相互作用，互为因果，形成恶性循环，最终导致弥散性血管内凝血（disseminated intravascular coagulation，DIC）的发生。重要器官的微血管内血栓形成可导致器官功能衰竭，而凝血因子的消耗和继发性纤溶系统的激活可导致凝血功能障碍，导致临床出血事件的发生。

（6）基因多态性：脓毒症患者的临床表现呈现多样性，实验室生化指标差异很大。临床可以见到两个受到同一种病原微生物感染的患者，其临床表现、预后截然不同。脓毒症的临床表现多样性与环境因素、疾病的过程等固然相关，但遗传因素对脓毒症的发生、发展起了重要的作用。德国的 Frank 教授在国际上首次报道了肿瘤坏死因子（tumor necrosis factor，TNF）基因多态性与脓毒症易感性、转归的相关性研究，从此掀起了从分子遗传学水平研究炎症介质基因多态性在脓毒症发病机制、防治中的作用的热潮。不难理解机体对病原微生物入侵后是否产生免疫应答、应答的强弱及炎症介质释放方式在一定程度上受到遗传因素的影响，基因多态性将影响个体细胞因子产生水平、免疫应答反应强度、全身性炎症反应和脓毒症的发生与发展。

3. 临床表现 脓毒症是经感染引起的全身性病变，以发热、感染指标升高及各受累器官相关功能障碍为主要表现，并无标志性的临床特征。

4. 临床诊断 在临床工作中，序贯性器官功能障碍评分（sequential organ failure assessment，SOFA）操作简单，评分覆盖面较广，被临床医师广泛应用（表 13-2）。对于感染或疑似感染的患者，当 SOFA 评分较基线上升 2 分及 2 分以上可诊断为脓毒症（对基础器官功能情况未知的患者，可假设其基础 SOFA 评分为 0）。临床可使用床旁快速 SOFA（quick SOFA，qSOFA）标准来快速识别重症患者（表 13-3）。如果该患者符合 qSOFA 标准中的至少 2 项，则应进一步评估患者是否存在脏器功能障碍。

5. 脓毒症的治疗 脓毒症的治疗可初步分为对因治疗与对症支持治疗。脓毒症由感染引起，对因治疗即以抗感染为核心目标，包括早期清除病灶、尽早明确病原微生物、及时使用有效抗生素等。对症治疗则包括应用血管活性药物、肾脏替代治疗、机械通气、镇静镇痛营养支持等多系统支持手段。

（1）抗感染治疗：抗菌药物的尽早使用对脓毒症或脓毒性休克患者的预后至关重要。抗菌药物在入院后或判断脓毒症后应尽快使用，最佳在 1h 内，延迟不超过 3h。对于脓毒症或脓毒性休克患者，推荐经验性使用可能覆盖所有病原体的抗菌药物。对于脓毒性休克早期处理，推荐经验性联合使用抗菌药物，对于脓毒症而没有休克的患者或中性粒细胞减少的患者，不推荐常规联合使用抗菌药物。在病原学诊断及药敏试验结果明确或临床症状充分改善后应进行降阶梯治疗，以避免产生耐药及不良反应。

（2）血管活性药物：去甲肾上腺素在脓毒症治疗抉择中为首选血管加压药；对于快速性心律失常风险低或心动过缓的患者，则可将多巴胺作为替代药物。但需注意，不应将低剂量多巴胺用于肾脏保护。

（3）肾脏替代治疗：对脓毒症合并急性肾损伤的患者，如需行肾脏替代治疗，连续性肾脏替代治疗（CRRT）与间歇性肾脏替代治疗均可。但对于血流动力学不稳定的脓毒症患者，则建议使用 CRRT。

（4）机械通气：目前对脓毒症诱发急性呼吸窘迫综合征（acute respiratory distress syndrome，ARDS）患者推荐设定潮气量为 6ml/kg，平台压上限为 30cmH_2O。对脓毒症导致的中到重度 ARDS（$PaO_2/FiO_2 \leqslant 200mmHg$）患者，建议使用较高的呼气末正压通气（PEEP）。而对 $PaO_2/FiO_2 < 150mmHg$ 的患者则应使用俯卧位通气。

（5）镇静镇痛：有研究表明，限制机械通气的重症患者镇静药的应用可缩短患者机械通气时间、ICU 住院时间及总住院时间，并可促进患者的早期活动，因此对需要机械通气的脓毒症患者，应使用最小剂量的连续性或间断性镇静，或使用丙泊酚、右美托咪定等短效镇静药物。

（二）临床典型病例分析与讨论

【临床病例 13-1】

基本信息：患者，男，82 岁。

主诉：下腹痛伴腹胀 2 天余，间断发热 1 天。

现病史：患者 2 天前进食后出现下腹间断隐痛，屈曲位可缓解，不伴反酸嗳气、恶心呕吐等特殊不适。后腹痛加重，伴腹胀，1 天前患者出现发热，最高至 38.8℃，伴寒战，不伴胸痛、头痛等特殊不适，遂至当地医院就诊。急诊查腹部平片提示“膈下新月形游离气体”，予抑酸护胃、补液、营养支持等对症治疗后患者症状未见明显好转，为求进一步诊治遂来我院。

自起病来患者神志清楚，精神萎靡，未肛门排气、排便，小便量较前减少，体力下降，体重无明显改变。

既往史：有高血压病史 10 余年，最高血压 181/93mmHg，自服药物控制（具体用药不详），自述控制情况可；有糖尿病病史 10 余年，最高血糖不详，自服药物控制（具体用药不详），平日未监测血糖。否认有冠心病等慢性病病史；否认肝炎、结核等传染病病史；否认有手术、外伤、输血史；否认有药物过敏史。

查体：体温 38.3℃，脉搏 122 次/分，呼吸 34 次/分，血压 132/54mmHg。神志清楚，精神萎靡。格拉斯哥昏迷量表（GCS）评分：睁眼反应（E_4）+语言反应（V_5）+运动反应（M_6）=15 分。双肺呼吸音可，未闻及干、湿啰音；心律齐，未闻及病理性杂音；腹稍膨隆，肠鸣音消失，腹肌紧张，下腹可触及压痛、反跳痛。四肢肌力、肌张力正常，生理反射存在，病理反射未引出。

辅助检查：血常规示 WBC 17.2×10^9/L，N% 92.8%，RBC 4.4×10^{12}/L，Hb 114g/L，PLT 132×10^9/L；肝肾功能、电解质示 TBIL 21.2μmol/L，ALB 29.2g/L，BUN 9.84mmol/L，CREA 62μmol/L，eGFR102.24ml/min，Na^+ 138mmol/L，K^+ 3.78mmol/L；血气分析示 pH 7.49，PaO_2 88mmHg，$PaCO_2$ 27mmHg，SaO_2 98%，LAC 3.5mmol/L。腹部 B 超：①肝、胆、胰、脾、门脉超声未见异常；②腹腔少量积液。

讨论：

（1）患者的 SOFA 评分为多少？

（2）患者的入院诊断是什么？

（3）接下来还需完善哪些辅助检查？

（4）患者的治疗原则是什么？

【临床病例 13-2】

基本信息：患者，男，65 岁。

主诉：间断腹痛伴呕吐 2 天，发热 1 天。

现病史：患者 2 天前进食大量肉食后出现右上腹绞痛，伴恶心、呕吐，呕吐物为胃内容物。患者自服止痛药物（具体药物不详）后症状稍缓解，未行系统治疗。1 天前患者出现发热，体温最高至 39.2℃，伴心慌、出汗，遂来我院就诊。

起病来，患者神志清楚，精神差，未进食，解黄褐色便 1 次，未排尿，体力下降，体重无明显改变。

既往史：既往有冠心病、高血压、高脂血症、糖尿病病史。规律服用雷米普利、氯吡格雷、氨氯地平、比索洛尔、阿托伐他汀和二甲双胍控制，具体病情控制情况不详。否认有肝炎、结核等传染病病史；否认有手术、外伤、输血史；否认有药物过敏史。

查体：体温 38.2℃，脉搏 115 次/分，呼吸 30 次/分，血压 95/55mmHg。表情淡漠，精神差。GCS 评分：E_4+V_4+M_6=14 分。肢体末梢皮温较低。双肺呼吸音可，未闻及干、湿啰音；心律齐，未闻及病理性杂音；腹平，肠鸣音弱，腹肌紧张，右上腹压痛，墨菲征（－）。四肢肌力、肌张力正常，生理反射存在，病理反射未引出。

辅助检查：血气分析示 pH 7.30，PaO_2 120mmHg，$PaCO_2$ 30mmHg，BE+12mmol/L，Lac 5.5mmol/L，Na^+ 130mmol/L，Cl^- 104mmol/L，Glu 16.1mmol/L。

讨论：

（1）患者的原发感染考虑来源于哪个系统？

（2）现患者病变涉及哪些系统？

（3）患者的初步诊断及诊断依据是什么？

（4）接下来需完善哪些辅助检查项目？

（5）患者的进一步诊疗方案有哪些？

【临床病例 13-3】

基本信息：患者，女，72 岁。

主诉：间断腹痛半个月余。

现病史：患者于半个月前无明显诱因出现上腹部胀痛不适，间断发作，伴呕吐 1 次，呕吐物为胃内容物，伴纳差乏力，排便、排气可，不伴黑便、发热、心慌、胸闷等特殊不适。患者到当地医院住院治疗。腹部超声提示肝内胆管积气，双肾结石；下肢血管超声提示双侧股动脉、腘动脉粥样斑块形成；腹部 CT 平扫示肝内胆管积气、扩张，肝左叶萎缩，考虑肝右叶肝内胆管、左肝管、肝总管、胆总管多发结石，胆囊已切除，回盲部局部肠管增厚（新生物？）伴回肠远端不全梗阻；予以止痛、补液、降糖等对症治疗，具体不详，症状未见明显好转，遂来我院，门诊以"腹痛待查"收住院。

起病来，患者精神、饮食、睡眠欠佳，大、小便尚可，体力下降，体重无明显改变。

既往史：否认有高血压、冠心病等慢性病病史；否认有肝炎、结核等传染病病史；12 年前因胆囊炎行开腹胆囊切除术，具体术式不详；8 年前因子宫肌瘤行子宫切除术，具体不详；否认有外伤、输血史；否认有药物过敏史。

查体：体温 36.5℃，脉搏 109 次/分，呼吸 26 次/分，血压 130/65mmHg。神志清楚，精神差，皮肤黄染，球结膜充血水肿，浅表淋巴结未触及肿大。双肺呼吸音可，未闻及干、湿啰音；心律齐，未闻及病理性杂音；腹平，右上腹可见两道陈旧性手术瘢痕。未见肠型、蠕动波，肠鸣音弱，上腹部轻压痛，未触及反跳痛，肝脾肋下未触及，未扪及明显包块，双肾区无叩痛，移动性浊音阴性。四肢肌力、肌张力正常，生理反射存在，病理反射未引出。

辅助检查：血常规示 WBC 19.59×10^9/L，N% 91.50%，L% 3.20%，RBC 2.21×10^{12}/L，Hb 65g/L；肝肾功能、电解质示 ALB 26.10g/L，TBIL 31.30μmol/L，DBIL 24.00μmol/L，BUN 8.82mmol/L，Na^+ 133.00mmol/L，GLU 19.50mmol/L；NT-proBNP 399pg/ml；PCT 2.23ng/ml；血气分析示 PaO_2 113mmHg，$PaCO_2$ 34mmHg，BE+ 4mmol/L。

讨论：

（1）患者的原发感染考虑源自哪一系统？

（2）患者现在是否能诊断脓毒症？

（3）患者当前需要与哪些疾病相鉴别？

（4）患者目前可采取哪些"对因治疗"措施？

（三）动物模型的构建

1. 实验材料

（1）实验动物：成年雄性 SPF 级 BALB/c 小鼠，8 周龄，体重（22±2）g。

（2）实验器械：麻醉机，动物手术器械一套，电子秤，小鼠固定板，胶带，碘伏，5/0 缝线，3/0 缝线，1ml、5ml 注射器，复温毯，生理盐水，10%水合氯醛，TSB 培养基，1.5ml EP 管等。

2. 实验方法

（1）盲肠结扎穿孔法

1）取 22g 左右的小鼠一只，异氟烷吸入麻醉小鼠（氧气流量 300～500ml/min，诱导浓度 3%～5%，维持浓度 1%～3%），将小鼠仰卧位固定在手术板上，钳夹小鼠趾尖时小鼠四肢无屈曲等反应为麻醉满意。

2）小鼠手术区剃毛消毒，在腹壁正中行 2cm 纵行切口，显露盲肠。盲肠主要位于腹部左后方区域。

3）取盲肠中点处用 5/0 缝线结扎，用 21G 注射器针头取盲端和结扎处的中点贯穿盲肠，小心避开肠系膜血管。拔出针头，自穿刺点挤出少量肠内容物，还纳肠管。逐层关腹，5/0 缝线缝合内层，3/0 缝线缝合外层。

4）为避免术后体温过低，予以小鼠复温。小鼠苏醒后，继续在温度为 20～25℃，光、暗各 12h 环境饲养，自由饮水，提供标准啮齿动物饲料。

注意事项：①确保不要结扎回盲瓣，穿刺过程中应避免穿刺到肠系膜血管。②确保挤出的盲肠内容量在所有动物中都相同，以确保一致性。③手术完成后，关腹打结的线头不可留置太长，以免小鼠在后续饲养观察中撕咬线头，导致腹部缝线松开。

（2）腹腔注射脂多糖

1）取 22g 左右的小鼠一只，称重，计算脂多糖（lipopolysaccharide，LPS）注射剂量（先将 LPS 配制成 1mg/ml 的水溶液，注射剂量为 20mg/kg）。并用 1ml 注射器抽取药品备用。

2）左手握小鼠，用拇指、示指捏住小鼠颈背部皮肤，用环指及小指固定其尾和后肢，腹部向上，头呈低位。

3）右手持抽好 LPS 的注射器，在下腹部离腹白线约 0.5cm 处使针头与小鼠腹部约呈 30°刺入腹腔，因鼠皮具有韧性，刚开始刺时会有抵抗，抵抗消失产生落空感则说明刺入腹腔内。

4）刺入腹腔后轻拉针筒，确认无血液或肠内容物流入，开始注射 LPS。

注意事项：①腹腔注射药物在抓稳小鼠后进行，小鼠在手中挣扎扭动可使针头滑脱出腹腔，导致注药失败。②LPS 配制成溶液后，应现用现配，长时间保存会导致药物效力降低。

（3）金黄色葡萄球菌感染肺炎模型

1）金黄色葡萄球菌接种物的制备：挑取金黄色葡萄球菌单克隆菌落接种到 TSB 培养基中，37℃，180～225r/min，培养 16～18h（OD600≈2.1）；将菌液按照 1∶200 稀释到新的 TSB 培养基中，37℃，180～225r/min，直到细菌长至对数期（对于 USA300 一般需要 2～2.5h，OD600≈0.75）；离心 10min（3000r/min，4℃）。

2）收集细菌；使用无菌 PBS 将细菌洗涤 1～2 次，离心 10min（3000r/min，4℃）；最后用无菌 PBS 重悬至 4×10^8CFU/ml，同时使用平板菌落计数法验证细菌悬液浓度。

3）选取体重为（22±2）g 小鼠，异氟烷吸入麻醉小鼠（氧气流量 300～500ml/min，诱导浓度 3%～5%，维持浓度 1%～3%），钳夹小鼠趾尖时小鼠四肢无屈曲反应为麻醉满意。

4）左手抓牢固定小鼠，将 30μl 菌液经小鼠左鼻孔吸入，接种后使小鼠直立 1min 以保证充分吸收。

注意事项：①细菌长至对数期后要注意将收集的细菌置于冰上以保证其不再生长，直至接种物制备完成。②接种菌液后可在竖直方向适当晃动小鼠，使菌液均匀扩散，保证充分吸收。

3. 实验结果 观察小鼠的状态，按照评分标准进行评分（表 13-1）。共有 7 个观察指标，即外观、自主意识、自主活动、对刺激的反应、眼睛是否有分泌物、呼吸频率、呼吸质量。每个指标分成 5 个等级（0～4 分）。每只小鼠的总分由 7 个指标的分数相加而成，最高分为 28 分，死亡小鼠记为最高分。

表 13-1 小鼠状态及评分标准

指标	0 分	1 分	2 分	3 分	4 分
外观	光泽，光滑	部分毛发竖毛	背部全部毛发竖毛	蓬松，凌乱	憔悴
自主意识	活跃	不直立	活动减缓，仍然行走	挑衅后活动，仍然震颤	挑衅后静止不动
自主活动	活动量正常（摄食、饮水、打斗攀爬、行走等）	活动减少，只在笼底活动	活动显著少，静止，偶尔活动	静止不动	静止不动，颤抖
对刺激的反应	迅速反应	对触碰反应强烈，迅速逃离	对触碰反应一般，走几步	对触碰反应弱，不移动	对触碰几乎无反应，推倒后不能翻身
眼睛	全开	没有全开，可能有分泌	半闭，可能有分泌	没有全闭，可能有分泌	全闭或者显著分泌物（浑浊）
呼吸频率	正常	轻微减少（肉眼无法计数）	中度减少（肉眼勉强能计数）	显著减少（肉眼能轻松计数，呼吸间隔 0.5s）	极度减少（呼吸间隔>1s）
呼吸质量	正常	间断性呼吸困难	呼吸困难，不喘气	呼吸困难，间断性喘气	喘气

（四）标本采集及检测

1. 小鼠心尖采血

（1）小鼠仰卧位固定于鼠板，剪去胸前区被毛，皮肤消毒后，用左手示指在左侧第 3～4 肋间触摸到心尖冲动处，大致位于锁骨中线附近。

（2）右手持 1ml 注射器，选择心尖冲动最强处穿刺，刺入深度约 0.5cm，随即缓慢调整进针深浅，当刺中心脏时，血液会自动进入注射器，每次采血量 0.4～0.7ml。

2. 标本的处理及保存 灭菌 EP 管收集血液样本后，室温放置 1h 或 4℃放置过夜，待血液凝固后，在 4℃转速 2000r/min 下，离心 10min，收集上清液，–20℃或更低温度保存备用。

3. 注意事项

（1）采血时要避免小鼠毛发、油脂沾染血液导致溶血。

（2）抽血时速度不要太快，保证小鼠有足够的回心血量。

（3）抽出的血放入试管时，要先拔掉针头再放血，同时速度不要太快，以免溶血。

（4）血清检测。检测血清中谷丙转氨酶、谷草转氨酶、肌酐、尿素氮、肌钙蛋白、白细胞介素-6（IL-6）、白细胞介素-10（IL-10）、肿瘤坏死因子-α（TNF-α）。

思考题：

（1）盲肠结扎部位与脓毒症严重程度之间有何关系？

（2）盲肠结扎穿孔与腹腔注射 LPS 构建脓毒症模型有何优劣？

（3）脓毒症与全身炎症反应（SIRS）的区别是什么？

（4）脓毒性休克的定义是什么？

三、常 用 附 表

常用附表见表 13-2～表 13-3。

表 13-2　序贯性器官功能障碍评分（SOFA 评分表）

系统	变量	0 分	1 分	2 分	3 分	4 分
呼吸	PaO_2/FiO_2（mmHg）	＞400	≤400	≤300	≤200	≤100
	呼吸机支持				是	是
血液	血小板（10^9/L）	＞150	≤150	≤100	≤50	≤20
肝脏	总胆红素（μmol/L）	＜20.5	≤34.1	≤102.5	≤205.1	＞205.1
循环	平均动脉压（mmHg）	≥70	＜70			
	多巴胺[μg/（kg · min）]			≤5	＞5	＞15
	多巴酚丁胺[μg/（kg · min）]			任何剂量		
	肾上腺素[μg/（kg · min）]				≤0.1	＞0.1
	去甲肾上腺素[μg/（kg · min）]				≤0.1	＞0.1
神经	GCS 评分（分）	15	13～14	10～12	6～9	＜6
肾脏	肌酐（μmol/L）	＜106	≤176	≤308	≤442	＞442
	尿量（ml/d）				≤500	≤200

注：①每日评分应采取当日最差值；②评分越高，预后越差。

表 13-3　qSOFA 标准

项目	标准
呼吸频率	≥22 次/分
意识状态	改变
收缩压	≤100mmHg

四、脓毒症与心肌损伤

脓毒症定义的核心是感染所致的器官功能障碍，脓毒症心肌病（septic cardio myopathy，SCM）是脓毒症相关心血管衰竭的并发症，也是脓毒症器官功能障碍的重要原因。目前大多数研究专家将其定义为脓毒症引起的可逆性心肌抑制，其主要特征包括以下三点：左心室扩大，射血分数降低，7～10 天恢复。常规超声心动图所测得的左室射血分数（LVEF）

是目前诊断 SCM 的主要方法，然而该方法过于简单且存在误差。LVEF 是每搏输出量和左心室舒张末期容积的比值，高度依赖负荷条件。当脓毒症心肌病由于血管扩张或者使用血管收缩药物引起后负荷变化，则会导致 LVEF 发生显著变化，而这与内在心肌收缩力的真实变化并不一定相关。因而需要进一步根据脓毒症心肌病的发病机制挖掘更为精准且方便的诊断方法。研究表明，脓毒症心肌病的发生是多种因素共同作用的结果，可能与心肌抑制物、线粒体功能障碍、氧化应激、钙调节失衡、细胞凋亡、肾上腺素受体等有关。由于人们对脓毒症心肌病发病机制的不确定性，脓毒症心肌病目前尚无标准的特效的治疗方法。防治脓毒症心肌病最好的方法就是控制原发病，即正确处理原发感染灶，早期合理地使用抗生素或手术切除感染灶，并且尽早进行有目标的适当的液体复苏。

脓毒症心肌病的病理生理：

1. 细胞因子介导损伤 脂多糖等外源性病原体相关分子可通过细胞 Toll 样受体（toll-like receptor，TLR）激活多种炎症因子，在脓毒症初期放大炎症级联反应，这一模式称为病原体相关分子模式（pathogen-associated molecular patterns，PAMPs）。同时，也存在由机体自身细胞在应激反应中释放的内源性分子激活的损伤相关分子模式（damage-associated molecular patterns，DAMPs），通过因子间相互作用，驱动免疫激活并产生细胞毒性，进而降低线粒体膜电位及 ATP 水平，从而促进细胞凋亡，最终导致内皮功能障碍及器官衰竭。

PAMPs 与 DAMPs 可触发巨噬细胞、树突状细胞和 T 细胞激活，导致细胞因子风暴，大量的细胞因子与受体结合后则会触发大量信号分子抑制或活化，使炎症反应复杂化。IL-1β、IL-6、TNF-α 等细胞因子通过作用于中性粒细胞，可延迟其细胞凋亡，延长中性粒细胞在血液中的停留时间，加重炎症反应、氧化应激，引起血管内皮损伤；抑制心肌细胞膜上钙离子转运，影响线粒体功能；诱导一氧化氮合酶增加，改变心肌前后负荷等途径造成心肌损伤。

2. 氧化应激损伤 自由基是一类不稳定的具有强氧化性的分子，在生物系统中形成的含氧自由基分子及其前体统称为活性氧自由基（reactive oxygen species，ROS），包括超氧阴离子、过氧化氢和羟基自由基，也包括一氧化氮与氧自由基形成的过氧亚硝酸盐。过量的 ROS 可导致 NF-κB 激活，进而促进蛋白水解泛素-蛋白酶体途径的激活，同时破坏 DNA 完整性，损害离子通道的活性，从而造成脓毒症心肌细胞损伤。

3. 心肌细胞能量代谢障碍 在脓毒症患者中，细胞代谢从氧化磷酸化转变为有氧糖酵解，但心肌细胞通过糖酵解提供的氧含量无法代偿心肌能量的损耗，且糖酵解可放大炎症反应，进一步加重脓毒症患者的心功能不全。

4. 钙离子稳态失调 Ca^{2+}作为心肌细胞内的重要信使，在脓毒症心肌损伤过程中参与了氧化应激、炎症反应、线粒体损伤、细胞自噬乃至凋亡的多种信号通路传导，同时也是心肌细胞收缩舒张、心肌纤维收缩的重要因子。脓毒症时，内毒素与细胞因子可能促进胞膜钙通道构象结构改变，导致 Ca^{2+}内流减少，进而导致胞内 Ca^{2+}稳态失衡。

五、练　习　题

1. 脓毒症的主要病因是：
A. 感染　B. 创伤　C. 糖尿病
D. 休克　E. 缺血性坏死
2. 脓毒症早期治疗的关键是：
A. 抗感染　B. 抗休克　C. 诊断
D. 支持治疗　E. 退热
3. 感染性休克是指脓毒症患者尽管经过充分的液体复苏仍存在持续低血压，需要使用升压药物维持平均动脉压应大于：
A. 60mmHg　B. 80mmHg
C. 65mmHg　D. 70mmHg
E. 75mmHg
4. 感染性休克中，血乳酸的浓度应该大于：
A. 0.5mmol/L　B. 2mmol/L
C. 3mmol/L　D. 4mmol/L
E. 5mmol/L
5. 治疗感染性休克首选的血管活性药物是：
A. 多巴胺　B. 多巴酚丁胺
C. 肾上腺素　D. 去甲肾上腺素
E. 山莨菪碱
6. 为提高脓毒症血培养的阳性率，抽血的最佳时间是：
A. 每天晚间　B. 寒战发热后
C. 寒战发热时　D. 寒战发热前
E. 每天早晨
7. 患者，男，60 岁。发热伴寒战、心悸 7 天，体温最高 39℃，头痛、咳嗽，右大腿肿痛，病情渐重入院。查体：体温 38℃，脉搏 100 次/分，呼吸 24 次/分，血压 100/75mmHg。神志清楚，巩膜轻度黄染，双肺呼吸音粗，无啰音，心脏无异常，腹平软、无压痛，肝区无叩痛。右大腿中段红肿，范围约为 10cm，压痛明显，有波动感。血常规：WBC 20×10^9/L，Hb 100g/L。多次血培养阴性。患者目前最可能的诊断是：
A. 脓毒症　B. 肝脓肿
C. 菌血症　D. 急性肺炎
E. 感染性休克
8. 患者，男，56 岁，左臀部注射青霉素后红肿、剧痛伴发热 10 天。曾作切开排脓，但引流欠畅，改用红霉素，仍发热不适。近 2 天伴有寒战、弛张型高热、头痛、肩部肿痛。查体：血压 110/70mmHg，表情淡漠，唇色苍白。呼吸深快，肺部呼吸音清，未闻及啰音，心率快。左臀切口渗液。血常规：WBC 21×10^9/L。细菌血培养阴性。患者的主要诊断是：
A. 代谢性碱中毒　B. 脓毒症
C. 肺部感染　D. 菌血症
E. 二重感染
9. 患者，男，25 岁。因高位小肠瘘 1 天入院，入院后经颈内静脉插管滴入肠外营养液，2 周后突然出现寒战、高热，无咳嗽、咳痰，腹部无压痛和反跳痛。最有可能的诊断是：
A. 高渗性非酮症昏迷　B. 肺部感染
C. 气胸　D. 导管性脓毒症
E. 咽喉部感染
10. 患者，女，45 岁。右面部疖肿 10 天，多次自行挤压排脓。今突发寒战、高热，伴头晕，无抽搐。查体：体温 40℃，呼吸 26 次/分，血压 100/70mmHg。右面部肿，口唇无偏斜，胸壁及肢体皮下可见出血斑，血常规：WBC 20×10^9/L，核左移。患者目前最有可能的诊断是：
A. 右腮腺脓肿　B. 菌血症
C. 感染性休克　D. 颅内感染
E. 脓毒症

（杜贤进　廖玉辉）

第十四章　有机磷农药中毒及其解救

一、实验目的与要求

1. 复制急性有机磷农药中毒家兔模型。
2. 观察急性有机磷农药中毒时家兔的症状和体征。
3. 观察阿托品和解磷定对急性有机磷农药中毒的解救效果。
4. 熟悉常用急性有机磷农药中毒的评价指标及测定方法。

二、实 验 内 容

（一）神经系统相关基础知识

1. 生理学知识　神经递质是指由突触前神经元合成并释放，作用于突触后神经元或效应细胞上的特异性受体，可产生一定效应的信息传递物质。乙酰胆碱（acetyl choline，ACh）是重要的神经递质，以 ACh 为递质的神经元称为胆碱能神经元。ACh 与特异性胆碱能受体结合发挥作用，根据其药理学特性，胆碱能受体可分为毒蕈碱受体（M 受体）和烟碱受体（N 受体）两类。M 受体和 N 受体的性质、分布和相应拮抗剂见表 14-1。

表 14-1　胆碱能受体的分布和拮抗剂

受体及其亚型	受体性质	主要分布	拮抗剂
M 受体	G 蛋白偶联受体	心肌、支气管平滑肌、血管平滑肌、胃肠平滑肌和括约肌、消化腺、睫状肌、虹膜环行肌、汗腺等	阿托品
N 受体	促离子型受体		筒箭毒碱
N_1 受体		中枢神经系统、交感和副交感神经节	美加明、六烃季铵
N_2 受体		骨骼肌神经-肌接头	十烃季铵、戈拉碘铵

M 受体激活时可产生心脏活动受抑、内脏平滑肌收缩、消化腺和汗腺增加、瞳孔缩小等效果，统称为毒蕈碱样症状或 M 样症状，可被 M 受体拮抗剂阿托品阻断，但不能被 N 受体拮抗剂筒箭毒碱阻断。小剂量 ACh 能激活自主神经节 N_1 受体，从而兴奋节后神经元，也可以激活骨骼肌 N_2 受体而使其收缩。大剂量 ACh 可因 N_1 受体脱敏和神经元过度去极化等因素导致自主神经节阻滞现象。这些症状称为烟碱样症状或 N 样症状，可被筒箭毒碱阻断，而不能被阿托品阻断。

2. 药理学知识　ACh 作为内源性神经递质，人体内分布广泛，具有非常重要的生理功能，包括如下。

（1）心血管系统

A. 舒张血管：静脉注射小剂量 ACh 可激动血管内皮细胞 M_3 胆碱受体，舒张全身血管。

B. 负性调节心脏活动：通过与心肌 M 受体结合，产生负性“变时”“变力”“变传导”作用。

（2）胃肠道：ACh 可兴奋胃肠道平滑肌，增加其收缩幅度、张力和蠕动，促进消化腺活动；过度兴奋可导致恶心、呕吐、腹痛和腹泻等消化道等症状。

（3）泌尿系统：ACh 可增强尿道平滑肌蠕动和膀胱逼尿肌收缩，使膀胱最大自主排空，压力增大，降低膀胱容积，导致膀胱排空，过度兴奋可导致小便失禁。

（4）眼：ACh 可使瞳孔括约肌收缩，瞳孔缩小，睫状肌收缩；过度兴奋可导致瞳孔针尖样改变。

（5）腺体：ACh 可增加全身多数腺体（如泪腺、汗腺、唾液腺和消化腺等）分泌。过度兴奋可表现为大汗、流泪、流涎、双肺干啰音或湿啰音等。

（6）神经节和骨骼肌：ACh 可作用于自主神经节 N_1 受体和骨骼肌神经-肌接头的 N_2 受体，分别引起交感和副交感神经节兴奋和骨骼肌收缩。过度兴奋可出现肌纤颤、全身肌肉强直性痉挛。

人体内 ACh 性质不稳定，极易被乙酰胆碱酯酶水解而失活。有机磷酸酯类进入人体后，其亲电子性的磷原子与乙酰胆碱酯酶共价键结合，使其失活，造成 ACh 在体内大量积聚，可引起一系列中毒症状。

3. 内科学知识 急性有机磷农药中毒是指有机磷农药进入人体内，抑制乙酰胆碱酯酶活性，导致体内 ACh 大量蓄积，出现毒蕈碱样、烟碱样和中枢神经系统等中毒症状，患者多死于呼吸衰竭。

急性有机磷农药中毒的诊断需根据患者是否具有有机磷农药暴露史、相关中毒症状及体征、全血胆碱酯酶活性以及体内有机磷农药检测。确诊后治疗原则包括以下几个方面。①迅速清除毒物：立即将患者撤离中毒现场，通过脱去污染衣服和肥皂水清洗等方法清除未吸收入血的农药；口服农药中毒者，应反复洗胃、导泻和服用活性炭吸附等。②紧急复苏：急性有机磷农药中毒患者常死于呼吸衰竭，故应紧急采取复苏措施。③解毒药：应根据病情，早期、足量、联合和重复应用解毒药。中毒早期即联合应用抗胆碱药与胆碱酯酶复活药才能取得较好的疗效。解毒药包括胆碱酯酶复活药（解磷定）、胆碱受体阻断剂（阿托品等）和复方制剂等。④对症治疗。⑤中间型综合征治疗。

解磷定是解救有机磷农药中毒的特效药，可使胆碱酯酶恢复活性，水解体内堆积的 ACh，可彻底解除有机磷农药中毒所引起的症状和体征。但其对循环系统和呼吸系统中毒症状的解救作用起效较慢，而对中毒引起的骨骼肌兴奋症状的解救作用起效迅速且有效。目前常用的药物有氯解磷定、碘解磷定和双复磷等，其中氯解磷定因其作用极快，不良反应较少，临床较为常用。

（二）临床典型病例分析与讨论

【临床病例 14-1】

基本信息：患者，女，40 岁。

主诉：服农药并呕吐、腹痛 4h

现病史：患者家属代诉 4h 前与家人争吵后自服农药，量约 200ml，伴呕吐，呕吐物为散发大蒜味的胃内容物，并脐周腹痛，无腹泻、发热等，被家人发现，身旁可见水胺硫磷杀虫剂空药瓶，规格为 300ml，遂立即送医院抢救，外院予以洗胃，为求进一步诊治，遂来我院急诊。起病以来，患者精神差，大、小便失禁，体重无明显减轻。

既往史：平素体健，无“肝炎”“结核”病史，无手术外史，无药物过敏史。

个人史：出生于原籍，无外居，无疫水接触史，无特殊嗜好。

体格检查：体温 36.5℃，脉搏 65 次/分，呼吸 25 次/分，血压 100/70mmHg，氧饱和度 95%，嗜睡，躁动不安，双下肢可见肌肉抖动，针尖样瞳孔，口腔中可见少许呕吐物及大量白沫，全身皮肤湿冷，呼吸节律浅快，双肺可闻及明显湿啰音，心率 65 次/分，心律齐，无杂音，腹软，剑突下压痛，无反跳痛，肠鸣音 5 次/分，四肢肌力肌张力正常，病理征未引出。

诊断：有机磷中毒。

治疗：①吸氧，心电监护，建立静脉通道，抽血查血气、血糖、胆碱酯酶，查心电图、胸部 CT。②清除气道异物，吸痰，头偏向一侧，保持呼吸道通畅。③导泻，口服医用活性炭，脱去衣物、清洗皮肤及毛发。④阿托品化，静脉注射 5～10mg 阿托品。⑤氯解磷定，静脉注射 2g 后，每小时注射 1g，共 3 次；每 2 小时注射 1g，共 3 次；之后每 4～6h 注射 1g，24h 内注射总量不超过 10g。

讨论：

（1）患者出现了哪些典型症状？病理生理过程是什么？

（2）如何预防有机磷农药中毒？

【临床病例 14-2】

基本信息：患者，女，57 岁。

主诉：神志不清，口吐白沫，大汗 15h。

现病史：患者家属诉今日上午 10：00 发现患者躺在厨房地上，呼之不应，口吐白沫，并大汗淋漓，小便失禁，无呕吐，立即呼叫家人并送患者去当地医院，运送途中患者呕吐 2 次，为刺鼻味的胃内容物，并口唇发绀，当地医院考虑诊断为“有机磷中毒，抑郁症”，入院后立即予以气管插管，呼吸机辅助呼吸，予以插胃管并充分洗胃，检测胆碱酯酶 380U/L，提示胆碱酯酶活性明显降低，予以镇静镇痛、补液、阿托品及氯解磷定（具体用量不详）等对症处理，病情未见明显好转，为求进一步诊治，遂来我院急诊。起病以来，患者昏迷，未进食，大、小便失禁，体重无明显减轻。

既往史：抑郁症 4 年，规律口服米氮平，高血压病史 10 年，口服氨氯地平（不规律），否认有“肝炎”“结核”病史，无手术外史，无药物过敏史。

个人史：无疫水接触史，无特殊嗜好。

体格检查：体温 36.7℃，脉搏 105 次/分，呼吸 22 次/分，血压 138/70mmHg，氧饱和度 97%，经口气管插管接有创呼吸机辅助呼吸，SIMV 模式，氧浓度 60%，PEEP 6cmH_2O，潮气量 460ml。昏迷，双侧瞳孔等大等圆，约为 3mm，对光反射灵敏，GCS 评分：E_3+VT+M_5=8 分，皮肤黏膜干燥，呼吸音粗，双肺可闻及明显湿啰音，心率 105 次/分，心律齐，无杂音，腹软，压痛，无反跳痛，检查无法配合，肠鸣音 4 次/分，四肢肌力、肌张力正常，病理征未引出。

诊断：①有机磷中毒；②抑郁症；③高血压。

治疗：①心电监护，呼吸机辅助呼吸，建立静脉通道，查血气、血糖、胆碱酯酶、心肌酶及心电图、胸部 CT 等。②硫酸镁导泻，活性炭鼻饲。③继续阿托品化，每 6h 静脉注射氯解磷定 1g。④血液灌流。⑤醒脑静促醒，神经节苷脂营养神经，磷酸肌酸营养心肌，奥美拉唑护胃，头孢哌酮钠舒巴坦钠抗感染。

讨论：

（1）人体 ACh 堆积可引起哪些表现？

（2）试述正常情况下神经-肌接头兴奋传递过程。

（三）急性有机磷农药中毒动物模型的复制及其救治

1. 实验材料

（1）实验动物：健康家兔，2kg 左右，雌雄不限。

（2）实验用品：兔箱、电子秤、注射器（1ml、5ml 和 20ml 各 1 支）、开口器、胃管、烧杯、头皮静脉针、试管、瞳孔尺、离心管、移液器、吸头、秒表、5%敌百虫、2.5%氯解磷定、0.05%阿托品、分光光度计、胆碱酯酶活性测定试剂盒（比色法）等。

2. 实验方法

（1）取健康家兔 1 只，禁食 12h（可自由饮水），称重后，观察并记录家兔的各项正常指标，包括呼吸频率、心率、瞳孔大小、大小便、唾液、肌张力和是否发生肌纤颤，绘制三线表记录。

（2）检测正常家兔血清胆碱酯酶活性。家兔耳中央动脉抽取 1ml 血液，静置凝固后 300r/min 离心 10min，用移液器吸取血清待测（下同）。

（3）急性中毒模型的复制。固定家兔，将开口器塞入家兔口中，另一位同学将胃管从开口器插入家兔胃内，约 15cm。根据 10ml/kg 剂量抽取 5%敌百虫，从胃管快速注入，然后使用少量清水将胃管中残余农药冲洗入胃。灌胃后缓慢抽出胃管和开口器。将家兔放入兔箱中观察各项指标[同（1）]的变化，记录于表 14-2 中。

（4）实验性治疗之阿托品化。待家兔出现明显的中毒症状时，抽取 1ml 血液待测胆碱酯酶活性。然后从耳缘静脉注射 0.05%阿托品（2ml/kg），每隔 5min 观察家兔症状的改变，同时记录 M 样症状消失的时间。此时，再次抽血以测定胆碱酯酶活性。

（5）实验性治疗之胆碱酯酶复活。待家兔 M 样症状消失后，自耳缘静脉注射 2.5%解磷定（4ml/kg），之后密切观察家兔症状，约 15min 后抽血用于胆碱酯酶活性的测定。

（6）血清胆碱酯酶活性测定。收集上述多时间点采集的家兔血清样本，采用试剂盒说明书进行操作，最后用分光光度计读取 520nm 吸光度值，根据说明书提供的公式计算胆碱酯酶活性。

3. 实验记录 见表 14-2。

表 14-2 急性有机磷农药中毒实验结果

	正常	注射敌百虫后	注射阿托品后	注射解磷定后
一般活动				
心率				
呼吸				
唾液				
瞳孔				
大小便				
肌紧张				
肌纤颤				
胆碱酯酶活性				

4. 注意事项

（1）敌百虫可经皮肤吸收，请佩戴手套进行防护，若接触药物后须立即用流水清洗；因敌百虫在碱性环境中可转变为毒性更强的敌敌畏，故切勿用肥皂清洗。

（2）实验中所使用解救药物须事先备好，家兔出现明显的中毒症状后立即解救，避免家兔死亡。

（3）静脉注射阿托品时速度宜快，而注射解磷定时尽量缓慢，避免药物性中毒导致家兔死亡。

（4）观察家兔瞳孔时应在同一光源下进行。

思考题：

（1）急性有机磷农药中毒的症状有哪些？请分析其机制。

（2）有机磷农药中毒的抢救措施有哪些？

（3）阿托品对有机磷农药中毒的哪些症状有效？哪些无效？为什么？

（4）解磷定对有机磷农药中毒的哪些症状有效？为什么？

三、练　习　题

1. 交感神经兴奋时可引起的变化是：
A. 瞳孔缩小　B. 逼尿肌收缩
C. 汗腺分泌　D. 糖原合成加速
E. 支气管平滑肌收缩

2. 属于副交感神经的作用是：
A. 瞳孔扩大　B. 糖原分解
C. 骨骼肌血管舒张　D. 胃肠运动加强
E. 支气管平滑肌舒张

3. 交感、副交感节前纤维释放的递质作用的受体是：
A. α　B. β_1　C. β_2
D. M　E. N_1

4. 某菜农给蔬菜喷洒农药后因胸闷、恶心、腹痛、视物模糊而前往医院就诊。医师体检发现患者意识清楚但略显兴奋、瞳孔缩小和间断四肢抽搐。接诊医师依次给予了以下处置。你认为不妥的处理措施是：
A. 嘱其适量饮水
B. 肌内注射硫酸阿托品 0.5mg
C. 嘱其立即到卫生间淋浴
D. 用新斯的明滴眼液给其滴眼
E. 嘱其在留观室休息并给予吸氧

5. 若上题所述患者症状短时间未缓解，选用药物最为合理的是：
A. 毛果芸香碱
B. 胆碱酯酶复活剂
C. 奥美拉唑和硫糖铝
D. 酚妥拉明和倍他洛克
E. 喷他佐辛和甲氧氯普胺

6. 下列不属于胆碱能纤维的神经纤维是：
A. 骨骼肌运动神经纤维
B. 心交感神经纤维
C. 多数小汗腺神经纤维
D. 支配内脏的多数副交感节后纤维
E. 交感神经骨骼肌舒血管纤维

7. 对胆碱受体无作用的药物是：
A. 阿托品　B. 筒箭毒碱
C. 美托洛尔　D. 六烃季铵　E. 美加明

（周　勇　管茶香）

第十五章　急性胃溃疡

一、实验目的与要求

1. 构建小鼠急性胃溃疡动物模型。
2. 观察胃溃疡时小鼠胃黏膜形态学的变化。
3. 熟悉小鼠胃溃疡的测定和记录方法。
4. 熟悉常见的胃功能受损生化指标的意义及其测定。

二、实 验 内 容

（一）胃相关基础知识

1. 形态学知识　胃是消化道中最有弹力的部位，胃的形态与性别、年龄、体型等有关，也与体位、呼吸、肌张力、胃的充盈程度和周围器官的充盈程度有关。当胃中等充盈时呈囊状，空虚时呈管状。胃中度充盈时，3/4 位于左季肋区，1/4 位于腹上区，贲门位置较固定。胃的容量可从空腹时的 50ml 扩张至可容纳 2～4L 的食物。其大体形态如图 15-1。一个中等充盈的胃有前、后两个壁（胃前壁和胃后壁），大、小两个弯（胃小弯和胃大弯），上、下两个口（上口和下口）。胃前壁的下部和腹前壁相贴，胃后壁和胰、横结肠、左肾、左肾上腺、脾等器官相邻，这些器官共同构成了胃床，对胃起支持和固定的作用。胃小弯较短，凹向右上方，其最低处为角切迹。胃大弯较长，凸向左下方，其起始处与食管左缘形成的锐角成贲门切迹。上、下两个口即贲门口和幽门口，位于食管连接的口为贲门，与十二指肠上部相连接的口为幽门。

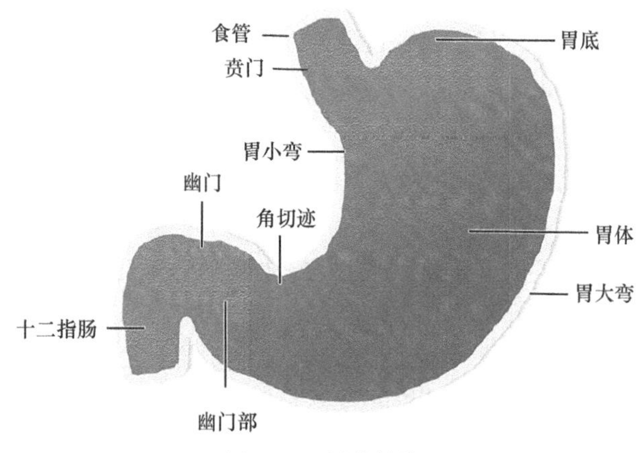

图 15-1　胃的结构

胃可以分为四部分，分别是贲门部、胃底、胃体和幽门部。贲门部是位于贲门周围的部分。胃底是贲门平面向左上方凸出的部分。胃体是指胃底以下至角切迹的部分，是胃的主要部分。幽门部是胃体下界与幽门之间的部分，此部分又可分为左侧分较扩大的幽门窦和右侧分呈管状的幽门管。大弯处的中间沟是幽门窦和幽门管的分界。幽门窦通常位于胃的最低部，胃溃疡和胃癌多发生于胃的幽门窦近胃小弯处。

2. 生理学及病理学知识

（1）有关胃的生理学知识：胃具有容纳、运送和分解食物等功能。当我们闻到、吃到食物时，大脑会传送食物即将到来的信息。当我们开始吃进食物时，胃会做出反应促进食物分解。食物到胃之后，胃会释放出化学物质，接着引起一连串反应促使胃开始收缩，同时胃腺开始分泌胃液。同时它也逐步将食物送往十二指肠。刚进入胃的食物多半为半固体状，经由胃壁肌肉运动使半固体的食物会转变成半流体状的食糜。一般我们吃一餐，胃通常需要花 4～6h 清空食物。

胃从食管接受食团，首先通过胃壁肌肉搅动来帮助分解食物（物理分解），同时还有酶或化学分解过程。比如胃液中的胃蛋白酶可以帮助降解食物，胃蛋白酶通过破坏肽键或者连接氨基酸的键来降解大分子蛋白质。食团被分解后会变成食糜储存在胃里，直到合适的时候，食糜会被送到下一部分的胃肠道，称为十二指肠（小肠的第一部分）。

胃壁由内向外，可分黏膜层、黏膜下层、肌层和浆膜层四层。胃的黏膜在胃小弯处形成四到五条恒定的纵行皱襞，皱襞之间的沟称为胃道或者胃路，是胃内容物的主要通道，也是腐蚀性损伤的常见部位，亦是胃溃疡、胃癌的易发部位。此外，肌层在幽门部增厚形成幽门括约肌。幽门括约肌连同肌表面的黏膜凸入管腔形成幽门瓣，具有控制胃内容物的排空速度以及防止小肠内容物反流入胃的作用。

胃黏膜层又可分为上皮层和黏膜肌层。肌层包括一层额外的平滑肌，起支撑胃和挤压移动物质的作用。胃内壁有很多内褶，这些内褶有助于增加表面积。黏膜内层几乎全部由黏膜细胞构成。黏膜细胞提供保护性的外套，防止胃组织和食物一起被消化掉。这个内衬遍布数百万个小而深的胃小凹，胃小凹向下连着管状的胃腺。这些胃腺包含各种类型的分泌细胞，包括壁细胞、主细胞、黏液细胞等，分泌细胞通过分泌各种化学物质调控胃的正常生理功能。壁细胞主要分泌盐酸，一方面盐酸可以抵御大多数的细菌、病毒和其他有害物质，另一方面盐酸有助于蛋白质变性，使蛋白质更容易消化。此外，盐酸还可以与主细胞分泌的非活性胃蛋白酶原结合，盐酸会分解胃蛋白酶原，让其处于活性状态，然后用于水解。黏液细胞释放黏蛋白，这会形成一个黏膜保护层覆盖着胃部，防止胃液中的胃蛋白酶或盐酸损伤胃黏膜。此外，胃腺同样包含内分泌细胞，这些细胞会释放激素（如 5-羟色胺和组胺）作用于其他细胞，引起酸的分泌或肌肉组织收缩。相应地，胃内分泌细胞也调节其他激素的分泌，比如生长素释放抑制素，从而调节多种激素分泌。另外，G 细胞分泌的促胃液素可以激活其他胃液的分泌，并调控胃的肌肉活动。

胃液分泌活动受到神经系统和激素的控制。根据食物被感受到的部位，胃液分泌分头期、胃期和肠期三个阶段。头期胃液分泌是受到大脑控制的阶段，在最初看到、闻到、尝到，甚至想到食物时发生，感觉输入传送到下丘脑，下丘脑刺激延髓，然后下行到迷走神经中的副交感神经纤维。从这里开始，信号被传送到胃。此外，即使没有头期的预热，当食物抵达胃时，胃的神经系统和激素都会跳到胃期，随着胃因为进食而膨胀，这会激活牵张感受器，再次激活延髓，接着迷走神经会刺激胃分泌胃液。与此同时，促胃液素分泌也可以被其他信号激活，比如碱性上升，因为胃酸在工作时会被中和，反过来，随着胃酸增加，促胃液素的释放会被抑制。胃液分泌调控的第三步，肠期胃液分泌可以加快或放慢胃清空的速度，使小肠不会超载。

（2）有关胃的病理生理学知识：胃溃疡（gastric ulcer，GU）是指发生在胃幽门和贲门之间的胃内壁的溃疡。胃的内壁是胃黏膜，胃黏膜表面有黏液保护层。黏液保护层负责保护胃黏膜避免胃酸或其他有害物质的侵害。在受到刺激时，黏液保护层以及胃黏膜受到侵蚀，胃黏膜和深层组织发生破损，即形成胃溃疡。幽门螺杆菌（helicobacter pylori，Hp）感染、胃酸分泌过多、不良的饮食习惯、药物和精神心理因素等均可诱发胃溃疡。胃溃疡有急性和慢性之分，相较于慢性胃溃疡而言，急性胃溃疡通常发病较急，症状发展较快。胃溃疡的临床表现通常是上腹痛，痛感类型表现为灼痛，疼痛程度与胃溃疡的严重程度有关。有的也伴有其他临床表现，如腹胀、恶心、反酸、呕吐等。急性胃溃疡主要表现为胃黏膜浅表及广泛的炎性糜烂，主要以腹痛为主，同时伴有腹胀、反酸、打嗝等症状，严重者还可引发穿孔和消化道出血。

胃溃疡的发生涉及多种致病因素，包括胃黏液-碳酸氢盐屏障等防御因子减弱及胃酸、胃蛋白酶、Hp 等攻击因子增强等，胃酸对黏膜产生自我消化，加上 Hp 感染，胃黏膜自我保护屏障减弱，受损至糜烂，进一步发展为溃疡。胃黏膜受损原因很多，例如，精神紧张，药物（如阿司匹林、对乙酰氨基酚、布洛芬、抗肿瘤化疗药物、铁剂、氯化钾）及过量食用辣椒等刺激性食物，乙醇、置胃管洗胃、剧烈恶心和呕吐、胃内异物、食物反流等都可能造成胃黏膜糜烂，进而发展成溃疡。

胃溃疡可出现严重的并发症。长期的胃溃疡如果不治疗或久治不愈，可以转变成胃癌。胃溃疡一旦腐蚀胃的血管会引发溃疡出血。而当胃溃疡病变累及胃的全层则会导致胃穿孔。胃溃疡若发生在胃和十二指肠交界的地方，称为幽门溃疡。此外，长期的溃疡发作，可导致胃黏膜瘢痕增生，导致幽门梗阻。

3. 胃溃疡的治疗原则 ①消除诱因，合理饮食；②增加黏膜防御能力，促进损伤黏膜愈合。

（1）病因治疗

1）基本病因的治疗：中和胃酸，调节胃内 pH，修复损伤部位，加快愈合。

2）消除诱因：Hp 与胃酸等刺激胃黏膜损伤是诱发胃溃疡的主要原因，应选用抗 Hp 药物。另外，还要避免长期使用非甾体抗炎药，或者在服用时应加服抑酸药或胃黏膜保护药。注意清淡饮食，少食辛辣刺激性食物。

（2）一般治疗

1）饮食疗法：平时应清淡饮食，多吃易消化、有营养的食物，如米粥、鱼汤等，同时多吃新鲜的果蔬。应少吃辛辣刺激性食物、油腻食品、咖啡、巧克力等。另外，进食过程要多细嚼慢咽，这样不仅能缓解胃肠道的负担，还能分泌大量唾液，使食物与唾液充分结合，从而对胃黏膜起到良好的保护作用。

2）生活要有规律，注意休息，避免使用非甾体抗炎药等损伤胃黏膜的药物。

（3）药物治疗

1）抗酸药物：主要基于碱性药物，可中和胃酸，使溃疡愈合。常用的抗酸药物有氢氧化铝、铝碳酸镁、碳酸钙、氯化镁等。

2）H_2 受体拮抗剂：该类药物能够作用于胃壁细胞上的 H_2 受体，竞争性地抑制组胺发挥作用，抑制胃酸分泌。代表药物有法莫替丁、西咪替丁、雷尼替丁、罗沙替丁、拉呋替丁、尼扎替丁等。

3）质子泵抑制剂（PPI）：质子泵抑制剂进入机体后，可直接作用于胃黏膜壁细胞，明显降低 H^+-K^+-ATP 酶活性，从而减少胃酸分泌。该类药物有奥美拉唑、兰索拉唑、雷贝拉唑、泮托拉唑以及埃索美拉唑等。

4）抗 Hp 药物：胃溃疡的发生往往合并 Hp 感染，需要同时进行杀 Hp 治疗。临床上推荐铋剂四联方案根治 Hp。方案组成为两种对 Hp 有效的不同抗菌药物，联合质子泵抑制剂和铋剂，治疗 14 天。常用的抗 Hp 药物有克拉霉素、甲硝唑以及阿莫西林等。

5）胃黏膜保护药物：该类药物一般含有铝、碳酸钙和碳酸镁的复方制剂以及铋剂等。胃黏膜保护剂不仅能够修复胃黏膜，减轻黏膜损伤，而且具有预防作用，促进胃黏膜细胞黏液以及碳酸氢盐的产生，改善胃黏膜血流状况，促进胃黏膜细胞与前列腺素相结合，提高胃黏膜中的磷脂水平，增强黏液层的疏水能力，提高胃黏膜及黏液中糖蛋白水平。常用的胃黏膜保护剂有枸橼酸铋钾、硫糖铝、胶体酒石酸铋胶囊以及替普瑞酮等。

（4）手术治疗：针对难治性胃溃疡、急性胃穿孔以及胃溃疡病变等情况，需要采取手术治疗的方法。目前对胃溃疡的手术治疗主要为胃大部切除术、胃迷走神经切断术、腹腔镜穿孔修补术、胃溃疡局部切除术等。对胃溃疡进行手术治疗的目的是对溃疡部位进行处理，减少并发症的出现或者缓解并发症的症状，避免病情的进一步恶化或者发生癌变危及生命。

（二）临床典型病例分析与讨论

【临床病例 15-1】

基本信息：患者，男，65 岁。

主诉：间断上腹痛 2 年，呕吐 1 天。

现病史：患者于 2 年前无明显诱因感上腹部钝痛，进食后疼痛加重，餐后 3～4h 疼痛可稍缓解，无夜间痛，与体位无关，无放射痛，疼痛间断发作。无恶心、呕吐，无乏力、消瘦，无腹胀、食欲减退，无纳差，无腹泻、呕血及黑便，无寒战、高热，无皮肤、巩膜黄染，无心前区疼痛、胸闷、气短，无尿频、尿急，无头痛、视物不清及视物旋转。3 周前于我院门诊就诊，完善胃镜提示胃角溃疡慢性浅表-萎缩性胃窦炎。病理诊断：胃角中度慢性非萎缩性胃炎，急性活动。Hp（++）。予奥美拉唑，瑞巴派特胶囊等治疗后，疼痛较前稍缓解。1 天前患者无明显诱因下出现呕吐 1 次，呕吐物为胃内容物，无呕血、呕暗红色血块，伴上腹部钝痛，无腹泻，无畏寒、寒战，无发热、头痛，为进一步治疗来我院门诊就诊，门诊以“胃溃疡”收住入院。

患者发病以来食欲、食量一般，精神状态尚可，体力情况尚可，体重无明显变化，大便正常，小便正常。

既往史：否认有肝炎、结核、疟疾、血吸虫病史，否认有高血压、糖尿病、心脏病等病史。

体格检查：体温 36.6℃，脉搏 104 次/分，呼吸 20 次/分，血压 119/69mmHg。神志清楚，精神状态一般，全身浅表淋巴结无肿大，口唇无发绀，颈静脉无怒张，肝颈静脉回流征阴性，双肺呼吸音清，双侧肺未闻及干、湿啰音，心律齐，未闻及病理性杂音，无心包摩擦音，剑突下心音未及增强。腹平坦，无腹壁静脉曲张，腹部柔软，无压痛、反跳痛，腹部无包块。肝肋下未触及，脾肋下未触及，墨菲征阴性，肝肾区无叩击痛，叩鼓音，无移动性浊音。肠鸣音 4 次/分。双下肢无水肿，病理反射未引出。

辅助检查：血常规示血红蛋白（Hb）135g/L，红细胞（RBC）4.70×10^{12}/L，白细胞（WBC）7.57×10^{9}/L，血小板（PLT）354×10^{9}/L，C 反应蛋白 3.46mg/L。生化检查示总胆红素 15.7μmol/L，直接胆红素 2.5μmol/L，总蛋白 66.1g/L，白蛋白 38.0g/L，球蛋白 28.1g/L，谷丙转氨酶 8U/L，谷草转氨酶 12U/L，尿素 4.80mmol/L，肌酐 97μmol/L，钾 4.39mmol/L，钠 138.0mmol/L，铁 18.3μmol/L；甲胎蛋白 2.45ng/ml，癌胚抗原 1.59ng/ml，糖类抗原 19-9 15.77U/ml，糖类抗原 72-4 2.34U/ml；铁蛋白 47.30ng/ml，维生素 B_{12}178pmol/L，叶酸 4.58ng/ml；促胃液素 70.5ng/L。胃镜：食管黏膜光滑，齿状线清晰；贲门开闭可；胃底黏膜光滑，黏液湖清，量中；胃体黏膜光滑，大弯侧皱襞排列整齐；胃角可见一大小约为 1.5cm×1.8cm 的溃疡，覆白苔，周围黏膜纠集充血水肿，取活检 4 块；胃窦黏膜充血水肿，红白相间，蠕动可；幽门口圆，开闭可，十二指肠黏膜未见异常。结论为胃角溃疡慢性浅表-萎缩性胃窦炎。上腹部增强 CT：胃角小弯侧局部溃疡形成，胃小网膜囊多发稍肿大淋巴结。胃镜病理示胃角中度慢性非萎缩性胃炎，急性活动。Hp（++）。

诊断：①胃溃疡；②幽门螺杆菌感染。

治疗：①健康教育，戒烟酒，软食，规律作息。②口服药物治疗。奥美拉唑（20mg）每日 2 次，每次 1 片；瑞巴派特胶囊（0.1g）每日 3 次，每次 1 粒。③根除幽门螺杆菌：阿莫西林胶囊（250mg），每日 2 次，每次 4 粒；克拉霉素片（0.25g），每日 2 次，每次 4 粒；奥美拉唑（20mg），每日 2 次，每次 1 片；胶态果胶铋（50mg），每日 2 次，每次 4 粒。

讨论：

（1）本病例的发病机制是什么？

（2）本病例中引起胃溃疡的病因是什么？还有其他哪些原因需要鉴别？

【临床病例 15-2】

基本信息：患者，男，70 岁。

主诉：间断腹痛 10 年余，黑便 3 次。

现病史：患者 10 年前无明显诱因出现间断腹部隐痛，为中上腹隐痛，多于冬、春季发作，与进食、体位无关，无放射痛，无恶心、呕吐、纳差，无反酸、嗳气，无体重减轻，无低热、盗汗，无腹泻、无黏液脓血便，无皮肤巩膜黄染，因黑便于外院就诊，考虑上消化道出血，完善胃镜检查提示胃溃疡，不规律服用奥美拉唑等药物治疗，仍有间断腹部隐痛。2 天前夜间无明显诱因下解成形黑便 1 次，量约 50g，无恶心、呕血，无腹痛、腹胀，无发热、咳嗽、咳痰，无皮肤巩膜黄染，当时未重视。昨日日间再次解黑便 2 次，不成形，总量约 100g，伴头晕、心悸、乏力，无晕厥、胸闷、黑矇，无胸痛、头痛。考虑上消化道出血可能，急诊予抑酸、止血、营养支持治疗，现为进一步诊治收治入院。

患者发病以来食欲、食量一般，精神状态尚可，体力情况尚可，体重无明显变化，大便如前所述，小便正常。

既往史：患者 10 年前发现胃溃疡，病程中多次消化道出血病史，既往幽门螺杆菌感染，未治疗。

体格检查：体温 36.8℃，脉搏 125 次/分，呼吸 20 次/分，血压 102/62mmHg。神志清楚，精神状态稍差，贫血貌，全身浅表淋巴结无肿大，口唇无发绀，颈静脉无怒张，肝颈静脉回流征阴性，双肺呼吸音粗，双侧肺未闻及干、湿啰音，心律齐，未闻及病理性杂音，无心包摩擦音，剑突下心音未闻及增强。腹平坦，无腹壁静脉曲张，腹部柔软，无压痛、反跳痛，腹部无包块。肝肋下未触及，脾肋下未触及，墨菲征阴性，肝肾区无叩击痛，叩鼓音，无移动性浊音。肠鸣音 4 次/分。双下肢无水肿，病理反射未引出。

辅助检查：血常规示血红蛋白 89g/L，红细胞 2.78×10^{12}/L，白细胞 7.50×10^{9}/L，血小板 161×10^{9}/L，中性粒细胞百分比 65.4%，MCV 95.7fl，MCH 32.0pg，MCHC 334.6g/L，血凝常规示凝血酶原时间（PT）10.9s，部分凝血活酶时间 23.1s，凝血酶时间（TT）16.1s，纤维蛋白原 2.20g/L，D-二聚体测定 0.54mg/L。生化检查示总胆红素 8.5μmol/L，直接胆红素 1.8μmol/L，总蛋白 46.1g/L，白蛋白 29.3g/L，球蛋白 16.8g/L，谷丙转氨酶 9U/L，谷草转氨酶 13U/L，尿素 22.3mmol/L，肌酐 78μmol/L，钾 3.77mmol/L，钠 144.5mmol/L，氯 112.2mmol/L，总钙 2.03mmol/L，铁 11.2μmol/L；甲胎蛋白 3.3ng/ml，癌胚抗原 3.98ng/ml，糖类抗原 19-9 0.6U/ml，糖类抗原 72-4＜1.5 超线性，糖类抗原 242＜0.5 超线性，鳞癌细胞相关抗原 0.39ng/ml；铁蛋白 69.00ng/ml，维生素 B_{12} 350pmol/L，叶酸 8.58ng/ml。胃镜：食管黏膜光滑，齿状线清晰；贲门开闭可；胃底黏膜光滑，黏液湖黄浊，量中；胃体黏膜充血水肿，胃体高位后壁可见一大小约为 1.2cm×1.2cm 的溃疡，底部白苔附着，周边黏膜充血肿胀，中央可见一裸露血管，拟予热活检钳处理血管时，突然血管自发性喷血，尝试 2 枚钛夹夹闭均失败，后继续予热活检钳反复止血，手术顺利，术后观察数分钟未见明显活动性出血；胃角黏膜光滑，形态规整；胃窦黏膜充血水肿，红白相间，可见黄绿色液体附着，蠕动可；幽门口圆，开闭可；十二指肠球部黏膜未见明显异常，球降交界处肠腔狭窄，黏膜充血水肿，内镜尚能通过，降部黏膜未见异常。结论：胃体溃疡伴出血（forrest Ⅱa）内镜下止血术慢性浅表-萎缩性胃窦炎伴胆汁反流、十二指肠球降处肠腔狭窄。胃镜病理：胃窦中度慢性非萎缩性胃炎。Hp（+）。免疫组化（L2110400）：Ki-67（部分+），P53（–），CK8（+）。上腹部增强 CT：胃壁增厚，小网膜囊多发小淋巴结。

诊断：①急性上消化道出血，胃溃疡；②中度失血性贫血；③幽门螺杆菌感染。

治疗：①健康教育，禁食，卧床，监测生命体征。②胃镜下止血治疗后，予抑酸、补液及支持治疗。③病情稳定后根除幽门螺杆菌治疗。阿莫西林胶囊（250mg），每日 2 次，每次 4 粒；克拉霉素片（0.25g），每日每次 4 粒；奥美拉唑（20mg），每日 2 次，每次 1 片；胶态果胶铋（50mg），每日 2 次，每次 4 粒。④治疗后复查胃镜及呼气试验。

讨论：

（1）本病例的发病机制是什么？

（2）急性上消化道出血需要与哪些疾病鉴别诊断？

【临床病例 15-3】

基本信息：患者，男，49 岁。

主诉：间断呕吐 2 个月，发作性意识丧失 4 次。

现病史：患者于 2 个月前无明显诱因出现呕吐，呕吐物为胃内容物，偶有酸腐气味，非喷射样，伴有腹胀，胃纳差，伴恶心、反酸，近 2 个月体重减轻 5kg，无发热、皮肤巩膜黄染，无黑便、呕血，无腹痛、腹泻等不适，无浓茶色尿。遂于 1 个月前我院门诊，行胃镜检查提示：①胃窦溃疡伴幽门梗阻（病理：胃窦+幽门慢性萎缩性胃炎）；②慢性浅表-萎缩性胃窦炎；③反流性食管炎（C 级）。患者未规律服用药物，仍有间断呕吐，2 天前患者突发意识不清，伴四肢抽搐，伴双眼上翻、口吐白沫，症状持续 5～10min，肢体抽搐可缓解，肢体抽搐共发作 4 次，无大、小便失禁，无黑矇，无肢体无力等不适。遂送至我院急诊就诊，血常规示血红蛋白（Hb）76g/L，红细胞（RBC）2.91×10^{12}/L，白细胞（WBC）5.70×10^{9}/L，C 反应蛋白 20.07mg/L。生化常规示总蛋白 51.8g/L，白蛋白 30.4g/L。电解质检查示钾 2.39mmol/L，钠 128.6mmol/L，氯 82.5mmol/L，二氧化碳 39.8mmol/L，总钙 1.85mmol/L。血肿瘤标志物未见异常。血气分析示 pH 7.65，二氧化碳分压 59.0mmHg，氧分压 98mmHg，碳酸氢根浓度 60.0mmol/L，标准碳酸氢根浓度 53.3mmol/L，二氧化碳总量 61.9mmol/L，标准剩余碱+40.3mmol/L，氧饱和度 99%。头颅 CT 平扫未见明显异常，遂予以地西泮抗癫痫，纠正水及电解质酸碱平衡紊乱、抑酸等治疗，现患者为进一步诊治收入院。自发病以来，患者精神状态较差，体力情况差，食欲、食量较差，睡眠情况一般，体重无明显变化，大便正常，小便正常。

体格检查：体温 36.8℃，脉搏 80 次/分，呼吸 18 次/分，血压 115/76mmHg。神志清楚，精神状态萎靡，慢性病容，贫血貌，营养不良，全身浅表淋巴结无肿大，口唇无发绀，颈静脉无怒张，肝颈静脉回流征阴性，双肺呼吸音粗，双侧肺未闻及干、湿啰音，心律齐，未闻及病理性杂音，无心包摩擦音，剑突下心音未闻及增强。腹平坦，无腹壁静脉曲张，腹部柔软，无压痛、反跳痛，腹部无包块。肝肋下未触及，脾肋下未触及，墨菲征阴性，肝肾区无叩击痛，叩鼓音，无移动性浊音。肠鸣音 4 次/分。双下肢无水肿，病理反射未引出。振水音阳性。

既往史：否认有肝炎、结核、疟疾、血吸虫病史，否认有高血压、心脏病、糖尿病等病史。

辅助检查：血常规示血红蛋白（Hb）76g/L，红细胞（RBC）2.91×10^{12}/L，白细胞（WBC）5.70×10^{9}/L，血小板（PLT）130×10^{9}/L，中性粒细胞百分比 83.3%，淋巴细胞百分比 12.0%，MCV 78.0fl，MCH 26.1pg，MCHC 334.8g/L，C 反应蛋白 20.07mg/L。生化常规示总蛋白 51.8g/L，白蛋白 30.4g/L，谷丙转氨酶 26U/L，谷草转氨酶 96U/L，尿素 7.25mmol/L，肌酐 49μmol/L，铁 6.9μmol/L。电解质示钾 2.39mmol/L，钠 128.6mmol/L，氯 82.5mmol/L，二氧化碳 39.8mmol/L，总钙 1.85mmol/L。血肿瘤标志物未见异常。血气分析示 pH7.65，二氧化碳分压 59.0mmHg，氧分压 98mmHg，碳酸氢根浓度 60.0mmol/L，标准碳酸氢根浓度 53.3mmol/L，二氧化碳总量 61.9mmol/L，标准剩余碱+40.3mmol/L，氧饱和度 99%。上腹部 CT：①胃窦部及幽门壁增厚伴幽门梗阻，相应胃囊明显扩张、积液，请结合临床。②胆囊壁钙化。③左肾小囊肿。头颅 CT：①颅脑 CT 平扫未见明显异常，请结合临床，必要时行 MRI 检查。②左侧上颌窦囊肿。胃镜：食管距门齿 30cm 以下数条黏膜破损，长度大于 5mm，局部有融合及溃疡形成，齿状线模糊；贲门开闭可；胃底大量食物残渣潴留，无法窥视；胃体可见食物残渣，所见部分黏膜光滑，大弯侧皱襞排列整齐；胃角黏膜光滑，形态规整；胃窦黏膜充血水肿，红白相间，以红为主，蠕动差，前壁见大小约为 0.8cm×0.8cm 的溃疡，覆黄苔，质脆硬，触之易出血，周围黏膜充血水肿，边缘不规则隆起，侵犯幽门区；幽门口闭合，见黄白色物附着，内镜无法通过。结论：①胃窦溃疡伴幽门梗阻；②慢性浅表-萎缩性胃窦炎；③反流性食管炎（C 级），^{14}C 呼气试验示阳性。

诊断：①胃溃疡幽门梗阻；②电解质紊乱（低钠血症，低钾血症，代谢性碱中毒）；③症状性癫痫；④幽门螺杆菌感染。

治疗：①健康教育，卧床休息，暂禁食、水；心电监护监测血压、心率等；②胃肠减压；③抑酸、抗感染、补液、纠正电解质紊乱等；④药物治疗效果不佳，必要时手术治疗解除梗阻。

讨论：

（1）本病例有哪些病理过程？判断依据是什么？

（2）胃溃疡的并发症有哪些？如何判断？

（三）胃溃疡动物模型的构建及观察分析

1. 实验材料

（1）实验动物：25g 左右健康雄性小鼠。

（2）实验用品：电子天平，离心机，光学显微镜，手术剪刀，镊子，酸度计，1ml 注射器，灌胃针，无水乙醇，4%中性甲醛，促胃液素测定试剂盒，胃蛋白酶测定试剂盒等。

2. 胃溃疡模型制备 实验前小鼠禁食 12h，自由饮水。取小鼠称体重，以 10ml/kg 的剂量无水乙醇灌胃，建立小鼠急性胃溃疡模型。对照组则灌胃等量生理盐水。

3. 观察指标及方法

（1）促胃液素含量测定：造模 2h 后，给小鼠腹腔注射 10%水合氯醛（300mg/kg）进行深度麻醉，经小鼠腹主动脉取血，离心取上清液，用促胃液素测定试剂盒测定血清中促胃液素的含量。

（2）胃蛋白酶活力测定：小鼠麻醉后进行幽门结扎，取出鼠胃，采集贲门少量胃液，采用胃蛋白酶测定试剂盒检测胃蛋白酶活力。

（3）胃液 pH 测定：在胃大弯侧剖开小鼠胃腔，使用蒸馏水冲洗胃腔，收集液体，3000r/min 离心取上清液，采用酸度计测定胃液的 pH。

（4）胃黏膜形态学观察：用冰生理盐水对小鼠的胃表面进行冲洗，然后将胃组织置于 4%中性甲醛中，室温固定 10min，将胃黏膜展平（胃黏膜面朝上），观察胃黏膜表面的皱褶、出血、溃疡及穿孔情况。

（5）胃黏膜损伤指数判断：将小鼠胃组织取出后，进行拍照评分，并计算胃黏膜损伤指数。胃损伤指数评定标准：出血点、糜烂等损伤宽度在 1mm 以下记 1 分，损伤宽度在 1～2mm 记 2 分，以此类推。损伤宽度在 2mm 以上者，指数加倍。损伤指数是所有病变的分数之和。

（6）胃黏膜病理学观察：将胃黏膜展平，肉眼观察，以可见胃溃疡处为中心，对胃壁组织进行修剪，以胃长轴的最长径为中心做病理取材，切取含溃疡边缘大小约为 1cm×1cm 的溃疡组织。将胃组织固定于 4%中性甲醛，使用不同梯度的乙醇进行脱水后二甲苯透明，并用石蜡包埋，5μm 厚度切片。随后进行 HE 染色，封片，于光学显微镜下观察胃部溃疡组织的病理变化。

4. 注意事项 灌胃时注意保持小鼠的头部和颈部成一直线，方便灌胃针头进入，动作宜轻柔，防止食道受损。

思考题：

（1）胃溃疡模型胃形态、各生化指标变化及机制如何？

（2）实验中胃溃疡与临床上的胃溃疡的相似点和区别各是什么？

（3）除了乙醇诱导的胃溃疡模型，还有哪些胃溃疡模型？这些模型的优缺点分别有哪些？

（4）疾病模型的制作为什么要设置对照组？

三、胃溃疡研究进展

胃溃疡是临床常见病、多发病之一，严重影响人们的生活。其病因复杂，至今未完全清楚。多种因素包括 Hp 感染、非甾体抗炎药、胃恶性肿瘤的生长、压力、吸烟、营养不良、不规律饮食等均可能导致胃溃疡的发生。

最近的研究表明，脑-肠轴对胃黏膜的完整性具有调控作用。机体免疫系统和大脑-免疫交互作用似乎在压力性胃溃疡的发生中起重要作用。未来对胃黏膜免疫的进一步研究，将为胃溃疡及相关疾病的治疗提供更多的理论依据和治疗思路。

四、练　习　题

1. 关于应激性胃溃疡描述不正确的是：
A. 最明显的症状是呕血、柏油样便
B. 不会穿透胃壁全层
C. 可发生大出血
D. 多发于胃，也可累及食管
E. 可表现为上腹痛

2. 胃溃疡节律性疼痛的特点是：
A. 餐时痛　B. 餐后 3～4h 痛
C. 夜间痛　D. 餐后 1/2～1h 痛
E. 饿时痛

3. 不属于幽门梗阻特征的是：
A. 上腹部可见胃型
B. 呕吐宿食气味酸腐
C. 呕吐后腹痛加重
D. 剧烈腹痛
E. 可听到振水音

4. 与消化性溃疡发病相关的因素是：
A. 幽门螺杆菌感染
B. 十二指肠肠壁薄弱
C. 十二指肠黏膜萎缩
D. 习惯性便秘
E. 家族遗传

5. 下列关于胃溃疡的叙述中描述错误的是：
A. 可见于任何年龄，青少年多见
B. 周期性发作
C. 慢性病程
D. 节律性上腹痛
E. 表现为胃黏膜浅表及广泛的炎性糜烂

6. 患者，男，50 岁。上腹胀痛，呕吐宿食半个月，上腹可见 4cm×4cm 的肿块。尚可活动。该患者最可能的诊断是：
A. 幽门梗阻　B. 胃窦部胃癌
C. 胃癌　D. 胰头部
E. 肝癌

7. 患者，男，25 岁。反复上腹痛，反酸 4 年。胃镜检查发现十二指肠球部溃疡，尿素酶试验阳性，治疗方案首选抑酸药加：
A. 一种有效抗生素　B. 两种有效抗生素
C. 促胃动力剂　D. 胃黏膜保护剂
E. 非甾体抗炎药

8. 服用非甾体抗炎药抑制哪种物质的合成，从而促进溃疡的发生：
A. 前列腺素　B. 花生四烯酸
C. 促胃液素　D. 胃蛋白酶

E. 胃酸

9. 患者，男，45 岁。患十二指肠球部溃疡 5 年，近日原疼痛节律消失，变为持续上腹痛，伴有频繁呕吐酸腐味宿食。最可能的并发症是：

A. 上消化道出血　　B. 溃疡癌变

C. 幽门梗阻　　D. 溃疡穿孔

E. 复合性溃疡

10. 雷尼替丁治疗消化性溃疡的机制是：

A. 质子泵抑制剂　　B. H_2 受体拮抗剂

C. 制酸药　　D. 保护胃黏膜

E. 加强胃排空

11. 关于消化性溃疡患者的饮食，不妥的是：

A. 饮食定时定量，避免过饱过饥

B. 避免急食、多加咀嚼，增加唾液分泌

C. 避免粗糙、过冷、过热和刺激大的食物

D. 饥饿时疼痛，在餐间应加一定量零食

E. 在发作的急性期，可少食多餐

12.（多选）患者，女，38 岁。因“反复上腹痛 1 个月”就诊，胃镜结果显示：“幽门部胃炎”。以下关于幽门部溃疡特点的描述正确的是：

A. 胃酸分泌正常或偏低

B. 腹痛多出现在餐后

C. 腹痛多发生在脐周

D. 容易出现穿孔

E. 对抗酸药反应差

13. 主细胞分泌的物质是：

A. 盐酸　　B. 胃蛋白酶原

C. 碱性黏液　　D. 促胃液素

E. 胃蛋白酶

14. 患者，男，24 岁。因“饮酒后上腹绞痛 1 天伴黑便 1 次”就诊。患者的胃镜检查结果示急性糜烂性出血性胃炎。由于饮酒所导致的急性糜烂性出血性胃炎多发生在：

A. 贲门　　B. 胃底　　C. 胃大弯

D. 胃体　　E. 胃窦

15. 紧急胃镜检查应在上消化道出血后（　　）内进行：

A. ＜24h　　B. 24～48h

C. 48～72h　　D. ＞72h

E. 出血停止

16.（多选）患者，男，45 岁。体重 60kg，身高 170cm，腰围 84cm。因“胃灼烧、反酸 6 个月”就诊，诊断为“胃食管反流病”。以下关于患者日常行为习惯的健康教育正确的是：

A. 避免饭后运动

B. 避免睡前 2h 进食

C. 午餐后不宜立即卧床休息

D. 睡眠时将床头抬高

E. 减轻体重

（邱　艳　宋美怡　肖俊杰）

第十六章　泌尿系统梗阻

一、实验目的与要求

1. 复制家兔急性泌尿系统梗阻动物模型，观察泌尿系统梗阻时家兔功能、代谢变化，特别是对肾功能的影响情况。

2. 熟悉家兔呼吸、心率、血压、肾血流量、尿流率以及肾功能的测定和记录方法，熟悉常见的急性梗阻性肾功能受损生化指标的临床意义。

3. 逐步提高学生对动物实验中出现的各种现象的观察能力、分析能力、独立思考能力和独立解决问题的能力，培养学生团队合作意识、自主创新和科研实践能力。

二、实验内容

（一）泌尿系统相关基础知识

1. 形态学知识　家兔肾脏的结构与人体类似，是机体最重要的排泄器官。通过尿液的生成，排出机体代谢终产物及进入机体过剩的物质，调节体液渗透压和电解质浓度，调节动脉血压和调节酸碱平衡，维持机体内环境的稳定。肾单位是尿液生成的基本功能单位，可分为皮质肾单位和近髓肾单位两类，与集合管等完成尿液的生成过程，其大体组成如图16-1 所示。

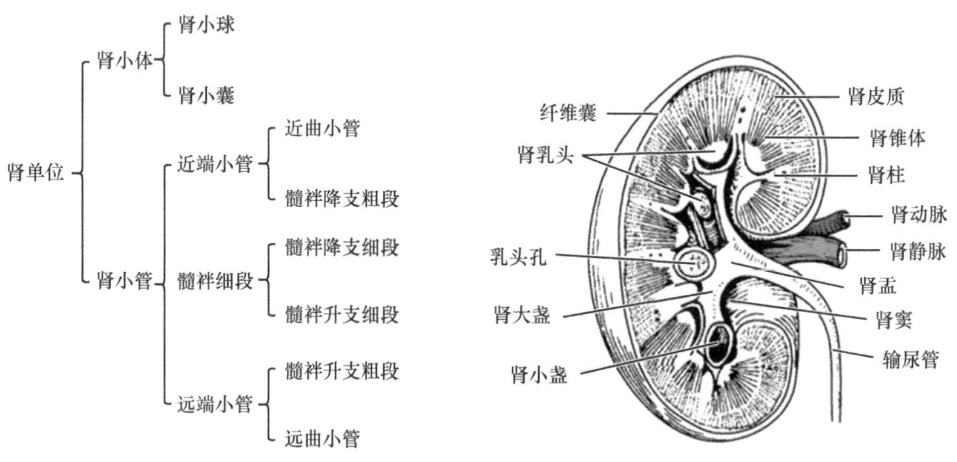

图 16-1　肾脏的组成及形态结构

泌尿系统保持通畅是维持正常肾功能的必要条件，若泌尿系统任何一个部位发生梗阻，必将造成梗阻近段的尿液淤积，将导致患侧肾功能的损害或丧失；若为双侧梗阻，可诱发肾衰竭。因此，尿路结石、肿瘤占位病变及尿道狭窄等均可导致尿路梗阻，造成肾脏积水，诱发急慢性肾功能障碍。肾功能障碍分为肾前性肾功能障碍、肾性肾功能障碍及肾后性肾功能障碍。以输尿管结石为代表的肾后性尿路梗阻是泌尿外科肾脏积水与急性梗阻性肾功能障碍最常见的疾病之一。输尿管是位于腹膜后的肌性管道，将尿液从肾脏输送到膀胱。由于输尿管的解剖及分布走行特点，更易造成尿路梗阻的发生，输尿管的解剖及走行如图 16-2 所示。

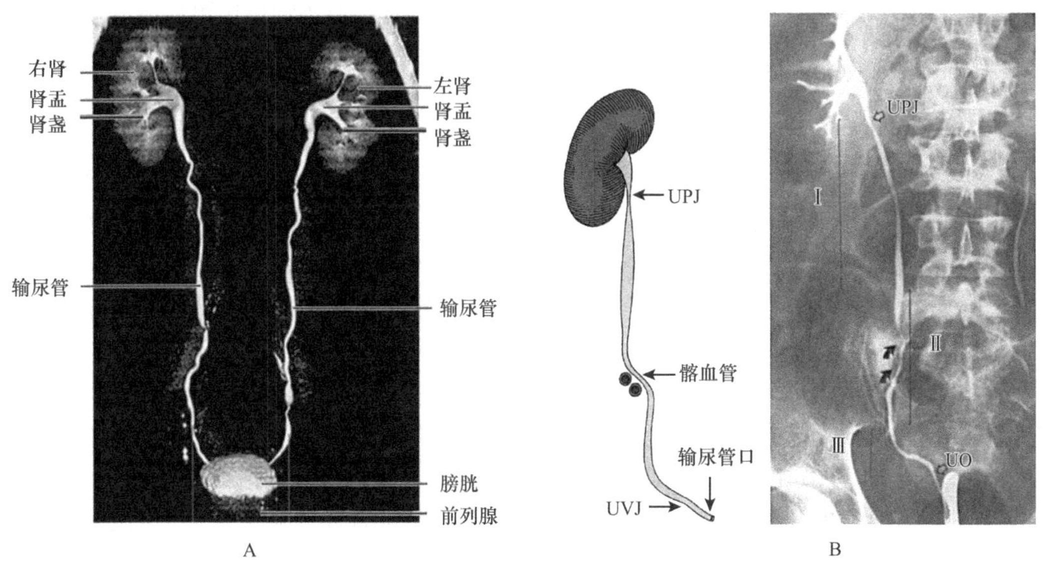

图 16-2　输尿管的解剖及走行

A. 输尿管生理性狭窄，分别是肾盂输尿管连接部（UPJ）、跨越髂血管分叉处和输尿管膀胱交界处（UVJ）。B. 逆行造影显示下的右侧输尿管。输尿管膀胱开口处（UO）；肾盂输尿管连接部（UPJ）；输尿管上段（Ⅰ）；输尿管中段（Ⅱ）；输尿管下段（Ⅲ）。体内跨越髂血管处（箭头）

输尿管从肾盂输尿管连接部向下延伸，在髂总动脉的分叉处越过骨盆边缘，然后它们沿着骨盆的侧壁延伸进入膀胱。成人的输尿管长 22～30cm，直径为 1.5～6mm；新生儿的输尿管长 6.5～7.0cm。输尿管可划分为近段（上部）、中段（骶骨上方）和远段（下部）。然而，根据国际解剖学术语，输尿管由腹段（从肾盂到跨越髂血管处）、盆段（从跨越髂血管处到膀胱）和膀胱壁内段三部分组成。正常的生理解剖结构下，人体存在输尿管狭窄，通常有三处输尿管生理性狭窄。第一处输尿管生理性狭窄位于肾盂出口与输尿管连接部；第二处位于输尿管与髂血管分叉的交界处，这一生理性狭窄的形成主要是由于髂血管压迫输尿管管壁；第三处生理性狭窄位于输尿管与膀胱连接处，存在于输尿管在膀胱组织内的移行部分，也叫膀胱壁内段。而第三处为人体输尿管所有生理性狭窄当中最为狭窄的一段，当人体存在输尿管结石时，易嵌顿在膀胱壁内段的位置。

2. 生理学及病理生理学知识

（1）有关肾脏的生理学概述：尿液生成包括三个基本过程。①肾小球的滤过；②肾小管和集合管的选择性重吸收；③肾小管和集合管的分泌，最后形成终尿。

单位时间内两肾生成的超滤液量称为肾小球滤过率（glomerular filtration rate，GFR）。正常成人的肾小球滤过率平均值为 125ml/min。肾小球的滤过受肾小球有效滤过压的影响。肾小球有效滤过压是指促进超滤的动力与对抗超滤的阻力之间的差值。超滤的动力包括肾小球毛细血管静水压和肾小囊内胶体渗透压，阻力包括肾小球毛细血管内的血浆胶体渗透压和肾小囊内的静水压。肾小球有效滤过压=（肾小球毛细血管静水压+囊内液胶

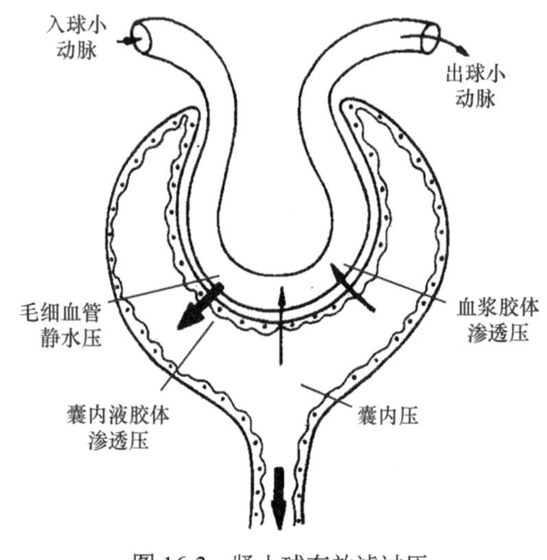

图 16-3　肾小球有效滤过压

体渗透压）–（血浆胶体渗透压+肾小囊内压）。肾小球有效滤过压的构成参见图 16-3。正常情况下，当血压在 80～180mmHg 变动时，肾小球毛细血管血压可保持稳定，肾小球滤过率基本不变。正常情况下囊内压也比较稳定，当肾盂、输尿管或膀胱结石及肿瘤、前列腺增生等造成输尿管梗阻或者正常排尿受阻时，可引起逆行性压力升高，最终导致囊内压升高，从而降低有效滤过压和肾小球滤过率，甚至造成肾功能障碍。

肾脏对调节酸碱平衡及维持机体水、电解质稳定至关重要。正常人两侧肾脏每天生成的超滤液可达 180L，其中约 99%的水被肾小管和集合管重吸收；小管液中的葡萄糖和氨基酸全部被重吸收，Na^+、Ca^{2+}和尿素等不同程度地被重吸收，而肌酐、H^+等则被分泌到小管液中，随着尿液排出体外。

肾脏也是一个内分泌器官，可合成和释放肾素，参与动脉血压的调节；合成和释放促红细胞生成素，调节骨髓红细胞的生成；肾脏中的 1α-羟化酶可使 25-$(OH)D_3$ 转化为 1,25-$(OH)_2D_3$，参与调节钙的吸收和血钙水平；肾脏还能生成激肽、前列腺素等近十种内分泌激素和生物活性物质，具有重要的内分泌功能。

（2）急性梗阻性肾功能障碍的病理生理学知识：输尿管发生梗阻后，梗阻病变以上的部位尿液淤积，尿路扩张。初期通过增加输尿管壁肌层收缩力维持正常排尿功能，后期逐渐丧失代偿能力，输尿管管壁变薄，肌层萎缩，收缩力减弱或消失。随着梗阻程度的加重，肾脏也会发生病理改变。肾盂内正常压力约为 10cmH_2O，尿路梗阻时其压力不断升高，并经集合管传递至肾小管、肾小球，当压力达到 25cmH_2O（相当于肾小球滤过压）时，肾小球即停止滤过，尿液形成停止。如果梗阻不解除，尿液继续分泌，肾盂内压力持续升高，使肾小管的压力逐渐增大，并压迫肾小管附近的血管，引起肾组织的缺血，导致肾功能的丧失。

尿路梗阻后，由于尿液引流不畅，极易发生感染，且细菌可经过肾穹窿部或通过变薄的尿路上皮进入血液，造成菌血症。而梗阻时尿路失去尿液的冲刷作用，抗菌药物亦不易进入尿路，因此感染往往难以控制。

各种原因损害了肾功能，不仅导致泌尿功能障碍，还可引起肾脏内分泌功能障碍和体内代谢紊乱，诱发肾功能不全。根据其发病病程的长短，肾功能不全可分为急性与慢性两种。无论急性与慢性，肾功能不全发展到严重阶段，均可以出现肾衰竭。肾功能障碍的病因十分复杂，不同疾病可以引起相同的肾功能障碍，而同一疾病的不同阶段，所表现出的肾功能障碍却各具特点，因此明确病因对于治疗方案的确定及其预后意义重大。本章主要研究介绍以输尿管结石为代表的肾后性尿路梗阻性肾功能障碍，其病因及梗阻部位参见表 16-1。

表 16-1　肾后性尿路梗阻的常见病因及部位

病因及部位	常见疾病
机械性梗阻	
先天性梗阻	泌尿系统先天性畸形，包括肾盂输尿管交界处狭窄、下腔静脉后输尿管、输尿管膨出症、输尿管异位开口、后尿道瓣膜症等
后天性梗阻	泌尿系统管腔内肿瘤、结石、炎性狭窄、结核、外伤、肿瘤浸润等；医源性手术器械损伤及肿瘤放疗诱发的梗阻
动力性梗阻	神经源性膀胱功能障碍等尿路组织、器官、神经及肌层功能异常造成的尿液淤积
上尿路梗阻	在膀胱部位以上的梗阻，多由结石、肿瘤所致的尿路梗阻
下尿路梗阻	在膀胱及尿道部位发生的梗阻，包括尿道狭窄、前列腺增生等

3. 以输尿管结石为代表的肾后性尿路梗阻常见临床表现

（1）疼痛：梗阻对输尿管功能的影响取决于梗阻的程度和持续时间、尿路通畅性以及是否合并存在感染。梗阻发作后，尿液运行存在阻力甚至停滞，伴随着输尿管腔内压力的增加和输尿管扩张。输尿管结石最典型的疼痛性质为肾绞痛，主要机制为输尿管梗阻引起肾集合系统或输尿管腔内压力增加，继而使肾包膜张力增高，分布于肾包膜的神经末梢受到牵张。肾绞痛最常见的特征为阵发性疼痛，间歇期可以完全缓解。疼痛经常突然开始，剧烈疼痛可以使患者从熟睡中醒来，患者多会辗转反侧试图缓解疼痛但效果不佳。急性肾绞痛症状的严重性与结石的大小无关，主要取决于结石的位置及其引起梗阻的程度。疼痛是输尿管结石患者就诊最常见的症状之一，通常需要急诊处理。

中上段输尿管结石经常引起严重的、锐利的腰背或肋腹部疼痛。与结石有关的疼痛经常会放射到相应皮肤区和脊髓神经根支配区，上段输尿管结石放射至腰区和肋腹部，中段输尿管结石放射至骶尾部和前方的中下腹部。如果结石沿着输尿管下移会引起间歇梗阻，疼痛可以更严重，也可以是间歇发作。当结石停留在一个特定位置，特别是当结石引起不完全梗阻时，会引起一些轻微疼痛。慢性梗阻的静止型结石可以允许自身调控反射使肾盂静脉和肾盂淋巴反流，以降低上尿路的压力，随着腔内压力降低，疼痛逐渐减轻。

下段输尿管结石引起的疼痛经常放射到腹股沟或男性睾丸和女性阴唇，易与睾丸扭转或睾丸炎混淆。输尿管结石梗阻造成的肾绞痛体表分布区域参见图 16-4。

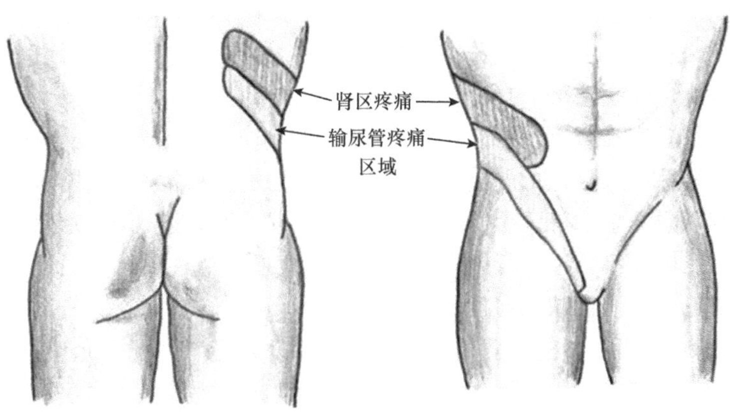

图 16-4　肾绞痛体表分布区域

（2）血尿：是输尿管结石的典型表现之一。近 90%的患者有血尿，大多为镜下血尿，其余患者可因输尿管发生完全性梗阻而不表现血尿。由于输尿管结石直接损伤输尿管黏膜，部分输尿管结石的患者经常出现间歇性肉眼血尿，血尿严重程度与活动密切相关。也有许多患者仅表现为镜下血尿，但疼痛发作后血尿可显著加重。因此，输尿管结石患者血尿的严重程度与结石损伤输尿管黏膜的程度有关。

（3）肾积水：输尿管结石会引起输尿管梗阻，因而患侧肾脏会出现肾积水。如果梗阻时间过长，肾积水程度过重，有可能会引发肾功能减退，并且出现不可逆的损害。双侧输尿管结石梗阻可出现双肾积水，严重时可出现急性肾衰竭，出现少尿、无尿。如果结石合并感染，有可能会出现发热的症状。

4. 以输尿管结石为代表的肾后性尿路梗阻的治疗

（1）病因治疗：明确尿路梗阻的病因，并积极采取措施消除病因，防止并发症的发生。如解除尿路梗阻，纠正血容量不足，抗感染，抗休克等；合理用药，避免使用对肾脏有损害作用的药物。

（2）一般治疗

1）纠正水和电解质紊乱：少尿期应严格控制体液输入量，以防水中毒发生。多尿期注意补充水和钠、钾等电解质，防止脱水、低钠和低钾血症。

2）处理高钾血症：限制含钾丰富的食物及药物；给予钾离子拮抗剂干预；注射高渗葡萄糖和胰岛素，促进钾离子从细胞外进入细胞内；急性肾功能衰竭出现少尿、无尿时可采用透析治疗。

3）其他治疗：如纠正代谢性酸中毒、控制氮质血症等。

（3）体外冲击波碎石（extracorporeal shock wave lithotripsy，ESWL）：是通过冲击波穿透组织在结石的部位聚焦，将结石击碎，随后使其自行排出。ESWL 的碎石效率主要受结石的大小、部位、成分、硬度、嵌顿程度等因素影响。结石的体积和硬度越大，碎石效率越低。在排除禁忌证的情况下，全段输尿管结石均可行 ESWL 治疗，小于 1cm 的输尿管上段结石可首选 ESWL，而大于 1cm 的输尿管上段结石宜选择输尿管镜碎石术或 ESWL；对大于 2cm 的输尿管上段结石，可考虑行经皮肾镜取石术。ESWL 禁忌证主要包括妊娠、严重出血性疾病及尿路感染，以及结石以下输尿管有狭窄等。

（4）输尿管镜碎石术：输尿管镜可以直接进入输尿管内治疗大部分的输尿管结石。输尿管镜碎石术的风险主要有输尿管损伤及尿源性感染等，如输尿管穿孔、撕脱断裂等。同样对于合并尿路感染者术前应充分控制尿路感染，必要时先行患侧肾脏引流，如留置内支架或经皮肾造瘘，控制感染后择期再治疗输尿管结石。

（5）经皮肾镜取石术：是通过建立经皮肾造瘘通道顺行处理肾及输尿管上段结石的方法。该手术的禁忌证主要包括严重的全身出血性疾病及尿路感染、糖尿病和高血压、心肺等基础疾病难以耐受手术等患者。手术风险主要是建立经皮肾造瘘通道时造成的损伤，包括脏器损伤以及出血等。经皮肾镜取石术中需注意控制灌注量，降低肾盂内压，避免高压诱发细菌入血造成尿源性脓毒血症的发生。

（6）肾穿刺造瘘术：如梗阻病因暂时不能解除，或患者情况不允许执行较大手术时，可先在梗阻以上部位行肾穿刺造瘘术，以利尿液引流，使梗阻引起的损害逐渐恢复，待条件许可时，再解除梗阻的病因。

临床上，尿路梗阻诱发肾功能障碍的病因众多，明确病因以及积极处理急性梗阻，将有助于治疗方案的确定以及改善预后。

（二）临床典型病例分析与讨论

【临床病例 16-1】

基本信息：患者，女，79 岁。

主诉：右侧腰痛伴无尿 4h。

现病史：患者 4h 前无明显诱因突然出现右腰部胀痛，疼痛为持续性，向右下腹放射痛，改变体位无法缓解，伴恶心、呕吐，伴排尿刺激感，但无尿液排出，无寒战、发热。就诊于我院急诊，泌尿系统 B 超提示双肾积水，左肾皮质变薄，肾盂扩张 3.5cm，左侧输尿管上段可见 2.5cm 结石，右肾盂扩张 1.5cm，右输尿管扩张积水，输尿管下段距膀胱入口 2cm 处可见 0.9cm 结石，膀胱空虚无尿。遂急诊收入我科，进一步急诊手术治疗。患者自发病来精神欠佳，无法进食，呕吐明显，小便如前述，大便无异常。

既往史：患者 5 年前有过左腰部疼痛，后疼痛缓解，未予关注；患高血压 25 年，最高达 190/115mmHg，规律服用奥美沙坦酯氨氯地平片，血压控制在 138/84mmHg。否认有糖尿病、脑血管疾病、精神疾病等病史，否认有手术、外伤、输血史，否认有食物、药物过敏史，预防接种史不详。

体格检查：体温 36.3℃，脉搏 112 次/分，呼吸 20 次/分，血压 151/97mmHg。发育正常，营养良好，疼痛面容，神志清楚，查体合作，全身皮肤黏膜无黄染，无皮疹、皮下出血、皮下结节、瘢痕，毛发分布正常，皮下无水肿，无肝掌、蜘蛛痣。全身浅表淋巴结无肿大。头颅无畸形、压痛、包块，无眼睑水肿，结膜正常，眼球正常，巩膜无黄染。口唇无发绀，口腔黏膜正常。舌苔正常，伸舌无偏斜、震颤，齿龈正常，咽部黏膜正常，扁桃体无肿大。颈软无抵抗，颈动脉搏动正常，颈静脉正常，气管居中，肝颈静脉回流征阴性，甲状腺正常，无压痛、震颤、血管杂音。胸廓正常，胸骨无叩痛，乳房正常对称。呼吸运动正常，肋间隙正常，呼吸规整，双肺呼吸音清晰，无胸膜摩擦音。心前区无隆起，心尖冲动正常，心浊音界正常，心率 112 次/分，心律齐，各瓣膜听诊区未闻及杂音，无心包摩擦音。腹平坦，无腹壁静脉曲张，右侧腹略紧张，深压痛，无反跳痛，腹部无包块、肝未触及，脾未触及，墨菲征阴性，右侧肾脏叩击痛阳性，无移动性浊音。肠鸣音正常，4 次/分。肛门及外生殖器未查。脊柱正常生理弯曲，四肢活动自如，无畸形、下肢静脉曲张、杵状指（趾），关节正常，下肢无水肿。四肢肌力、肌张力未见异常，双侧肱二、三头肌腱反射正常，双侧膝、跟腱反射正常。巴宾斯基征阴性。专科检查：右肾区叩击痛，右侧输尿管走行区压痛。膀胱区无异常。膀胱区叩诊正常。

辅助检查：急查血常规示白细胞 10.24×10^9/L，血红蛋白 109g/L，中性粒细胞百分比 75.4%。急查生化组合示快速谷丙转氨酶 11U/L，快速总胆红素 15.2μmo1/L，快速碱性磷酸酶 26U/L，快速谷草转氨酶 15U/L，快速尿素 16.98mmol/L，快速钾 5.49mmo1/L，快速钠 137.2mmo1/L，快速氯 109.3mmo1/L，快速钙 2.16mmol/L，快速肌酐（酶法）288μmo1/L，快速尿酸 584μmol/L，快速谷氨酰转肽酶 13U/L，快速胆碱酯酶 5214U/L，溶血指数＜15，黄疸指数＜2，浊度＜20。2012 年 2 月 8 日泌尿系统 CT 平扫示双肾积水，左肾皮质变薄，肾盂重度扩张，左侧输尿管上段可见 2.5cm×1.2cm 结石，右肾盂及输尿管扩张积水，右侧输尿管下段距膀胱入口 2cm 处可见 0.9cm×0.6cm 结石，膀胱空虚无尿。

诊断：①急性肾衰竭；②双侧输尿管结石；③双肾积水；④高血压（3 级）。

治疗：①急诊手术解除输尿管梗阻；②解除梗阻后对症支持治疗。

讨论：

（1）本病例中引起急性肾衰竭的原因是什么？主要病理生理过程是什么？

（2）本病例需与哪些疾病相鉴别？

【临床病例 16-2】

基本信息：患者，男，68 岁。

主诉：排尿困难 5 年伴尿频、尿急，加重伴尿潴留 2 周。

现病史：患者 5 年前出现尿频、尿急、排尿困难，伴尿线变细、排尿等待、尿后滴沥，夜尿 2～3 次，无尿痛、发热、腰痛，检查提示前列腺增生，给予坦索罗辛治疗，排尿情况改善，未坚持用药。后症状渐进加重。半年前，患者排尿困难症状逐渐加重，排尿无力、尿不尽感明显，偶有尿失禁情况发生。2 周前，患者受凉后出现无法排尿，伴恶心、食欲下降，遂就诊于我科。B 超提示前列腺重度增生 6.3cm×6.5cm×7.2cm，膀胱尿潴留，双肾及输尿管扩张积水，门诊以良性前列腺增生、急性尿潴留收入院。患者自发病来精神尚可，饮食欠佳，大便正常，小便如前述，体重下降 2kg。

既往史：高血压 20 年，血压最高 185/112mmHg，口服厄贝沙坦 75mg，每晚 1 次，硝苯地平控释片 30mg，每日 1 次，血压控制尚可；糖尿病 2 年，血糖空腹最高 8.7mmo1/L，口服阿卡波糖 50mg，每日 3 次，血糖控制平稳。否认有肝炎、结核、疟疾、脑血管疾病、精神疾病等病史，否认有外伤史，否认有食物、药物过敏史，预防接种史不详。

体格检查：体温 36.3℃，脉搏 78 次/分，呼吸 18 次/分，血压 148/102mmHg。发育正常，营养不良，面容晦暗，表情自如，自主体位，神志清楚，查体合作。全身皮肤黏膜正常，浅表淋巴结无肿大。头颅无畸形、压痛、包块，无眼睑水肿，结膜正常，眼球正常，巩膜无黄染，瞳孔等大同圆，对光反射正常，外耳道无异常分泌物，乳突无压痛，无听力测试障碍。嗅觉正常。口唇无发绀，口腔黏膜正常。舌苔正常，伸舌无偏斜、震颤，齿龈正常，咽部黏膜正常，扁桃体无肿大。颈软无抵抗，颈动脉搏动正常，颈静脉正常，气管居中，肝颈静脉回流征阴性，甲状腺正常，无压痛、震颤、血管杂音。胸阔正常，胸骨无叩痛，乳房正常对称。呼吸运动正常，肋间隙正常，呼吸规整，双肺呼吸音清晰，无胸膜摩擦音。心前区无隆起，心尖冲动正常，心浊音界正常，心率 78 次/分，心律齐，各瓣膜听诊区未闻及杂音，无心包摩擦音。下腹隆起，无腹壁静脉曲张，腹部柔软，无压痛、反跳痛，腹部无包块。肝未触及，脾未触及，墨菲征阴性，肾脏无叩击痛，膀胱区域隆起、叩诊浊音，浊音界位于脐水平，无移动性浊音。肠鸣音正常，4 次/分。肛门及外生殖器未查。脊柱正常生理弯曲，四肢活动自如，无畸形、下肢静脉曲张、杵状指（趾），关节正常，下肢无水肿。四肢肌力、肌张力未见异常，双侧肱二、三头肌腱反射正常，双侧膝、跟腱反射正常，双侧巴宾斯基征阴性。

辅助检查：血常规示白细胞 8.73×10^9/L，血红蛋白 90g/L，中性粒细胞百分比 68.7%；生化组合示谷丙转氨酶 19U/L，总胆红素 14.3μmo1/L，碱性磷酸酶 37U/L，谷草转氨酶 18U/L，尿素 14.42mmol/L，钾 5.63mmo1/L，钠 134.4mmo1/L，氯 112.6mmmo1/L，钙

2.02mmol/L，肌酐（酶法）325μmol/L，尿酸 592μmol/L，谷氨酰转肽酶 17U/L，胆碱酯酶 5481U/L。泌尿系统 B 超检查示双肾形态大小正常，内部结构清断，双肾盂可见扩张，右侧约 2.1cm，左侧约 1.8cm，双侧输尿管增宽。前列腺重度增生 6.3cm×6.5cm×7.2cm，膀胱过度充盈，壁厚，可见肌小梁，腔内未见明显异常回声。CDI：未见异常血流信号。B 超检查提示前列腺增生，急性尿潴留，双肾积水。

诊断：①前列腺重度增生；②急性尿潴留；③双肾积水；④高血压；⑤糖尿病；⑥右侧腹股沟疝。

治疗：①手术治疗（前列腺手术）解除下尿路梗阻；②对症支持治疗。

讨论：

（1）解除梗阻后，患者可能出现哪些水电解质失衡？如何对症支持治疗？

（2）本病例双肾积水的主要发病机制是什么？

（三）梗阻性肾功能障碍动物模型的复制、观察分析及救治

1. 实验材料

（1）实验动物：家兔，体重 2kg 左右，雌雄不限。

（2）实验用品：动物手术器械一套，家兔手术台，兔头固定夹，全自动生化分析仪，生化检测试剂盒，BL-420F 生物机能实验系统，张力换能器，压力换能器，保护电极，动脉插管，动脉夹，听诊器，记滴器，电刺激器，注射器（5ml、20ml），膀胱漏斗，导尿管，输尿管导管（或细塑料管），液体石蜡，试管，试管架，酒精灯，培养皿，纱布，手术缝合丝线，手术灯，0.5%肝素溶液，生理盐水，20%氨基甲酸乙酯溶液，0.04%呋塞米注射液，3%菊糖溶液，一次性采血管，一次性抗凝管，便携式 pH 计等。

2. 实验方法

（1）取家兔一只，称重，以 20%氨基甲酸乙酯溶液（5ml/kg）自耳缘静脉缓慢注射全身麻醉，背位固定在家兔手术台上，剪去颈部、腹部兔毛。

（2）分离气管、颈总动脉、颈外静脉。在颈前正中做一长 4～6cm 的切口，分离气管，穿线备用。分离左侧颈总动脉和左侧颈外静脉，分别穿线备用。

（3）气管插管。头侧方向在第 5～6 气管环处横断剪开气管周径的一半，再向头侧方向纵向剪断两个气管环，使切口呈“⊥”型，迅速插入气管插管并用结扎线固定，最后使结扎线固定。

（4）尿道插入导尿管。暴露家兔尿道外口，将液体石蜡均匀涂抹至橡胶导尿管或细塑料插管头端，由尿道外口向膀胱方向缓慢插入，在此过程中轻柔转动导尿管方向和深度，直至尿液从导管中流出，一般导入的深度为 5～7cm。

（5）输尿管插管。固定家兔，在耻骨联合上方正中线切开 5cm 长的切口，沿腹白线切开腹壁，打开腹腔，仔细辨认输尿管位置，并将输尿管与周围组织轻轻钝性分离，避免出血。用丝线将输尿管近膀胱端进行结扎，在结扎处距近心端剪一斜切口，把充满生理盐水的细塑料插管向肾脏方向插入输尿管内，用线结扎固定，进行导尿，可看到尿液从细塑料管中慢慢地逐滴流出（图 16-5）。手术完毕后用温热的生理盐水纱布将腹部切口盖住，以保持腹腔内温度和湿度，将细塑料管接至记滴器记录尿液的滴定数。若采用双侧结扎输尿管，方法步骤同上。

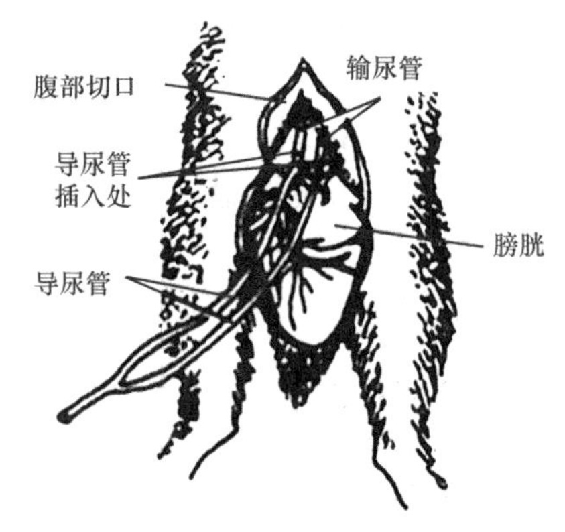

图 16-5　家兔输尿管插管

（6）颈总动脉插管。首先丝线结扎动脉远心端，动脉夹夹闭近心端，暂时阻断动脉血流。近心端线位于动脉夹与头端线中间，在靠近远心端处用眼科剪垂直剪开动脉周径的一半，将连接有压力换能器的动脉插管经血管切口向心缓慢插入左心室，结扎线固定后缓慢放开动脉夹，同时旋转三通开关旋钮，使动脉插管与压力换能器相通，当感到导管随心脏搏动而抖动明显时，则应减慢插进速度，若波形变成舒张期及收缩期波形交替变化时，表明导管进入左心室，再继续深入导管距离约 0.8cm，待波形稳定变化时打结固定。最后利用缝合针固定至皮肤切缘以防止插管滑脱。打开 BL-420F 生物机能实验系统，连接传感器。选择“实验项目”菜单中的“循环实验”菜单项，在子菜单中选择“血流动力学”实验模块。测定并记录大鼠的心率（HR）、收缩压（SP）、舒张压（DP）、平均动脉压（MAP）等左心功能参数。

（7）颈外静脉插管：操作方法同颈总动脉插管，外接三通开关，每 0.5h 给予一次 0.04% 呋塞米注射液（5ml/kg）。

（8）采取血液标本：实验过程中按照分组要求及时间，采用毛细玻璃管或者注射器自颈动脉三通开关采血，采集 2ml 血液标本进行动脉血气及生化指标测定。

（9）疾病模型的复制

1）单侧急性输尿管梗阻：用丝线将单侧输尿管近膀胱端进行结扎，在结扎处距近心端处做一斜切口，把充满生理盐水的细塑料插管向肾脏方向插入输尿管内，用线结扎固定，进行导尿，可看到尿液从细塑料管中慢慢地逐滴流出，夹闭导尿管备用。手术完毕后用温热的生理盐水纱布将腹部切口盖住，以保持腹腔内温度和湿度，记录尿液的滴数时可将细塑料管接至记滴器。

2）双侧急性输尿管梗阻：结扎方法同单侧急性输尿管梗阻组。即用丝线（3/0）将双侧输尿管近膀胱端进行结扎，在结扎处距近心端处做一斜切口进行置管导尿并夹闭备用，记录尿液滴定时将导尿管接至记滴器。

（10）各项指标恢复平稳后实验

1）单侧急性输尿管梗阻组：采用丝线将单侧输尿管近膀胱端进行结扎，夹闭导尿管持续 1h。按 120～150mg/kg 剂量，在预定时间经静脉给模型兔注射 3%菊糖溶液，根据不同时间段留取梗阻侧的肾盂尿、无梗阻侧的肾盂尿、血液标本，用菊糖浓度测定来计算双肾 GFR；并将混合有抗凝剂的血液标本用于生化指标分析，观察并记录各项指标的变化。

2）单侧急性输尿管梗阻再通组：解除输尿管近膀胱端结扎线后，根据不同时间段留取梗阻再通侧的肾盂尿、无梗阻侧的肾盂尿、血液标本，用菊糖浓度测定来计算双肾 GFR；并将混合有抗凝剂的血液标本用于生化指标分析，观察并记录各项指标的变化。

3）双侧急性输尿管梗阻组：采用丝线将双侧输尿管近膀胱端进行结扎，夹闭导尿管持续 1h。按 120～150mg/kg 剂量，在预定时间经静脉给模型兔注射 3%菊糖溶液，分别取双侧梗阻的肾盂尿、血液标本，用菊糖浓度测定来计算双肾 GFR；并将混合有抗凝剂的血液标本用于生化指标分析，观察并记录各项指标的变化。

4）双侧急性输尿管梗阻再通组：解除输尿管近膀胱端结扎线后，按 120～150mg/kg 剂量，在预定时间经静脉给模型兔注射 3%菊糖溶液，根据不同时间段留取梗阻再通侧后的肾盂尿、血液标本，用菊糖浓度测定来计算双肾 GFR；并将混合有抗凝剂的血液标本用于生化指标分析，观察并记录各项指标的变化。

5）假手术组：采用丝线缠绕在输尿管四周，不进行结扎，维持 1h 后，操作同上，观察并记录各项指标的变化。

3. 实验记录 见表 16-2～表 16-6。

表 16-2 急性梗阻性肾功能障碍时一般情况

疾病模型		呼吸		心律		血压（mmHg）			肾小球滤过率（GFR）
		频率（次/分）	幅度	心率（次/分）	节律	平均动脉压（MAP）	收缩压（SP）	舒张压（DP）	
正常									
单侧输尿管梗阻	结扎 15min 后								
	结扎 30min 后								
	结扎 45min 后								
	结扎 60min 后								
	解除 15min 后								
	解除 30min 后								
	解除 45min 后								
	解除 60min 后								
双侧输尿管梗阻	结扎 15min 后								
	结扎 30min 后								
	结扎 45min 后								
	结扎 60min 后								
	解除 30min 后								
	解除 60min 后								
假手术									

表 16-3 急性梗阻性肾功能障碍时血常规指标记录

疾病模型		红细胞计数（RBC）	白细胞计数（WBC）	血红蛋白（Hb）	血小板（PLT）	中性粒细胞（NEU%）
正常						
单侧输尿管梗阻	结扎 15min 后					
	结扎 30min 后					
	结扎 45min 后					

续表

疾病模型		红细胞计数（RBC）	白细胞计数（WBC）	血红蛋白（Hb）	血小板（PLT）	中性粒细胞（NEU%）
单侧输尿管梗阻	结扎 60min 后					
	解除 15min 后					
	解除 30min 后					
	解除 45min 后					
	解除 60min 后					
双侧输尿管梗阻	结扎 15min 后					
	结扎 30min 后					
	结扎 45min 后					
	结扎 60min 后					
	解除 15min 后					
	解除 30min 后					
	解除 45min 后					
	解除 60min 后					
假手术						

表 16-4　急性梗阻性肾功能障碍时肝、肾功能指标记录

疾病模型		血清总胆红素（TBIL）	血清谷丙转氨酶（GPT）	血清谷草转氨酶（GOT）	尿素氮（BUN）	肌酐（CREA）
正常						
单侧输尿管梗阻	结扎 15min 后					
	结扎 30min 后					
	结扎 45min 后					
	结扎 60min 后					
	解除 15min 后					
	解除 30min 后					
	解除 45min 后					
	解除 60min 后					
双侧输尿管梗阻	结扎 15min 后					
	结扎 30min 后					
	结扎 45min 后					
	结扎 60min 后					
	解除 15min 后					
	解除 30min 后					
	解除 45min 后					
	解除 60min 后					
假手术						

表 16-5　急性梗阻性肾功能障碍时血电解质指标记录

疾病模型		血糖（GLU）	血清钠（Na）	血清钾（K）	血清氯（Cl）	血清钙（Ca）	血清磷（P）
正常							
单侧输尿管梗阻	结扎 15min 后						
	结扎 30min 后						
	结扎 45min 后						
	结扎 60min 后						
	解除 15min 后						
	解除 30min 后						
	解除 45min 后						
	解除 60min 后						
双侧输尿管梗阻	结扎 15min 后						
	结扎 30min 后						
	结扎 45min 后						
	结扎 60min 后						
	解除 15min 后						
	解除 30min 后						
	解除 45min 后						
	解除 60min 后						
假手术							

表 16-6　急性梗阻性肾功能障碍时动脉血气变化

疾病模型		pH	PaO_2（mmHg）	$PaCO_2$（mmHg）	BE（mmol/L）	HCO_3^-（mmol/L）
正常						
单侧输尿管梗阻	结扎 15min 后					
	结扎 30min 后					
	结扎 45min 后					
	结扎 60min 后					
	解除 15min 后					
	解除 30min 后					
	解除 45min 后					
	解除 60min 后					
双侧输尿管梗阻	结扎 15min 后					
	结扎 30min 后					
	结扎 45min 后					
	结扎 60min 后					
	解除 15min 后					
	解除 30min 后					
	解除 45min 后					
	解除 60min 后					
假手术						

4. 注意事项

（1）耳缘静脉注射麻醉药时速度不宜过快，否则容易导致动物死亡。

（2）实验前给兔子多喂青菜，或采用导尿管给家兔灌胃 50ml 清水，以增加基础尿流量。

（3）实验采用耳缘静脉给药时，建议从耳缘静脉远端开始，逐步移近耳根。

（4）手术创口不宜过大，避免造成体温下降过快，影响实验数据。

（5）输尿管置管难度较大，置管及实验过程中避免导管被血凝块堵塞或者导尿管折叠，造成实验数据影响。

思考题：

（1）梗阻性肾功能障碍模型中的肾功能及电解质各指标变化特点及机制是什么？

（2）实验中生化指标紊乱与临床上的什么疾病相似？为什么？

（3）急性肾功能障碍发生的机制是什么？血气变化的机制及其酸碱平衡紊乱的类型各是什么？

三、常用附表

常用附表见表 16-7～表 16-11。

表 16-7 家兔正常血气分析正常值

血气指标	pH	PaO_2（mmHg）	$PaCO_2$（mmHg）	BE（mmol/L）	HCO_3^-（mmol/L）
正常值	7.30～7.53	54.63～91.08	23.51～38.69	−12.54～5.68	12.64～28.20

表 16-8 家兔正常生理指标

指标	呼吸（次/分）	心率（次/分）	血压（mmHg）
正常值	38～60	123～304	51～119

表 16-9 家兔血常规指标

指标	红细胞计数（RBC）	白细胞计数（WBC）	血红蛋白（Hb）	血小板（PLT）	中性粒细胞（NEU%）
正常值	（5.1～7.6）$\times10^{12}$/L	（5.2～12.5）$\times10^9$/L	100～150g/L	（250～650）$\times10^9$/L	20～75

表 16-10 家兔肝、肾功能指标

指标	血清总胆红素（TBIL）	血清谷丙转氨酶（GPT）	血清谷草转氨酶（GOT）	尿素氮（BUN）	肌酐（CREA）
正常值	2.6～17.1μmol/L	27.4～72.2U/L	10.0～78.0U/L	10.1～17.1mmol/L	74～171μmol/L

表 16-11 家兔血电解质指标

指标	血糖（GLU）	血清钠（Na）	血清钾（K）	血清氯（Cl）	血清钙（Ca）	血清磷（P）
正常值（mmol/L）	5.5～8.2	130～155	3.5～5.7	92～120	2.2～3.9	1.0～2.0

四、练 习 题

1. 引起输尿管梗阻最常见的病因是：
A. 肾输尿管结石 B. 肾结核
C. 输尿管肿瘤 D. 尿路感染
E. 先天性狭窄
2. 手术造成的急性输尿管梗阻，其最为严重的病理改变是：
A. 导致肾萎缩 B. 导致肾炎
C. 导致患侧肾积水 D. 出现蛋白尿
E. 引起血尿
3. 先天性上尿路梗阻最常发生的部位在：
A. 输尿管口（入膀胱处）
B. 输尿管下段
C. 输尿管中段
D. 输尿管上段
E.肾盂输尿管连接部
4. 老年男性患者，出现进行性排尿困难伴夜尿增多，最常见的原因是：
A. 前列腺癌 B. 良性前列腺增生
C. 膀胱颈挛缩 D. 膀胱结石
E. 尿道结石
5. 前列腺增生症合并急性尿潴留，并有明显肾功能障碍，正确的处理措施是：
A. 留置导尿管，积极纠正水、电解质和酸碱平衡失调
B. 膀胱穿刺抽尿
C. 膀胱造瘘
D. 雌激素治疗
E. 前列腺切除
6. 70 岁男性患者进行性排尿困难 4 年，多次出现过急性尿潴留，目前排尿呈点滴状，肛门指诊前列腺明显增大，质软。膀胱残余尿 300ml，患者有冠心病已数年，偶有心律不齐和心绞痛发作，首选的治疗方法是：
A. 口服雌激素治疗 B. 长期留置导尿管
C. 耻骨上膀胱造瘘 D. 前列腺切除手术
E. 双侧睾丸切除
7. 不属于肾前性急性肾衰竭诱因的是：
A. 大量利尿 B. 心力衰竭
C. 大量失血 D. 双侧输尿管结石
E. 脱水
8. 有关急性肾衰竭不正确的是：
A. 肾功能短期内迅速减退
B. 肾小球滤过率下降
C. 既往无慢性肾脏病病史
D. 有水、电解质、酸碱平衡紊乱
E. 常伴有少尿
9. 肾后性急性肾衰竭的特征是：
A. 血容量减少
B. 急性尿路梗阻
C. 肾实质损伤
D. 毒物导致肾损害
E. 肾间质炎症
10. 不属于血容量下降引起的肾前性急性肾衰竭的情况是：
A. 心源性休克 B. 充血性心力衰竭
C. 急性尿路梗阻 D. 心脏压塞
E. 大量失血

（何继德 毕 海 卢 剑）

第十七章　检测 *KIT* 基因在胃肠道间质瘤中的突变

一、实验目的与要求

1. 学习基因突变在胃肠道间质瘤中的作用。
2. 解读基因突变的检测结果。
3. 学习基因突变与临床治疗的关系。

二、实 验 内 容

（一）胃肠道间质瘤相关知识

1. 基本情况　胃肠道间质瘤（GIST）是一种间充质细胞来源的消化道肿瘤，其主要发生部位是胃，其次是小肠，少见于大肠与食管。依据患者所在地区的不同，该肿瘤的发病率为（4～20）例/年·百万人口，发病的中位年龄约为 60 岁，男性与女性的发病率相似。目前一般认为，该肿瘤来自消化道的间质卡哈尔细胞（interstitial Cajal cell，ICC），但也有研究显示，肿瘤细胞有可能来自消化道的平滑肌细胞。在免疫组织化学检测中，KIT 与 DOG-1 在该肿瘤中一般呈阳性。

2. 基因突变　对该肿瘤的基因突变研究发现，*KIT* 突变是胃肠道间质瘤携带的主要基因突变，占该肿瘤的 70%～80%，另有 10%左右的胃肠道间质瘤携带另一酪氨酸激酶受体 PDGFRA 突变。此外，也在该病中发现了 *HRAS*、*SDH* 以及 *BRAF* 等基因突变。目前在临床上已有四种 KIT 抑制剂用于胃肠道间质瘤的靶向治疗。一线靶向药物伊马替尼（imatinib）最初是开发用于靶向慢性髓系白血病常见的融合基因 *BCR-ABL*，后来发现 *KIT* 的活化也能够被该药抑制，因此也批准用于胃肠道间质瘤的治疗。胃肠道间质瘤携带的 *KIT* 突变在该基因的分布并不均匀，第 11 外显子是胃肠道间质瘤 *KIT* 突变的热点，其次是第 9、13 和 17 外显子。不同位点的 *KIT* 突变对伊马替尼具有不同的反应性，约 80%的第 11 外显子突变和 40%左右的第 9 外显子突变能够被伊马替尼所抑制。伊马替尼在胃肠道间质瘤的应用取得了显著的疗效，能够延长患者平均数年的生存期。伊马替尼治疗胃肠道间质瘤在最初获得反应后，其中的部分肿瘤会复发，复发的主要原因是 *KIT* 基因在原发性突变（一次突变）的基础上获得了具有耐药性的新突变（二次突变），另有部分肿瘤激活了其他信号通路从而摆脱了对 KIT 的依赖以获得耐药性。针对耐药性 *KIT* 二次突变，可以采用二、三和四线药物舒尼替尼（sunitinib）、瑞戈非尼（regorafenib）和瑞普替尼（ripretinib）治疗。但是与伊马替尼相比，他们的疗效相对有限，仅能分别延长患者平均数月的生存期。除了这四线药物之外，另有多个 KIT 抑制药处于临床试验阶段，KIT 下游信号通路和其他信号通路分子作为新的治疗靶点以及同时靶向 KIT 和其他靶点的联合治疗也正在尝试中。

3. KIT　是一种Ⅲ类酪氨酸激酶受体，与 Flt3、CSF-1R 和 PDGFR 属于同一家族。作为跨膜蛋白，KIT 包括胞外区、跨膜区以及胞内区。KIT 的配基是干细胞因子（stem cell factor，SCF），再与干细胞因子结合后，KIT 发生二聚体化，进而激活其自身的激酶活性，而肿瘤中发生的突变型 KIT 无须结合配基即可发生自活化。KIT 的激酶活性位于胞内区，在活化后，KIT 的激酶活性能够磷酸化胞内区的特定酪氨酸位点，这些磷酸化的酪氨酸位点进而结合下游信号分子并激活一系列信号通路，并最终引起细胞增殖、分化等生物学反应。在正常情况下，KIT 在造血、黑色素生成和配子形成等过程中起重要作用。

目前在 KIT 上已经鉴定发现了第 568、570、703、721、730、823、900 以及 936 等多个酪氨酸磷酸化位点。在磷酸化后，这些酪氨酸位点能够分别激活一种或多种下游信号分子。在 KIT 下游信号通路中，PI3K/AKT 和 RAS/RAF/MEK/ERK 通路在 KIT 介导的细胞存活和增殖中起重要作用。KIT 第 568 位点酪氨酸在磷酸化后能够结合并激活 SRC 家族激酶，SRC 家族激酶随后激活 RAS/RAF/MEK/ERK 信号通路。另外，磷酸化后的 KIT 第 703 和 936 位点酪氨酸能够与 GAB2 结合，通过 GAB2 激活 RAS/RAF/MEK/ERK 信号通路。KIT 第 721 位点酪氨酸在磷酸化后能够结合并活化 PI3K/AKT 信号通路。此外 GAB2 也能够活化 PI3K/AKT 信号通路。除了能够激活 SRC 家族激酶外，KIT 第 568 和 936 位点酪氨酸在磷酸化后也能活化 CBL，CBL 活化后通过引起 KIT 泛素化进而引起 KIT 降解，从而导致信号传递的减弱并终止，该过程作为 KIT 活化的负反馈机制可避免 KIT 的过度活化；此外，第 703 和 936 位点酪氨酸磷酸化后也能通过 GrbRB 化 CBL，参与 KIT 的泛素化。

目前在胃肠道间质瘤、肥大细胞增多症、急性髓系白血病以及黑色素瘤等多种肿瘤中发现了 *KIT* 突变，其中常见的突变是点突变，这种突变会导致一个氨基酸被另外一个氨基酸替代，另外也有数个氨基酸缺失等突变。突变后的 *KIT* 获得了不依赖配基而发生自活化的能力，引起持续性信号传递而导致细胞癌变。*KIT* 的突变类型在不同肿瘤中有所区别，胃肠道间质瘤携带的 *KIT* 突变主要位于第 11 外显子，其次是第 9 和 13 外显子；而肥大细胞增多症携带的 *KIT* 突变主要是第 17 外显子的 D816V 突变。*KIT* 突变类型在这两种疾病中分布差异的原因目前还不清楚。

（二）临床典型病例分析与讨论

【临床病例 17-1】

基本信息：患者，男，39 岁。

病史：患者因小肠胃肠道间质瘤多灶性腹部复发在意识丧失、虚弱、头晕和恶心后到医院就诊。他的血糖为 1.11mmol/L（正常为 3.9～6.4mmol/L），需要持续输注 10%葡萄糖溶液以维持血糖浓度高于 3.9mmol/L。胰岛素样生长因子（IGF）Ⅰ和 IGF 结合蛋白 3 低于正常范围，而胰岛素、胰岛素原、C 肽和 IGFⅡ水平均在正常范围内。

腹部 CT 显示一个大的多中心肿瘤，具有广泛的侧支循环。术前对相关血管进行选择性栓塞以减少手术出血。完成切除后，患者立即恢复正常血糖，无须静脉注射葡萄糖。由于对伊马替尼的胃肠道不耐受，患者接受舒尼替尼治疗，病情稳定。

病理分析显示，肿瘤表达 KIT；确认了胃肠道间质瘤的组织学特征。提取的 DNA 通过聚合酶链反应扩增 KIT 的外显子 9、11、13 和 17。外显子 11、13、17 未发现突变；在第 9 号外显子第 1530 位的一个等位基因包含一个 6 碱基的串联重复插入片段（GCCTAT）。这导致氨基酸残基丙氨酸 502 和酪氨酸 503 重复（A502Y503ins）（图 17-1）。

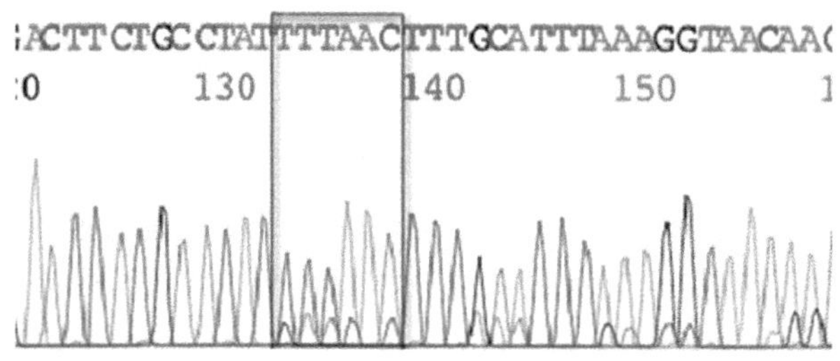

图 17-1 患者 *KIT* 基因测序结果，其中一个等位基因携带 A502Y503ins 突变

讨论：

（1）本病例的发病机制是什么？

（2）除手术外还可考虑什么治疗？

【临床病例 17-2】

基本信息：患者，男，46 岁。

病史：患者因头晕和突发性腹痛入院。体格检查时，血压 111/55mmHg，体温 37.3℃。腹部膨大，全腹压痛伴腹膜刺激征，右下腹可触及拳头大小肿块。实验室检查：白细胞计数 16.5×10^9/L，红细胞计数 3.72×10^{12}/L，血红蛋白 107g/L，血细胞比容 32.9%，肌酸激酶 478U/L，C 反应蛋白 0.07mg/dl。CT 扫描显示腹腔内积液和大小不均匀肿块。根据腹内肿块引起的腹腔内出血的诊断进行了紧急手术。剖腹手术显示回肠内有一个 12cm×10cm×6cm 的实体瘤，伴有大量腹膜转移。对包括肿瘤在内的小肠进行了部分切除。80 多块腹膜转移瘤被电刀单独凝固。病理检查显示肿瘤由梭形细胞组成，梭形细胞呈交错束状排列，细胞密度高。有丝分裂的数量为每 50 个高倍视野 12 个。免疫组织化学染色显示梭形细胞对 KIT、CD34 和 DOG1 呈阳性，对结蛋白和 S-100 蛋白呈阴性。综合上述检查结果，诊断为小肠高危恶性胃肠道间质瘤。

KIT 突变分析显示，肿瘤在 *KIT* 基因的第 11 外显子发生突变。术后第 14 天，开始每天 400mg 伊马替尼口服给药。伊马替尼给药已经进行了 12 年，没有中断或改变剂量，因为该方案耐受性良好，没有不良事件。患者已随访 12 年，无复发迹象。然而，手术后 12 年，随访 CT 显示腹部有一个直径 6cm 的肿块。使用 18-氟代脱氧葡萄糖正电子发射断层扫描（FDG-PET）显示，除腹腔中已知的肿瘤外，没有其他部位的 FDG 摄取。根据复发性胃肠道间质瘤的诊断，进行了肿瘤切除术。肿瘤黏附在大网膜上，但没有侵入。在小肠系膜上看到的少数结节也被切除。切除的肿瘤最大直径为 7.0cm。切面肿瘤呈实性，呈灰白色，伴有广泛的出血和退行性改变。组织学上，肿瘤由增生的梭形细胞组成，细胞密度高，有出血和坏死倾向。有丝分裂的数量为每 50 个高倍视野 8 个。免疫组织化学分析显示，梭形细胞对 KIT、CD34 和 DOG1 呈阳性，对结蛋白和 S-100 蛋白呈阴性。热点处的 Ki67 标记指数为 14%。组织学图片与第一次手术切除的标本几乎相同，证实了复发性 GIST 的诊断。分子检查表明，原发性 GIST 和复发性 GIST 中的 KIT 外显子 11 缺失突变来自 Trp-557 和 Lys-558（W557K558del）。此外，在外显子 17 的复发性 GIST 中观察到从 Asp-822 到 Lis-822 的点突变（N822K）。该患者目前正在接受舒尼替尼治疗，并且在第一次手术后 14 年仍然活着，没有任何其他复发。

讨论：

（1）患者复发的原因是什么？

（2）如果再次复发该如何治疗？

【临床病例 17-3】

基本信息：患者，男，58 岁。

病史：2001 年被诊断出患有肛门直肠恶性黑色素瘤。病理切片显示肛门直肠肿瘤由鳞状上皮下的纺锤形肿瘤细胞组成，并有褐色色素和邻近的连接活动。此外，肿瘤对人 melanoma black（HMB-45）和 S-100 免疫组织化学呈阳性，没有明显的淋巴结受累。因此诊断为Ⅰ期肛门直肠黑色素瘤。患者未接受任何辅助治疗，术后 5 年内定期到医院每两周复诊一次。

2009 年，患者因全身不适、食欲缺乏和逐渐加重的钝痛 2 个月到医院就诊。常规身体检查未发现异常，但 CT 扫描发现肝脏左叶内有一个 12cm×11cm 的孤立性肿瘤。血清甲胎蛋白、癌胚抗原和糖类抗原 19-9 水平均在正常范围内。随后，对肿瘤进行了活检。显微镜下，肿瘤由交错排列的梭形细胞组成，具有深染、圆形或椭圆形至梭形多形性细胞核。免疫组织化学染色显示肿瘤细胞对 KIT 呈强阳性，但对 HMB-45、S-100 melan-A 和 CD34 呈阴性。此外，肿瘤细胞的有丝分裂活性为每 10 个高倍视野有 5 个有丝分裂。对之前的肛门直肠黑色素瘤和基底层鳞状上皮细胞检测也发现 KIT 呈阳性。此外，使用从甲醛固定、石蜡包埋（FFPE）组织中提取的 DNA 进行聚合酶链反应，然后进行直接测序，表明肛门直肠黑色素瘤和肝肿瘤对 BRAFV600E 呈阴性。

为了确认诊断，对 FFPE 衍生的肿瘤进行了透射电子显微镜检查（TEM），以确定这两种肿瘤的超微结构。肛门直肠肿瘤分析显示细胞核周围有许多电子致密颗粒，被认为是非典型黑素体，细胞质池腔内有不明显的微管，这些特征被认为符合黑色素瘤的诊断。由于在甲醛固定和随后的二甲苯处理过程中小石蜡包埋组织的精细结构受损，样品中存在伪影，并观察到塌陷的细胞质结构。因此，肝脏 TEM 图像的质量很差，无法识别被认为是胃肠道间质瘤特有的超微结构特征的绒毛状细胞质突起或分散的中间丝。然而，存在深染细胞核和无黑素体的囊泡细胞质，表明肝肿瘤可能具有与之前的黑素瘤不同的组织学。

尽管 KIT 和 PDGFRA 突变检测呈阴性，但根据其免疫组织化学分析 KIT 呈强阳性、HMB-45 和 S-100 阴性、肛门直肠黑色素瘤，以及在腹部 CT 成像中未发现其他腹腔内肿瘤。由于存在左门静脉侵犯，肝胃肠道间质瘤被认为是不可切除的，因此口服伊马替尼（400mg/d，2 个月）。然而，伊马替尼治疗 2 个月后的后续 CT 扫描显示肿瘤已经发展到 22cm×13cm。随后每 3 周进行一次由阿霉素（50mg/m^2）和顺铂（50mg/m^2）组成的全身化疗，持续 5 个月。该方案导致症状改善，表现为在第一个治疗周期后触诊提示上腹隐痛减轻和肿瘤缩小。因此，继续这种化疗治疗策略。2 个月后进行的后续 CT 扫描表明，肿瘤已经稳定，消退到 19cm×11cm 的大小。化疗又持续了 3 个月，在疾病进展后用的舒尼替尼（37.5mg/d）代替，但患者对该药没有反应。

讨论：

（1）为什么伊马替尼和舒尼替尼对患者无效？

（2）还可以考虑什么检查及治疗？

三、测序技术简介

基因测序技术也称作 DNA 测序技术，即获得目的 DNA 片段碱基排列顺序的技术。最先广泛应用的测序技术称为一代测序（sanger sequencing）。一代测序基于链终止法，即在反应体系中加入一定比例的带有标记的四种不同的 ddNTP，ddNTP 的 2′和 3′端都不含羟基，因此在合成新的 DNA 链过程中无法形成磷酸二酯键，导致 DNA 合成中断，因而可以得到一组长度各相差一个碱基的终止产物，这些产物可通过分离并根据其长度排序，并用 ddNTP 携带的标志物进行检测，从而确定目的核酸片段各个位置的碱基。由于一代测序一个反应只能检测一条序列，并且该序列的长度一般不超过 1000bp，因此测序通量很低，如果检测不同的基因（如全基因组测序）费用较高。

二代测序也叫高通量测序技术，该技术针对传统一代测序的缺点进行了技术变革，可以一次测序几十万到几百万条核酸分子，也被称作下一代测序技术。该技术大幅度降低了全基因组测序的成本，得到了广泛应用。

RNA 测序或转录组测序，是一种使用二代测序来评估样本中 RNA 的数量和序列的技术。该方法检测转录组以确定 DNA 中编码的哪些基因被转录以及转录的水平。早期的 RNA 测序技术依赖于一代测序技术，通量低且昂贵。随着二代测序技术的出现和普及，RNA 测序的潜力得到了充分发挥。该方法可以识别新的转录本、选择性剪接变体、单核苷酸多态性、插入/缺失突变以及 RNA 序列中的其他变化，也能精确地估计 RNA 的表达水平。

除以上技术外，近年来也出现了单细胞测序等技术。单细胞测序是在单个细胞水平上，对基因组或转录组进行测序，该方法可以帮助我们了解和鉴别不同的细胞类型，在发育生物学以及其他学科中得到了广泛应用。

四、练 习 题

1. 未转移的胃肠道间质瘤首选的治疗方法是：

A. 放疗　B. 手术　C. 化疗　D. 靶向治疗　E. 免疫治疗

2. 发生转移的胃肠道间质瘤适合的治疗方法是：

A. 放疗　B. 手术　C. 化疗　D. 靶向治疗　E. 免疫治疗

3. 携带 *KIT* 突变的胃肠道间质瘤患者的一线靶向治疗药物是：

A. 伊马替尼　B. 舒尼替尼　C. 瑞戈非尼　D. 瑞普替尼　E. 依鲁替尼

4. 胃肠道间质瘤中的 *KIT* 突变最常发生的外显子是：

A. 9　B. 11　C. 13　D. 14　E. 17

5. 胃肠道间质瘤中发生的 *KIT* 突变对一线靶向药物比较敏感的外显子是：

A. 9　B. 11　C. 13　D. 14　E. 17

6. 除 *KIT* 外，胃肠道间质瘤最常见的突变基因是：

A. *BRAF*　B. *NF1*　C. *KRAS*　D. *PDGFRA*　E. *AXL*

（孙建民）

第十八章　虚拟仿真实验

第一节　失血性休克及其救治

一、目的和原理

失血性休克是临床常见的危重急症。研究表明：各种不同原因引起的休克，都有一个共同的发病环节，即交感-肾上腺髓质系统强烈兴奋，导致微循环功能障碍，组织灌流不足。本项目以失血性休克为中心，基于微循环障碍学说，通过“实验操作视频”“3D 动物虚拟实验”“标准化虚拟病人（ESP）案例实训”等环节进行实践教学。旨在探索失血性休克的发病机制和对机体的影响，了解救治原则，在虚拟环境下以互动的方式提供实践体验，为后续学习临床课程打下基础。

二、实 验 对 象

实验对象包括虚拟动物、标准化虚拟病人。

三、步骤和方法

1. 打开电子资源链接。点击“失血性休克及其救治虚拟仿真实验-动物实验”模块，首先了解实验目的和实验原理，观看“实验操作视频”，使学生对整个动物实验有一个系统的了解；之后进入“动物虚拟实验”环节，该环节设置有“练习模式”和“考核模式”，学生以虚拟家兔为实验对象，复制失血性休克动物模型并进行抢救，通过系统的操作结果反馈，使学生熟练掌握实验操作流程，并进行虚拟实验考核。

2. 点击“失血性休克及其抢救-标准化虚拟病人”模块，选择不同程度的休克模式，或者自定义失血性休克模式。以“标准化虚拟病人”为操作对象，模拟临床失血性休克患者的典型临床表现、神经体液调节、机体代偿、微循环改变和重要器官的血液灌流变化等；通过“语音问诊”对病情进行评估；观察并记录标准化虚拟病人的“微循环灌流”“呼吸动力学”“休克指标曲线”“血流动力学”“神经体液调节”“机体代偿”等改变，了解失血性休克的发生、发展和机体的代偿调节机制；填写或查看“电子病历”明确诊断；选择“抢救措施”并辅以“药物治疗”；最后完成案例考核，并查看计分详情。

3. 完成教师预设的“自测与考核”试题，系统将自动记录每位学生的访问信息、每次操作和考核的结果。

四、实 验 结 果

扫描 ESP 系统登录界面中的二维码，通过微信小程序完成实验结果的记录、实验报告、各模块考核、成绩查询和学习问题反馈等。

分析与思考

（1）本实验家兔及标准化虚拟病人是否发生了失血性休克？为什么？如果有失血性休克发生，处于哪一期，其机制如何？

（2）分析实验过程中各指标变化的机制。

（3）分析不同的抢救措施对休克的作用机制。

（张鸣号　马　婷）

第二节　急性肺水肿及其救治

一、目的和原理

急性肺水肿（特别是肺泡水肿）是急症医学的重要课题之一。该课程从临床问题切入，以“标准化虚拟病人急性肺水肿案例”进行床旁教学，分析探索肺水肿的发生机制，在理解发病机制的基础上进行标准化治疗，辅助实施“早临床”，训练临床思维；课程中引入科研训练模式，以“动物模型制备混合教学” 为平台进行实验设计，辅以课后分析与思考激发学生的科研创新意识；逐步建立基础整合—临床拓展—科研素养的阶梯式知识体系。

二、实 验 对 象

实验对象包括标准化虚拟病人、虚拟动物。

三、步骤和方法

1. 打开电子资源链接。选择“目的与原理”，了解本实验的知识目标和能力目标，学习实验原理及相关的理论知识。

2. 登录 ESP 系统。以“标准化虚拟病人”为学习对象，通过“语音问诊”“体格检查”了解患者的主诉，观察标准化虚拟病人的临床症状和体征，选择评估病情所需要的实验室检查，并进行鉴别诊断，完成“临床诊断”模块的学习；在此基础上，带着临床问题，学习“发病机制”，通过虚拟仿真技术呈现的组织液的生成与回流，肺间质水肿、肺泡肺水肿的发生过程，呼吸动力学的改变，气体弥散障碍，限制性通气不足，以及肺泡通气血流比失调等，分析探索患者症状和体征及实验室检查指标异常的原因和机制；“抢救治疗”部分主要是初步了解治疗原则。完成各部分考核并提交。

3. 选择“动物模型制备混合教学”，打开 APP，在线上完成实验设计报告并提交，指导老师给出评估意见；根据设计报告，在线下完成动物实验；线上提交实验报告。

4. 完成“师生互评”，选择“上传”，系统将自动记录每位学习者的访问信息、操作和考核结果。

四、实验结果

扫描ESP系统登录界面中的二维码，通过微信小程序完成实验结果的记录、实验报告、各模块考核、成绩查询和学习问题反馈等。

分析与思考

（1）患儿血气分析为什么显示血氧分压降低？可能与什么因素有关？

（2）患儿口腔内出现粉红色泡沫痰液体，提示机体内发生了什么变化，可能的相关机制是什么？

（3）通过学习“临床诊断”模块，你发现和提出的问题是什么？

（4）你了解儿科医生吗？我国目前儿科医生紧缺，如果有机会，你会选择成为一名儿科医生吗？为什么？

（5）2019年诺贝尔生理学或医学奖颁给了三位科学家，他们的主要贡献是什么？

（郭建红）

第三节 气 胸

开放性气胸

一、目的和原理

气胸是临床的常见病症，不同类型的气胸都有一个共同的发病过程，即胸膜腔负压增加。利用标准化虚拟病人，创建标准化开放性和张力性气胸模型，弥补传统讲座式教学过于抽象的缺陷，补充实体动物实验的不足。通过标准化虚拟病人临床实训，有助于学生建立多学科间的逻辑思维架构：由临床表现到发病机制，再由标准化治疗、内环境稳态的恢复，到相关指标的动态演变过程，这样一个由表及里、由内而外的顺序，符合由临床到基础，再由基础回到临床的转化医学研究过程。

二、实验对象

张力性气胸

实验对象为标准化虚拟病人。

三、步骤和方法

1. 登录ESP系统，以标准化虚拟病人为操作对象，模拟开放性和张力性气胸的发病过程，即胸膜腔压力增加。胸膜腔压力变化可引起限制性通气不足、阻塞性通气不足、纵隔摆动、弥散障碍、解剖分流增加、神经源性休克、心源性休克等病理过程，呼吸频率、幅度、心率、血氧饱和度、血压等指标出现异常改变，进一步引起呼吸、循环功能障碍，引发了呼吸急促、面色发绀甚至是意识障碍等一系列临床表现。掌握开放性、张力性气胸的发生机制和对机体的影响；填写或查看“电子病历”明确诊断；选择“抢救措施”并辅以“药物治疗”；最后完成案例考核，并查看计分详情。

2. 完成教师预设的“自测与考核”试题，系统将自动记录每位学生的访问信息、每次操作和考核的结果。

四、实验结果

扫描ESP系统登录界面中的二维码，通过微信小程序完成实验结果的记录、各模块考核、成绩查询和学习问题反馈等。

分析与思考

（1）本实验中哪些指标可用于开放性气胸和张力性气胸的辅助诊断？联系诊断学知识，还有哪些指标可以用作开放性气胸和张力性气胸的临床诊断？

（2）分析实验过程中各指标变化的机制。

（3）分析抢救措施对开放性气胸和张力性气胸的作用机制。

（王晓晖）

第四节　一氧化碳中毒及其救治

一、目的和原理

缺氧（hypoxia）是指因组织供氧不足或组织利用氧障碍，导致机体代谢、功能和形态结构的异常变化甚至危及生命的病理过程。缺氧虽不是一种独立的疾病，但却是临床极其常见的一种病理过程，几乎与所有疾病均存在相关性。缺氧也是导致人类死亡的直接原因之一。根据缺氧的病因和发病学特点，可将单纯性缺氧分为四种类型，即低张性缺氧、血液性缺氧、循环性缺氧和组织性缺氧，其中一氧化碳为有毒有害气体，氰化钾为剧毒管控药品，气体制备和药物使用存在安全风险。此外，实验中运用的动物数量较多。基于学生实验安全考虑以及动物伦理问题，该实验进行虚拟操作更为理想。本项目利用虚拟仿真技术，创建标准化不同类型的动物缺氧模型，逐步呈现不同类型缺氧动物的呼吸、皮肤黏膜及血液颜色的改变，并经过流程再造分析其发病原因和机制。同时，借助数学模型驱动的标准化虚拟病人，创建一氧化碳中毒模型，逐步呈现不同程度一氧化碳中毒标准化虚拟病人的临床症状、诊断和救治过程，并经过流程再造以期模拟一氧化碳中毒的病理生理变化，在虚拟环境下以互动的方式提供身临其境的实践体验，为后续学习临床课程打下基础。

二、实验对象

实验对象包括虚拟动物，标准化虚拟病人。

三、步骤和方法

1. 打开电子资源链接。通过“实验操作视频”，使学生对“不同类型缺氧”有一个系统的了解；之后进入“虚拟实验”环节，以虚拟动物小鼠为实验对象，在虚拟环境下以互动的方式复制不同类型缺氧动物模型并观察相关功能、形态、代谢变化。通过系统的操作结果反馈，使学生熟练掌握实验操作流程，分析并理解其发病原因和机制，并完成虚拟实验考核。

2. 登录 ESP 系统，选择不同程度的一氧化碳中毒模式，或者自定义模式。以标准化虚拟病人为操作对象，通过人机互动观察标准化虚拟病人的典型临床表现、基本生命体征改变、重要器官的功能变化等，探索一氧化碳中毒所致的病理生理变化及其转归的奥秘。其中“病情评估”模块可通过人机对话完成病史采集工作；“治疗措施”模块设置参数，可从选项面板中选择吸氧、输液、人工呼吸等其他治疗方法；“电子病例”模块学习和了解病历的结构和书写规范；“疾病机制”模块可观察缺氧的病理生理机制及病程；“案例考核”模块，完成相关测试。

3. 完成教师预设的“自测与考核”试题，系统将自动记录每位学生的访问信息、每次操作和考核的结果。

四、实 验 结 果

扫描 ESP 系统登录界面中的二维码，通过微信小程序完成实验结果的记录、实验报告、各模块考核、成绩查询和学习问题反馈等。

分析与思考

（1）不同年龄动物对缺氧耐受性有何不同？分析其原因。

（2）如果发生一氧化碳中毒，对中毒者进行早期的抢救处理应注意什么？

（3）急性一氧化碳中毒患者皮肤黏膜会发生什么改变？引起变化的原因与机制是什么？

（4）对一氧化碳中毒患者行高压氧舱治疗，需要注意什么？

（胡优敏）

第五节　支气管哮喘急性发作

一、目的和原理

支气管哮喘是临床常见的由多因素引起的复杂疾病，其基本病理生理过程涉及多种细胞（如嗜酸性粒细胞、肥大细胞、T 淋巴细胞、中性粒细胞、气道上皮细胞等）和细胞组分参与的气道慢性疾病。这种慢性炎症导致气道高反应性的增加，通常出现广泛多变的可逆性气流受限，并引起反复发作性喘息、气急、胸闷或咳嗽等症状。常在夜间和/或清晨发作，加剧。支气管哮喘急性发作是指气促、咳嗽、胸闷等症状突然发生，或原有症状急剧加重。常由接触变应原等刺激物或治疗不当等所致。患者往往伴随有呼吸困难，以呼气流量降低为其特征。本项目借助数学模型驱动的 ESP，创建标准化支气管哮喘模型，逐步呈现不同程度支气管哮喘急性发作 ESP 的临床症状、诊断和救治过程，并经过流程再造以期模拟支气管哮喘患者的病理生理变化，在虚拟环境下以互动的方式提供身临其境的检测肺通气功能指标的实践体验和分析，为后续学习临床课程打下基础。

二、实 验 对 象

实验对象为标准化虚拟病人。

三、步骤和方法

1. 打开电子资源链接。通过“实验操作视频”，使学生对“人体肺通气功能检查”有一个系统的了解；之后进入“虚拟实验”环节，以标准化虚拟病人为实验对象，在虚拟环境下以互动的方式检测标准化虚拟病人正常状态和支气管哮喘急性发作期的肺功能指标，并分析各项指标的意义。通过系统的操作结果反馈，使学生熟练掌握实验操作流程，并完成虚拟实验考核。

2. 登录 ESP 系统，选择不同程度的支气管哮喘急性发作模式或者自定义模式。以标准化虚拟病人为操作对象，模拟临床支气管哮喘急性发作患者的临床症状，血气、肺功能指标变化等；通过人机互动观察标准化虚拟病人的典型临床表现、基本生命体征改变、重要器官的功能变化等，探索支气管哮喘所致的病理生理变化及其转归的奥秘。其中“病情评估”模块可通过人机对话完成病史采集工作；“治疗措施”模块设置参数，可从选项面板中选择吸氧，以及雾化吸入治疗、输液、呼吸机辅助治疗等其他治疗方法；“电子病例”模块学习和了解病历的结构和书写规范；“疾病机制”模块可观察支气管哮喘的病理生理机制及病程；“案例考核”模块，完成相关测试。

3. 完成教师预设的“自测与考核”试题，系统将自动记录每位学生的访问信息、每次操作和考核的结果。

四、实 验 结 果

扫描 ESP 系统登录界面中的二维码，通过微信小程序完成实验结果的记录、实验报告、各模块考核、成绩查询和学习问题反馈等。

分析与思考

（1）肺功能检查在支气管哮喘中的诊断价值是什么？本实验中哪些指标可用于支气管哮喘急性发作的临床诊断？

（2）支气管哮喘的发病机制及相关病理改变如何？分析实验过程中各血气指标变化的机制。

（3）分析不同的抢救措施对支气管哮喘急性发作的作用及机制。

（胡优敏）

第六节　急性心肌梗死及其救治

一、目的和原理

急性心肌梗死是心血管疾病中常见的急危重症，起病急，死亡率高，是重症医学的关注热点和难题。急性心肌梗死的发生过程复杂，涉及心脏冠状动脉循环的结构和功能，冠状动脉粥样硬化的发生，凝血与血栓的形成，缺血再灌注损伤的发生等多种机制的共同作用。为帮助同学更好理解学习，本项目以急性心肌梗死病例为中心，通过“急性心肌梗死的基础知识”“急性心肌梗死的临床特征”“ESP 急性心肌梗死案例实训”三大模块进行实践教学。旨在引导同学探索急性心肌梗死从基础到临床的全过程，掌握其病因和发病机制，了解其救治原则，在虚拟环境下以互动的方式提供实践体验，为后续学习临床课程打下基础。

二、实验对象

实验对象为标准化虚拟病人。

三、步骤和方法

1. 打开电子资源链接，登录 ESP 系统。通过“案例阅读”，使学生对急性心肌梗死的定义、病理机制、临床分型/分级及治疗原则有一个初步了解；之后进入“基础知识”模块，分别点击模块下的各知识点：“冠脉循环的结构与功能特点”“心电图基础及其临床意义”“动脉粥样硬化的形成和进展”“凝血激活和血栓形成的机制”“心肌缺血再灌注损伤”。每个知识点都有 3D 动画展示和互动考核，通过系统的操作结果反馈，使同学理解掌握上述与急性心肌梗死相关的各项基础知识，并进行答题考核。

2. 进入“急性心肌梗死的临床特征”模块，点击“急性心肌梗死的标准化病人模型”，首先查看该模块的学习任务，并学习急性心肌梗死发生时心电图的变化、血清酶学改变和典型超声心动图。通过手机微信小程序打开“实验报告”功能，可在手机上完成实验报告相应数据的填写。

3. 进入“ESP 急性心肌梗死案例实训”模块，进行急性心肌梗死患者虚拟救治。选择不同程度的心肌梗死模式，标准化虚拟病人将模拟展示此时急性心肌梗死患者的典型临床表现、心电图变化和血清酶学改变，同学们可通过“语音问诊”“体格检查”“辅助检查”对病情进行评估。并通过“救治措施”界面选择相应措施对标准化虚拟病人实施救治，如吸氧、建立静脉通路、心肺复苏以及药物治疗等。观察并记录标准化虚拟病人的各项指标，完成电子病例报告。

4. 完成教师预设的“自测与考核”试题，并查看计分详情，系统将自动记录每位学生的访问信息、每次操作和考核的结果。

四、实验结果

扫描 ESP 系统登录界面中的二维码，通过微信小程序完成实验结果的记录、实验报告、各模块考核、成绩查询和学习问题反馈等。

分析与思考

（1）本实验中标准化虚拟病人是否发生了急性心肌梗死？为什么？如果有急性心肌梗死发生，其机制如何？

（2）本实验中哪些指标可用于临床急性心肌梗死的辅助诊断？联系诊断学知识，还有哪些指标可以用作急性心肌梗死的临床诊断？

（3）分析不同的抢救措施对急性心肌梗死的作用机制。

（王慷慨）

第七节　慢性阻塞性肺疾病合并呼吸衰竭

一、目的和原理

慢性阻塞性肺疾病（chronic obstructive pulmonary disease，COPD）简称慢阻肺，是一种以持续性呼吸系统症状和气流受限为特征的常见呼吸系统疾病。慢阻肺常由慢性支气管炎、肺气肿等导致，已成为引起慢性呼吸衰竭最常见的原因。慢性支气管炎是指支气管的慢性非特异性炎症，临床上以慢性咳嗽、咳痰或伴有喘息为特征。肺气肿是指肺部终末细支气管远端气腔出现异常持久的扩张，并伴有肺泡壁和细支气管正常结构的破坏，而无明显的肺组织纤维化的一种肺疾病。慢性支气管炎和肺气肿患者，经肺功能检查出现不完全可逆的气流受限时，即可诊断为慢阻肺。临床上以吸入支气管舒张药后，第一秒用力呼气容积（FEV_1）占用力肺活量（FVC）的比值（FEV_1/FVC）降低（$<70\%$）作为诊断不完全可逆的气流受限的主要依据。慢阻肺时小气道的病变导致气道阻力增大，肺气肿病变使肺泡对小气道的牵拉力减小、肺泡弹性回缩力明显降低，共同造成持续的气流受限。肺通气和肺换气障碍可引起缺氧和二氧化碳潴留，并进一步引起呼吸衰竭、肺源性心脏病、肺性脑病、酸碱平衡紊乱等机体代谢和功能改变。慢阻肺合并Ⅱ型呼吸衰竭患者应低浓度持续给氧，以尽量降低过度辅助供氧导致高碳酸血症加重的风险。本实验分别以局部人体呼吸系统和标准化虚拟病人（ESP）为虚拟实验对象，通过计算机信息技术对慢阻肺合并呼吸衰竭典型 ESP 的发病机制和临床表现进行模拟，开展从器官到人体的实践教学，促进学生对慢阻肺合并呼吸衰竭疾病机制的探索和应用，并培养学生解决实际问题的临床思维能力。

二、实验对象

实验对象包括虚拟呼吸系统，标准化虚拟病人。

三、步骤和方法

1. 呼吸生理虚拟实验系统

（1）“正常”状态下，分别选择男、女性别，观察肺部结构及功能差异，点击“数据采集”按钮，记录并分析肺功能和动脉血气（ABG）各项指标。

（2）将“病人状态”调至“COPD”，观察肺部结构及功能改变，通过调节“气道阻力”模拟不同程度 COPD 时肺通气功能异常，点击“数据采集”按钮，记录并比较正常静息状态以及不同程度 COPD 时肺功能和动脉血气各项指标的变化。

（3）将“病人状态”调至“COPD”，“气道阻力”调至 15cmH$_2$O/（L·s），给予不同浓度吸氧治疗，点击“数据采集”按钮，记录并分析每分通气量、潮气量（TV）、呼吸频率（RR）及动脉血气的指标变化。

2. 标准化虚拟病人系统

（1）问诊：通过“语音输入”或从“问题目录”中选择提问内容，完成“个人史”“现病史”“既往史”相关信息采集，完成自测题，提交后可进入下一模块。

（2）体格检查：依次进行“视诊”“触诊”“叩诊”“听诊”，完成自测后进入下一模块。

（3）实验室检查：按提示进行“血常规”“血生化”“痰培养”“动脉血气分析”“胸部影像学”“肺功能检查”“心电图”“心脏超声”等检查，完成自测后进入下一模块。

（4）发病机制查看“呼吸动力学”“肺部结构”“循环系统”“中枢系统”改变，完成自测后进入下一模块。

（5）填写或查看“电子病历”，明确诊断。

（6）进行“吸氧治疗”和“药物治疗”，为标准化虚拟病人提供合理的医学知识和人文关怀。点击“数据采集”按钮，记录吸氧前后动脉血气各项指标的变化。

（7）完成综合性考核，查看学习报告。系统将自动记录实验操作、任务完成情况和考核结果。

四、实 验 结 果

下载实验数据并进行分析。扫描 ESP 系统登录界面中的二维码，通过微信小程序完成实验结果的记录、实验报告、成绩查询和学习问题反馈等。

分析与思考

（1）调节“气道阻力”引起肺通气功能和动脉血气指标改变的机制是什么？

（2）本实验中标准化虚拟病人发生慢阻肺合并呼吸衰竭的病因和发病机制有哪些？其循环系统是否发生功能障碍？是否存在酸碱平衡紊乱？哪些实验室和辅助检查可以帮助诊断？

（3）针对该标准化虚拟病人的氧疗原则和治疗措施有哪些？如果氧疗不当会导致哪些机体功能改变？

（4）何时应对患者进行意识评估？评估结果异常提示什么？

（5）患者还可能发生哪些并发症？如何诊断及治疗？

（沈　静）

第八节　脊髓损伤及其救治

一、目的和原理

脊髓损伤（spinal cord injury）是指由外界直接或间接因素导致的脊髓损伤，常见于脊柱骨折的并发症，在损害的脊髓节段出现各种运动、感觉功能障碍，肌张力异常及病理反射等的相应改变。脊髓损伤的程度和临床表现取决于原发性损伤的部位和性质，不同脊髓节段的病变，其出现的症状也各不相同，因此在临床中能否准确定位出病变节段非常重要。通过学习脊椎的解剖结构和脊髓的内部结构，掌握脊髓内部核团和上下行的纤维束功能和传导过程，从而分析推断出脊髓损伤后出现相应临床症状的原理，建立脊髓损伤的临床诊断思维，就可以根据患者的临床表现和实验室检查结果进行诊断和推断脊髓的损伤部位和可能损伤的结构，更好地进行治疗和功能康复。

本实验以模拟脊椎骨折和脊髓损伤病例的标准化虚拟病人为虚拟实验对象，通过计算机信息技术对脊椎骨折和脊髓损伤患者的临床表现、体格检查、发病机制进行模拟，开展从器官到人体的实践教学，以促进学生对脊椎骨折和脊髓损伤疾病机制的探索和应用，提高学生收集临床相关资料以及综合分析、解决问题的能力，开拓学生的逻辑推理和创新性思维能力，使学生了解临床诊治与科研的思路和基本过程。

二、实验对象

实验对象为标准化虚拟病人。

三、步骤和方法

1. 熟悉学习目标及案例信息 进入“脊髓损伤及其救治”虚拟仿真平台后，阅读学习目标与任务，学习脊椎骨折和脊髓损伤的病因及临床症状，了解救治流程和康复训练。

2. 标准化虚拟病人系统 标准化虚拟病人系统有“椎骨骨折”和“脊髓损伤”两个模块，可以分别进入虚拟模块进行学习，查看患者基本信息和病情描述后进入“实训模块”。

（1）病史采集。通过“语音输入”或从“问题目录”中选择提问内容，完成“个人史”“现病史”“既往史”相关信息采集，完成自测题，提交后可进入下一模块。

（2）体格检查。依次进行“视诊”“触诊”“叩诊”“听诊”，完成后进入下一模块。

（3）实验室检查。按提示进行“血常规”“血气分析”“生化常规”“CT 影像”“MRI 影像”“心电图”等检查，完成操作后查看检查结果后进入下一模块。

（4）病情诊断。根据病史和体格检查报告进行分析，并做出病情诊断、骨折分类及骨折部位的推断。

（5）脊柱解剖结构。通过 3D 虚拟仿真模型学习椎骨的形态、脊椎的形态、分区、生理弯曲、脊椎内的脊髓的位置、形态以及脊神经的皮肤分布范围等基本知识，拓展学习椎骨损伤后的手术治疗过程。

（6）完成自测后结束实验。

四、实验结果

通过虚拟实验的操作，让学生掌握脊柱和脊髓的解剖结构和功能，通过收集脊髓损伤的临床资料以及综合分析，进行鉴别和诊断，完成学习自测，配合线下动物实验完成实验结果的记录、实验报告和学习问题反馈等。

分析与思考

（1）脊髓内部的核团和上下行的纤维束有哪些？功能分别是什么？

（2）人体脊髓节段和椎骨的对应关系是什么？分析第 6 胸椎骨折有可能损伤哪个脊髓节段？患者哪些部位区域皮肤出现感觉障碍？

（3）右侧脊髓半横断损伤会累及脊髓中的哪些传导束与核团？患者将出现哪些临床体征？

（4）如何判断和区分是脊髓损伤还是周围神经损伤？哪些临床体征检查和实验室辅助检查可以帮助诊断？

（5）患者脊髓损伤后还可能发生哪些并发症？如何诊断及治疗？

（秦　毅　王登科）

第九节　急性细菌性腹膜炎

一、目的和原理

急性细菌性腹膜炎为临床常见的急腹症，腹腔脏器的急性穿孔或破裂以及腹部外伤导致细菌进入腹腔是急性腹膜炎的常见病因。如果未能去除感染病灶、修补穿孔内脏或进行腹腔引流，或因细菌毒力过强、数量过多，或由于患者免疫力低下，则感染可扩散形成弥漫性腹膜炎。急诊手术治疗，进行腹水细菌培养、鉴定与药敏试验是治疗的关键。本实验以常见急腹症急性细菌性腹膜炎诊疗过程的各个要素为线索，利用动画、视频、3D 技术，构建急性细菌性腹膜炎的实验室细菌学检查虚拟场景和发病机制学习体系，形成两大学习模块。两大学习模块：一是基于临床病例探讨急性细菌性腹膜炎病因、发病机制、诊疗等临床问题的模块；二是基于动物实验，建立急性细菌性腹膜炎小鼠模型，模拟腹水中细菌学鉴定的全过程。结合以上两个模块，训练学生学习腹膜及腹膜炎基础知识、病理生理、临床诊断，以虚实结合的方式进行临床细菌学检验的学习和训练。借此在学生无法亲历急性细菌性腹膜炎的发病、诊疗过程和细菌学检查的情况下，感受临床疾病诊疗的过程，在虚拟操作的过程中加深对基础课程的理解和应用，并将各学科基础知识有效运用到临床诊疗中，提高医学生分析问题、解决问题的能力，初步培养临床思维及基本技能。

二、实 验 对 象

实验对象包括动物实验与细菌学鉴定系统，标准化虚拟病人。

三、步骤和方法

1. 动物实验与细菌学鉴定系统　急性细菌性腹膜炎模型小鼠制备及模型小鼠腹腔液中未知细菌的鉴定交互性操作步骤如下。

（1）进入急性细菌性腹膜炎动物实验与细菌学鉴定系统虚拟仿真操作界面。

（2）查看实验目的和实验原理。

（3）进入虚拟实验操作

1）急性细菌性腹膜炎模型小鼠的制备：未知菌液的配制、造模、模型小鼠一般状况的观察，包括抗生素疗效的观察。

2）模型小鼠腹腔液中未知细菌的分离与鉴定：①模型小鼠腹腔液的获取。②病原菌革兰氏染色和形态学观察。③细菌的生化反应包括接种克氏双糖铁培养基（乳糖发酵试验、葡萄糖发酵试验、H_2S 试验、动力试验），靛基质试验，尿素酶试验，柠檬酸盐试验。④判定细菌属性，进行血清学试验。⑤药敏试验。

3）实验考核。

2. 标准化虚拟病人系统

（1）part1（基础知识模块）：讨论、学习腹膜及腹膜炎基础知识，包括腹膜的解剖、病理生理，腹膜炎的病因、分类，急性细菌性腹膜炎的临床诊断等，完成相应测验。

（2）part2（标准化病人模块）

1）体格检查：学习急性细菌性腹膜炎的体格检查，依次进行“视诊”“触诊”“叩诊”“听诊”，完成相关自测。

2）实验室检查：按提示进行血常规、血生化、胸部影像学、肺功能、心电图、心脏超声等检查，完成相关自测。

3）急性细菌性腹膜炎病理生理：以病例为基础，深入探讨急性细菌性腹膜炎的病理生理机制；探讨疾病发生、发展过程中机体的抗感染免疫机制。完成相关自测。

4）治疗原则：探讨急性细菌性腹膜炎的治疗原则，完成相关自测。

3. 完成综合性考核，查看学习报告 系统将自动记录实验操作、任务完成情况和考核结果。

四、实验结果

完成以上述实验，汇总各部分测试成绩、学生实操完成情况和操作成绩、实验报告完成情况等，作为学习成绩。

分析与思考

（1）请叙述革兰氏染色的过程与意义。

（2）药敏试验的方法有哪些？分别叙述之，并请说明药敏试验的实际意义。

（3）请总结该实验中模型小鼠腹腔液未知细菌的鉴定过程。

（4）请结合急性细菌性腹膜炎案例，尽量全面地探讨疾病发生、发展过程中机体的抗感染免疫机制。

（王大军）

第十节 1型糖尿病及其常见并发症

一、目的和原理

糖尿病是临床常见的慢性代谢性疾病，也是教学大纲中要求学生掌握的内容。由于复制糖尿病动物模型耗时长、动物耗量大，其脏器损伤及临床表现差异大，影响教学效果；加之在基础阶段开展相关临床见习教学的实施难度大。因此，建设、开展糖尿病虚拟仿真实验教学项目具有重要的现实意义。

本项目以1型糖尿病为中心，通过动物实验操作视频、标准化虚拟病人案例实训等环节进行实践教学，以培养学生的科研思路。在实验中需要学生能够理解糖尿病的发病机制、临床表现和并发症，解释糖尿病临床表现和并发症的机制。

二、实验对象

实验对象包括虚拟动物，标准化虚拟病人。

三、步骤和方法

1. 打开电子资源链接。通过“实验操作视频”，使学生对整个动物实验有一个系统的了解；之后进入“动物虚拟实验”环节，以虚拟大鼠为实验对象，复制1型糖尿病动物模型并进行相关实验操作。通过系统的操作结果反馈，使学生熟练掌握实验操作流程，并进行虚拟实验考核。

2. 登录ESP系统，选择1型糖尿病的早期、并发症酮症酸中毒、糖尿病肾病3个案例。以标准化虚拟病人为操作对象，模拟临床糖尿病患者的典型临床表现、急性并发症及慢性并发症等；通过“语音问诊”对病情进行评估；观察并记录标准化虚拟病人的临床病史体征、生化指标等改变，了解1型糖尿病患者早期临床表现，急性及慢性并发症的发生机制、临床表现及生化指标变化；填写或查看“电子病历”，明确诊断；选择“抢救措施”并辅以“药物治疗”；最后完成案例考核，并查看计分详情。

3. 完成教师预设的“自测与考核”试题，系统将自动记录每位学生的访问信息、每次操作和考核的结果。

四、实验结果

扫描ESP系统登录界面中的二维码，通过微信小程序完成实验结果的记录、实验报告、各模块考核、成绩查询和学习问题反馈等。

分析与思考

（1）本实验大鼠及标准化虚似病人是否发生了1型糖尿病？为什么？是否有急性和慢性并发症发生，如何诊断？其发生机制是什么？

（2）在临床如何判断患者是患1型糖尿病还是2型糖尿病？

（3）分析实验操作中模型制备的机制。

（4）说出糖尿病酮症酸中毒的治疗原则及注意事项。

（常　越）

第十一节　急性肺栓塞

一、目的和原理

急性肺栓塞是急症医学的重要课题之一。该课程从临床问题切入，以“标准化虚拟病人急性肺栓塞案例”进行床旁教学，模拟临床肺栓塞患者的典型临床表现、诊断及治疗，展现标准化虚拟病人的各种症状、体征，并开展疾病诊断、发生机制和治疗原则的分析与讨论。对 ESP 系统的学习，可以使学生在掌握肺栓塞相关基础知识的同时，对肺栓塞的病因、临床表现、诊断及其治疗有初步的认识，充分调动学生主动学习的积极性，促使其由“要我学”，向“我要学”转变；通过复习相关知识，查阅有关文献，提出实施或治疗方案，提高学生分析问题、解决问题的能力，有利于应用型与创新型人才的培养。

二、实 验 对 象

实验对象为标准化虚拟病人。

三、步骤和方法

1. 打开电子资源链接。点击“急性肺栓塞”模块，阅读典型临床案例，了解急性肺栓塞的概念、主要临床表现和发病机制。

2. 选择不同程度的肺栓塞模式，以标准化虚拟病人为操作对象，模拟临床肺栓塞患者的典型临床表现，观察栓子的运行过程、肺组织断层解剖结构、静脉彩超、超声心动图、CT 肺动脉造影，以及了解呼吸中枢的调节机制等；通过“语音问诊”对病情进行评估；观察并记录标准化虚拟病人的“呼吸系统”“血液系统”“肺通气/肺循环”等改变，了解急性肺栓塞的发生、发展和机体代偿调节机制；填写或查看“电子病历”，明确诊断；最后完成案例考核，并查看计分详情。

3. 完成教师预设的“自测与考核”试题，系统将自动记录每位学生的访问信息、每次操作和考核的结果。

四、实 验 结 果

扫描 ESP 系统登录界面中的二维码，通过微信小程序完成实验结果的记录、实验报告、各模块考核、成绩查询和学习问题反馈等。

分析与思考

（1）本实验中哪些指标可用于急性肺栓塞的辅助诊断？

（2）分析实验过程中各指标变化的机制。

（3）分析患者发生急性肺栓塞时机体的呼吸调节机制。

（张鸣号　孙玉宁）

第十二节 急性有机磷农药中毒

一、目的和原理

有机磷农药包括敌百虫、敌敌畏、乐果等多种农药，其共同作用机制为特异性地与乙酰胆碱酯酶活性中心丝氨酸残基的羟基结合，使胆碱酯酶被抑制，从而失去活性，导致乙酰胆碱堆积，引起胆碱能神经兴奋。具体表现在以下三个方面：①影响神经肌肉接头突触信号传递；②影响细胞代谢活动；③影响电压门控通道。本研究对于系统生理学的模拟，主要根据人体呼吸系统、心血管系统和血液生物化学的生理学原理，采用数学、物理学和电子电路技术进行数学建模，从而利用C语言进行程序编程来实现的。

本研究采用虚拟仿真实验的方法，以临床“有机磷中毒”为中心，复制家兔有机磷中毒动物模型，同时模拟临床有机磷中毒患者的典型临床表现、诊断及治疗，使学生通过动物模型和临床病例，在更好地加强有机磷中毒相关基础知识的同时，对有机磷中毒的病因、临床表现、诊断及其治疗有初步的认识，充分调动学生主动学习的积极性，让学生提前了解临床，进入临床，通过复习相关知识，查阅有关文献，提出实施或治疗方案，提高学生分析问题、解决问题的能力，有利于应用型与创新型人才的培养。对涉医学生的“早临床、多临床、反复临床”有非常大的辅助作用。

二、实验对象

实验对象为标准化虚拟病人。

三、步骤和方法

1. 在首页点击“标准化虚拟病人”，输入用户名和密码（学生均为学号，教师为工号），进入有机磷中毒病例，阅读有机磷中毒的分级、临床分期及临床表现等知识。

2. 进入案例设置，选择不同程度的中毒模式（为了方便学习，该系统设置有轻度、中度、重度三个模式）。

3. 点击“进入案例”按钮。通过计算机远程运输完毕进入案例，学生可以观察并记录标准化虚拟病人的实时状态、监护仪数据、生化和生理指标、呼吸动力学等参数的改变，并分析其发生机制。最后完成分析与思考。

4. 对标准化虚拟病人进行病情评估，通过语音或者问题菜单进行问诊，根据标准化虚拟病人的回答判断其意识和伤情。该环节的交互性操作步骤将视学生问诊的多少而定。

5. 根据病情，选择“药物治疗”。需注意给药的途径和剂量，并观察药物的作用效果。该模块支持选择“去甲肾上腺素、生理盐水、全血、碳酸氢钠、林格液、山莨菪碱、破伤风抗毒素和肾上腺素”等常用药物。

6. 在完成整个项目的学习后，将对学生进行综合测试。在首页点击“自测与考核”，完成自测题并提交，系统将给出正确答案，并自动记录学生成绩。

四、实验结果

下载实验数据并进行分析。扫描ESP系统登录界面中的二维码，通过微信小程序完成实验结果的记录、实验报告、成绩查询和学习问题反馈等。

分析与思考

（1）请回答酶的不可逆性抑制剂的抑制机制，抑制剂所形成的化学键。

（2）请说出有机磷中毒的作用靶点，所抑制的酶的名称，作用基团。

（3）请简单回答有机磷中毒的生理学改变的表现。

（4）试着回答临床表现中的M样症状、N样症状及中枢神经系统症状的主要表现及其机制。

（5）请根据临床表现及实验室检查写出判断有机磷中毒的分类及其标准。

（6）请试着回答有机磷中毒治疗中主要使用药物的药理学机制。

（李建宁　高玉婧）

第十三节　急性肾衰竭及其救治

一、目的和原理

急性肾损伤（acute kidney injury，AKI）是由各种病因引起短时间内肾功能快速减退而导致的临床综合征，表现为肾小球滤过率（GFR）下降，伴有氮质产物（如肌酐、尿素氮等）潴留，水、电解质和酸碱平衡紊乱，重者出现多系统并发症。AKI以往称为急性肾衰竭，近年来临床研究证实轻度肾功能急性减退即可导致患者病死率明显增加，故目前趋向将急性肾衰竭改称为急性肾损伤，期望尽量在病程早期识别，并进行有效干预。AKI是常见危重症，涉及临床各科，发病率在综合性医院为3%～10%，重症监护病房为30%～60%，危重AKI患者死亡率高达30%～80%，存活患者约50%遗留永久性肾功能减退，部分需要终身透析，防治形势十分严峻。本实验以AKI为中心，通过多种途径，包括“实验操作视频”“3D动物虚拟实验”“标准化虚拟病人案例实训”进行实践教学，旨在在虚拟环境下以互动的方式提供实践体验，探索AKI的发病机制及治疗原则，各种药物的作用机制、使用原则及透析对AKI的重要性，为后续学习临床课程打下基础。

二、实验对象

实验对象包括虚拟动物，标准化虚拟病人。

三、步骤和方法

1. 动物实验部分　打开电子资源链接。

（1）点击“实验目的”，学习本实验的目的要求。

（2）点击“实验原理”，学习尿生成的过程及急性肾损伤相关知识。

（3）点击“实验视频”，通过对“实验视频”的学习，使学生对整个动物实验有一个系统的了解。

（4）点击“进入虚拟实验操作”。进入“动物虚拟实验”环节，以虚拟家兔为实验对象，复制急性肾损伤动物模型，并完成虚拟实验考核。通过系统的操作结果反馈，使学生熟练掌握实验操作流程。

2. 标准化虚拟病人系统 登录 ESP 系统。

（1）理论学习：学习泌尿系统的解剖结构，急性肾损伤的概念、病因和分类和急性肾损伤的病程分期（起始期、进展期、维持期和恢复期）的理论内容。

（2）急性肾损伤实训操作：分别点击急性肾损伤的病程分期的不同时期，进行如下操作。

1）观察并记录标准化虚拟病人的“心电图、中心静脉压、血压、血氧饱和度和体温”等生理指标的变化。

2）点击“语音问诊”完成“个人史”“家族史”“现病史”“既往史”相关信息采集，对病情进行评估。

3）点击“检查”完成体格检查（“视诊”“腿部触诊”“肾区叩诊”）、血尿生化检查和病理表现（“当前状态”的“肾小管病理切片”“超声影像”；“正常状态”下的“肾小管病理切片”“超声影像”）。

4）点击“原则”“治疗”“预后及防御”，了解急性肾损伤的防治原则和预后。

5）点击“任务”，完成本阶段考核测试题。

6）点击“导航”，“返回实训”选择急性肾损伤的病程分期的其他期，重复 2）、3）、4）、5）步的操作，并实时观察病人的“心电图、中心静脉压、血压、血氧饱和度和体温”等生理指标的变化，分别完成起始期、进展维持期和恢复期的实训操作。

7）点击“病历”，完成临床病历的书写。查看学习报告，系统将自动记录实验操作、任务完成情况和考核结果。

四、实验结果

扫描 ESP 系统登录界面中的二维码，通过微信小程序完成实验结果的记录、实验报告、各模块考核、成绩查询和学习问题反馈等。

分析与思考

（1）急性肾损伤少尿期最危险的并发症是什么？简述其发生机制。

（2）简述急性肾损伤的临床表现、诊断、鉴别诊断。

（3）分析高氮质血症、高钾血症、代谢性酸中毒、高容量的处理原则。

（4）为什么临床上对急性功能性肾损伤和急性器质性肾损伤需加以鉴别，两者如何鉴别？

（彭 涛）

第十四节　唐氏综合征产前诊断

一、目的和原理

“唐氏综合征的遗传学诊断”是临床医学专业学生必须掌握的内容之一。然而由于学科及场地等的限制，部分诊疗活动无法实现学生的线下操作，因此需要借助虚拟仿真实验达到相应的教学目标。本系统构建的虚拟临床场景，可促使学生在与标准化虚拟病人交流过程中认识唐氏综合征从遗传咨询、唐氏筛查到羊水染色体制备及诊断的全过程，培养学生临床思维，促进学生早期接触临床。

（1）学生通过人机对话对标准化虚拟病人进行遗传咨询，掌握唐氏综合征的发病机制及临床特征，具备采集病史资料并能够给出初步处理意见的能力。

（2）学生通过仿真实例，利用 3D 技术实现对唐氏筛查的检查目的、应用范围、结果分析、临床判读等方面的训练，实现知识向技能的转化。

（3）借助 3D 技术，学生在虚拟实验室中完成羊水穿刺及羊水染色体制备的过程，熟练掌握羊水染色体的制备方法及注意事项，同时能够对羊水染色体的分析结果进行正确判读和处理。

（4）通过人机对话方式，使学生在与标准化虚拟病人交流与讨论过程中，初步培养医患交流能力，建立服务意识，加强人文关怀和人文素养的训练。

二、实 验 对 象

实验对象为标准化虚拟病人。

三、步骤和方法

1. 实验目的　学生通过学号及密码登录系统，进入“唐氏综合征的遗传学诊断”实训，明确本实验教学目的，熟悉标准化虚拟病人的主诉，进入正式操作界面。

2. 唐氏综合征的临床咨询

（1）进入 Part1，即唐氏综合征的临床咨询实验模块。通过人机互动熟悉标准化虚拟病人的既往史、婚育史、生育史及一般情况，为进一步开展临床问诊，采集病人的病史资料奠定基础。

（2）通过医患间人机对话展开实验内容，在适当时间提出病人的疑问，引出唐氏综合征的发病原因、风险因素等知识点，通过点击打开相应小视频，详细了解相关基础知识，解答标准化虚拟病人的疑问。

（3）通过人机对话逐步深入问诊，结合随堂测试，了解唐氏综合征发生的遗传机制及产前诊断指标的选择及评判标准。根据标准化虚拟病人的情况，学生提出下一步处理意见，在孕 16 周进行唐氏筛查，从而引出第二模块的内容。

3. 唐氏筛查

（1）人机对话，继续熟悉标准化虚拟病人在初诊 2 周后的体格检查及实验室检查数据。着重分析病人的唐氏筛查化验单结果，可通过虚拟实验的链接了解所涉及的有关实验原理或发生机制。

（2）随堂测试：随堂测试共 3 道题，测试知识点为唐氏综合征的特殊面容特征、皮纹特征及核型特征。学生可选择正确图片拖拽入右侧答案区。

（3）根据唐氏筛查结果进一步建议病人行羊膜腔穿刺术，进行羊水染色体核型分析检测。

4. 羊水染色体的制备及核型分析

（1）B 超监测下经腹穿刺抽取羊水细胞。视频展示羊膜腔穿刺术基本操作过程，学生可以通过点击或拖拽视频进行学习。

（2）点击羊水细胞的培养，通过文字介绍了解羊水染色体制备的实验原理及注意事项。

（3）通过虚拟仿真软件，向学生展示本实验所需全部仪器设备、实验器材和实验试剂。

（4）羊水采集及羊水细胞培养。人机交互式操作，学生在虚拟细胞培养室中完成羊水细胞培养、收集的全过程。

（5）羊水染色体制备。人机交互式操作，根据实验流程，学生完成羊水细胞收获、低渗处理、固定、预固定、再固定、滴片、染色、显微镜观察的全部过程。

（6）羊水染色体核型分析。最终通过人机交互式操作，对前期实验操作获得的标准化虚拟病人的羊水染色体进行核型分析。学生可以通过鼠标拖拽相应染色体至右侧正确位置上，拖拽正确则染色体放置，如拖拽不正确，则染色体重新返回到左侧图中，直到全部染色体核型分析正确，并给出最终诊断结果。

（7）根据诊断结果，给出最终处理意见。

（8）操作全部完成，给出实验评定结果。

四、实验结果

1. 习题自测及填写实验报告。

2. 通过人机互动的核型分析演练考核学生对羊水染色体 G 显带进行分析诊断的能力。

分析与思考

（1）自行查阅文献资料，撰写一篇关于唐氏综合征产前诊断新进展的小综述。

（2）导致唐氏综合征发生的机制是什么？对于已经生育过唐氏综合征患儿的夫妻，再次妊娠前需要注意什么？可以采取哪些措施？

（3）唐氏综合征共有几种类型？不同类型唐氏综合征的再发风险是多少？

（党　洁）

第十五节　3D 数字家兔手术基本操作

一、目的和原理

本实验采用虚拟仿真实验的方法，以家兔为实验对象，从家兔的捉拿、称重、麻醉、固定、剪毛以及颈、胸、腹、股部手术与插管等方面，展示家兔常用手术操作及常用手术器械的握持及其使用方法。通过学习本实验，可以使学生在进行实体操作前，对家兔呼吸、血压、中心静脉压、肛温、尿量、微循环等生理指标的测量方法有直观的了解。为学生提供“直观、形象、可互动、可反复操作练习的教学资源”，为学生的实验课前预习、课中指导、课后复习等环节提供平台。提高家兔手术操作的成功率，缩短实验时间，为掌握和探索医学知识打下坚实的基础。

二、实验对象

实验对象为虚拟家兔。

三、步骤和方法

1. 打开电子资源链接。选择“实验目的”和“实验原理”，了解本实验的目的，学习实验原理及相关的理论知识。

2. 观看“实验操作视频”，使学生对整个动物实验有一个系统的了解；之后进入“动物虚拟实验”环节，该环节设置有“练习模式”和“考核模式”，学生以虚拟家兔为实验对象，从家兔的捉拿、称重、麻醉、固定、剪毛以及颈、胸、腹、股部手术与插管等方面，学习并练习家兔常用手术操作及常用手术器械的握持及其使用方法。通过系统的操作结果反馈，使学生熟练掌握实验操作流程，并进行虚拟实验考核，并查看计分详情。

四、实验结果

扫描 ESP 系统登录界面中的二维码，通过微信小程序完成实验结果的记录、实验报告、各模块考核、成绩查询和学习问题反馈等。

分析与思考

（1）在家兔麻醉过程中的注意事项有哪些？如何判断家兔的麻醉深度？

（2）在手术操作过程中如何避免家兔大出血的发生？

（3）动脉插管和静脉插管的操作流程有何不同？

（张鸣号）

参 考 文 献

艾伦·J. 维恩. 2020. 坎贝尔-沃尔什泌尿外科学（全 7 册）. 第 11 版. 夏术阶，编译. 郑州：河南科学技术出版社

边旭明. 2008. 实用产前诊断学. 北京：人民军医出版社

曹玉举，许建文，王全健，等. 2015. 脊柱脊髓损伤的治疗及康复研究进展. 中医正骨，27（11）：68-70

陈灏珠，钟南山，陆再英. 2018. 内科学. 第 9 版. 北京：人民卫生出版社

陈文彬，潘祥林. 2004. 诊断学. 第 6 版. 北京：人民卫生出版社，266-277，391-410

陈孝平，汪建平，赵继宗. 2018. 外科学. 第 9 版. 北京：人民卫生出版社

陈仲强，刘忠军，党耕町. 2013. 脊柱外科学. 北京：人民卫生出版社

褚震芳，郭生春，刘文慧. 2020. 生理学实验指导. 第 1 版. 厦门：厦门大学出版社

崔雪靖，王龙光，张鹏飞. 2021. 三种抑酸剂在胃溃疡治疗中的应用效果研究[J]. 中国药物滥用防治杂志，227（4）：609-612

邓粤敏，徐韫健. 2016. PIK3CA 基因突变状态在乳腺癌不同临床病理特征中的研究. 国际检验医学杂志，37（15）：2110-2114

丁赛丹. 2019. 实验动物模型制备手册. 上海：上海交通大学出版社

付海柱. 2020. 泌尿外科临床医学. 昆明：云南科技出版社

高良才. 2020. 人体及动物生理学实验. 上海：华东师范大学出版社

葛均波，徐永健，王辰. 2018. 内科学. 第 9 版. 北京：人民卫生出版社

胡还忠，牟阳灵. 2016. 医学机能学实验教程. 第 4 版. 北京：科学出版社

黄伟. 2016.《第三版脓毒症与感染性休克定义国际共识》解读. 中国实用内科杂志，36（11）：959-962

黄文林. 2009. 肿瘤分子靶向治疗. 北京：人民卫生出版社

黄源春，谭学瑞. 2017. 肠道菌群与心血管疾病相关：现状与未来. 世界华人消化杂志，25（1）：31-42

姜傥. 2014. 分子诊断学——基础与临床. 北京：科学出版社

金惠铭，王建枝. 2008. 病理生理学.第 7 版. 北京：人民卫生出版社

劳伦斯. J.，N.库珀. 2020. 肿瘤转化研究与免疫治疗. 天津：天津科技翻译出版有限公司

李桂源. 2010. 病理生理学. 第 2 版. 北京：人民卫生出版社

李楠，秦伟. 2019. 不同营养支持方式对胃溃疡大鼠 MTL、CGRP-mRNA 表达及胃黏膜损伤指数的影响差异. 解剖学研究，41（06）：500-504

李先行，杜昊炎，冯志海. 2021. 红茶菌对阿司匹林致大鼠胃溃疡的保护作用及其机制研究. 中医药信息，38（06）：55-58

李晓玫，赵明辉. 2001. 利福平致急性肾功能衰竭的临床病理特点及其机制初探. 中华内科杂志，40（6）：370-373

李雄武，张徽，柳满然. 2016. Sox2 下调表达对 MDA-MB-231 乳腺癌细胞 β-catenin 与转录中介因子 γ 的影响. 第三军医大学学报，38（1）：55-61

林锋. 2016. 肝衰竭的临床诊断、预后评估和治疗进展. 临床肝胆病杂志. 32（9）：1678-1683

刘舒，刘玲，曾玉坤，等. 2015. 婴儿期起病的糖原贮积症 2 型一家系的临床分析与产前基因诊断. 中国优生与遗传杂志，10（10）：27-29

刘长路，吴岩. 2011. 干细胞移植治疗脊髓损伤的研究进展. 中国组织工程研究与临床康复，15（32）：6051-6055

邵世和. 2020. 临床微生物检验学. 北京：科学出版社

税青林. 2019. 医学遗传学. 第 3 版. 北京：科学出版社.

孙颖浩. 2019. 吴阶平泌尿外科学（全 3 册）. 北京：人民卫生出版社

陶柱萍，郭锐，王雪雪. 2020. 康复新液对乙醇致大鼠急性胃溃疡的保护作用. 安徽农业科学，48（7）：190-192

王建枝，钱睿哲，贾玉杰. 2015. 病理生理学. 第 3 版. 北京：人民卫生出版社

王建枝，钱睿哲. 2018. 病理生理学. 第 9 版. 北京：人民卫生出版社，226-235

王慷慨，管茶香，汉建忠. 2021. 机能实验学. 长沙：中南大学出版社

王素青，王晓阁. 2021. 胃溃疡的药物治疗进展. 天津药学，33（1）：75-78

王庭槐. 2018. 生理学. 第 9 版. 北京：人民卫生出版社

吴贻琛，万志红，辛绍杰. 2015. 干细胞移植治疗肝功能衰竭的研究进展及应用前景. 肝脏，20（3）：251-254

肖献忠. 2018. 病理生理学. 第 4 版. 北京：高等教育出版社

胥少汀，葛宝丰，卢世璧. 2019. 实用骨科学. 第 3 版. 郑州：河南科学技术出版社

杨宝峰，陈建国. 2018. 药理学. 第 9 版. 北京：人民卫生出版社

杨宝峰. 2008. 药理学. 北京：人民卫生出版社，229-239

姚晋林，姚孟飞，窦坤，等. 2015. SOX2 和 OCT4 基因蛋白在乳腺癌中的表达及临床意义的研究. 中国药物与临床，15（5）：610-613

张建龙，买买提祖农 · 买苏尔，关亚群. 2018. 人体机能学. 第 2 版. 北京：科学出版社

张刘波，周峻，王佩佩，等. 2020. 脊髓损伤中医药辨证论治研究进展. 现代中西医结合杂志，29（16）：1813-1817

张明昊，高一盈，赵盈盈. 2021. 大蒜素对乙醇致小鼠急性胃溃疡的保护作用及其对 Wnt/β-catenin 通路的影响. 辽宁中医杂志，48（6）：229-232，258

张振野，褚以德，胡文博. 2010. 急性肾功能衰竭的诊断治疗进展. 社区医学杂志，8（5）：38-40

赵建华，刘鹏. 2013. 脊柱脊髓损伤的现状及进展. 创伤外科杂志，15（3）：193-196

2016 年国际腹膜透析协会腹膜炎预防和治疗推荐指南解读. 2017. 临床内科杂志，34（1）：70-72

ALBERRY M S，AZIZ E，AHMED S R，et al. 2021. Non invasive prenatal testing（NIPT）for common aneuploidies and beyond. Eur J Obstet Gynecol Reprod Biol，258：424-429

ALLISON K H. 2012. Molecular pathology of breast cancer：what a pathologist needs to know. Am J ClinPathol，138（6）：770-780

BURSTEIN M D，TSIMELZON A，POAGE G M，et al. 2015. Comprehensive genomic analysis identifies novel subtypes and targets of triple-negative breast cancer.Clin Cancer Res，21（7）：1688-1698

CIRIELLO G，GATZA M L，BECK A H，et al. 2015. Comprehensive molecular portraits of invasive lobular breast cancer. Cell，163（2）：506-519

COWMAN SJ，FUJA DG，LIU XD，et al. 2020. Macrophage HIF-1α Is an Independent Prognostic Indicator in Kidney Cancer. Clin Cancer Res，26（18）：4970-4982

DEVERS P L，CRONISTER A，ORMOND K E，et al. 2013. Noninvasive prenataltesting/noninvasive prenatal diagnosis：the position of the National Society of Genetic Counselors. J Genet Couns，22（3）：291-295

Hu Y，Lu H，Li H，et al. 2022. Molecular basis and clinical implications of HIFs in cardiovascular diseases. Trends Mol Med，28（11）：916-938

KAMO T，AKAZAWA H，SUZUKI JI. 2017. Novel Concept of a Heart-Gut Axis in the Pathophysiology of Heart Failure. Korean Circ J，47（5）：663-669

LI P，GE J，LI H. 2020. Lysine acetyltransferases and lysine deacetylases as targets for cardiovascular disease. Nat Rev Cardiol，17（2）：96-115

MURUGESAN T，RAJAJEYAABALACHANDRAN G，KUMAR S，et al. 2018. Targeting HIF-2α as therapy for advanced cancers. Drug Discov Today，23（7）：1444-1451

NG C K，SCHULTHEIS A M，BIDARD F C，et al. 2015. Breast cancer genomics from microarrays to massively parallel sequencing：paradigms and new insights. J Natl Cancer Inst，107（5）：djv015

RAJESH GARG，AJAY CHAUDHURL，FREDERICK MUNACHAUER. 2006. Hyperglycemia，insulin，and acute ischemic stroke：a mechanistic justification for a trial of insulin infusion therapy. Stroke，37（1）：267-273

RAKHA EA，ALESKANDARANY MA，LEE AH，et al. 2016. An approach to the diagnosis of spindle cell lesions of the breast. Histopathology，68（1）：33-34

RAY A，GULATI K，HENKE P. 2020. Stress Gastric Ulcers and Cytoprotective Strategies：Perspectives and Trends. Curr Pharm Des，26（25）：2982-2990

TORRE L A，BRAY F，SIEGEL R L，et al. 2015. Global cancer statistics，2012. CAr J Clin，65（2）：87-108

附录　急性动物实验常用操作训练

选取合适的动物作为实验对象完成实验的过程不仅是机能学科研究的重要方法，也是医学生基础医学培养阶段的重要教学环节，唯有熟练掌握常用的手术操作方法和步骤，才能成功复制出与人类疾病相似的动物模型，通过不同的动物实验来学习和巩固基本手术操作，从而为探索医学知识打下坚实的实践基础。

本部分内容将从家兔的捉拿、称重、麻醉、固定、剪毛以及颈、胸、腹、股部手术与插管等方法逐一进行详细介绍。

一、常用手术器械

小动物常用手术器械通常包括20cm×30cm的方盘1个，肾形盘1个，2ml、5ml、10ml、50ml注射器各1支，6号、7号注射针头各1个，手术刀1把，外科镊1把，直眼科镊1把，弯眼科剪1把，弯止血钳2把，直止血钳2把，组织剪2把，弯剪2把，持针器1把，动脉夹2个，气管插管1个，九号头皮针与输液装置一套，0号与4号缝合线若干，乳突牵开器1个，30cm×30cm纱布4块，连有医用三通接头的血管插管3个，“Y”形输尿管插管1个，膀胱插管一个。

二、家兔的捉拿、称重、麻醉、固定、剪毛

1. 捉拿　捉拿家兔的正确方法是：实验者用右手虎口从后向前于家兔头侧方向抓住家兔颈背部皮肤并向上提起，左手随即托住家兔后肢及臀部。

2. 称重　将家兔置于婴儿称的托盘中（附图1），准确读取重量（单位：kg）。

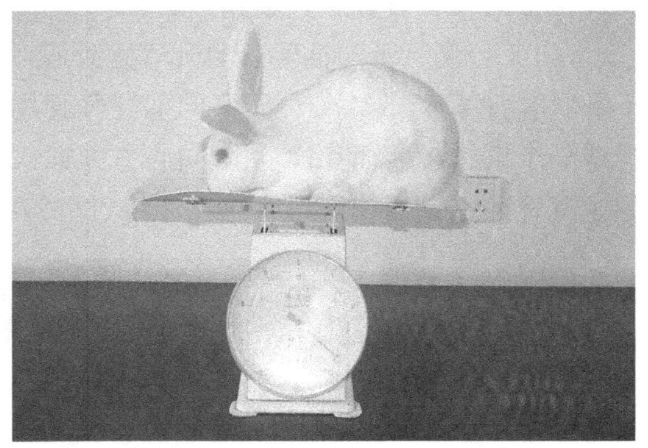

附图1　称重

3. 麻醉　用20ml的注射器准确抽取20%氨基甲酸乙酯溶液（剂量为5ml/kg），经耳缘静脉（附图2）注射麻醉药物（附图3），前1/3量可以较快，后2/3的量缓慢注射完成全身麻醉，同时注意观察麻醉深度。

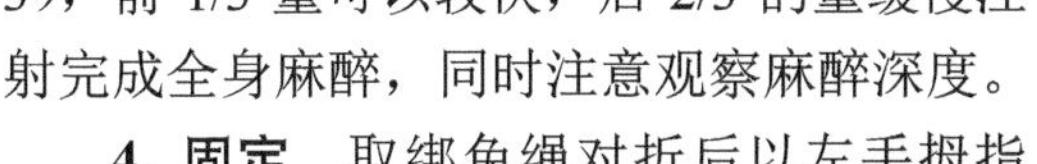

4. 固定　取绑兔绳对折后以左手拇指与示指捏住上3/2交叉，使绑兔绳在左手示指指腹上形成一个环，将绑兔绳的另一端在左手拇指与示指上绕一圈，反折后由此圈中掏出，拉紧后就形成了一个双活结（类似于蝴蝶结），将四条绑兔绳的活结完成后，分别套在家兔四肢的腕关节、踝关节上方并拉紧，然后将家兔仰卧位置于兔台上，先将兔头套入兔头夹并牢固固定在头侧双凹夹上，双后肢绑兔绳分别固定在兔台尾侧端两边的固定柱上，双前肢绑兔绳在其背后交叉并分别压住对侧肢体后，再固定于兔台两侧的固定柱上（附图4），将耳缘静脉穿刺针与静脉输液

装置相连，静脉滴注生理盐水并维持输液速度为 6 滴/分。

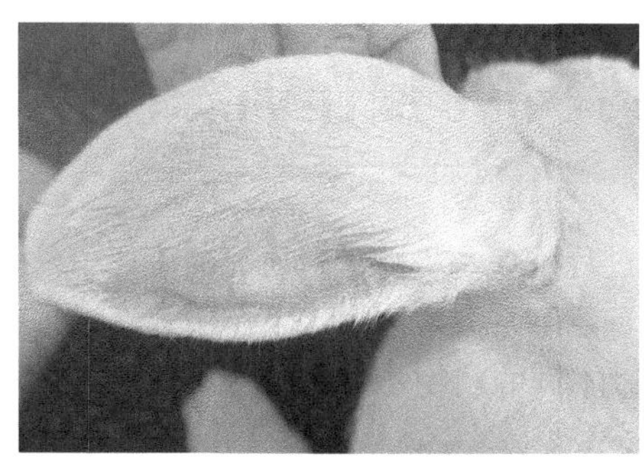

附图 2 耳缘静脉

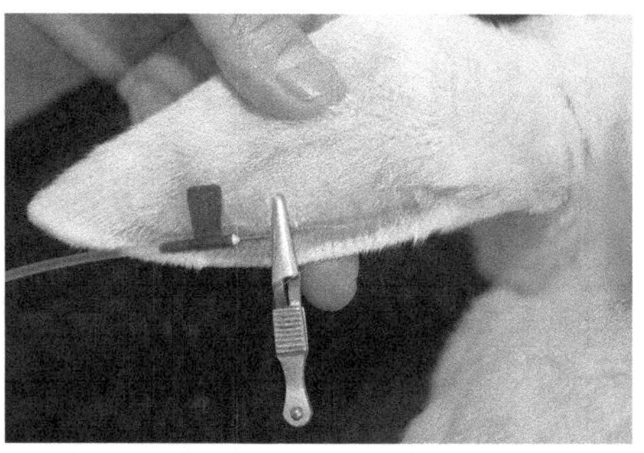

附图 3 耳缘静脉穿刺

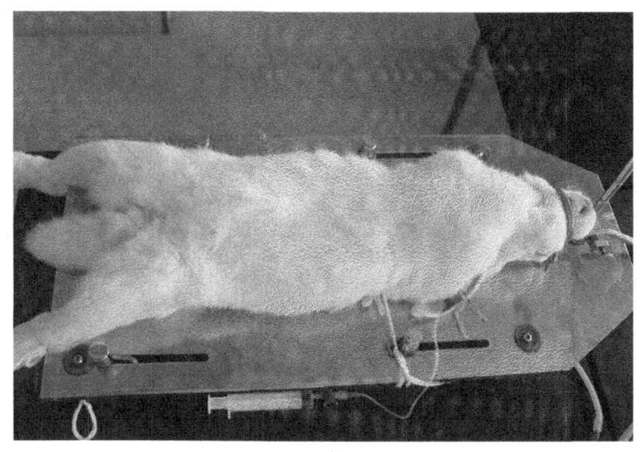

附图 4 背位固定

5. 剪毛 用剪毛剪逐个剪除颈部、胸部、腹部正中、左侧腹部、股部手术野处的兔毛（剪毛时不应将兔毛提起，以避免剪破皮肤），剪除范围应略大于皮肤切口 1cm。

三、颈、胸、腹、股部手术与血管插管

1. 颈部手术 颈部手术切口通常选择在颈部正中、甲状软骨起向尾侧端长约 5cm，全层切开皮肤后，可见在颈中部位的两层肌肉。一层与气管平行，覆于气管上，为胸骨舌骨肌，其下还有一层肌肉呈“V”形走行向左右两侧分开，此层为胸锁乳突肌。在气管表面钝性分离胸骨舌骨肌，暴露气管。

（1）分离气管与插管：剪开气管外膜、分离 2.0cm 长的气管，在其下方置 4 号单线，于环状软骨第 5、6 软骨环间横向剪开气管周径的一半，再向头侧纵向剪断第 4、5 软骨环，形成一个倒“T”形切口，立即向心方向插入气管插管约 1.5cm，以预先备好的 4 号线结扎固定气管和气管插管，再将结扎线绕过气管插管的分叉处并结扎固定（附图 5）。

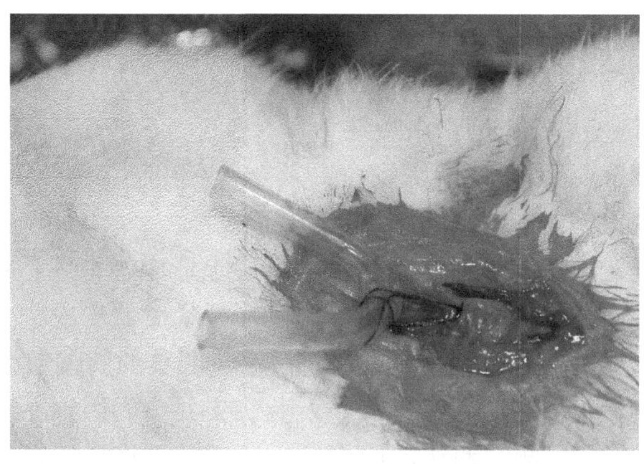

附图 5 气管插管并固定

（2）分离颈外静脉：用左手拇指与示指固定并提起颈部皮肤，其余手指向上顶起组织，在胸锁乳突肌外缘可见由内、外腭静脉交汇成的粗大的颈外静脉，用止血钳仔细分离约 2.5cm，并在其下方穿两条 0 号线备用（附图 6）。

（3）分离颈总动脉：固定胸锁乳突肌，用止血钳在两层肌肉处（即“V”形沟内）将它分开，用左手拇指与示指提起皮肤与部分胸骨舌骨肌，其余手指向上顶起组织，在沟底部气管的两侧可见搏动的颈总动脉鞘（内有颈总动脉、迷走神经、减压神经和交感神经），用止血钳仔细分离颈总动脉长 2～3cm，于其下方穿两条 0 号线备用（附图 7），手术完成后以湿生理盐水纱布覆盖手术部位。

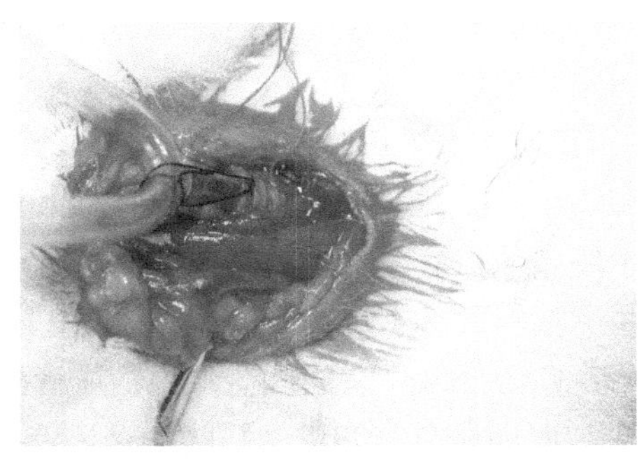

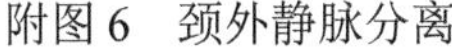

附图 6 颈外静脉分离

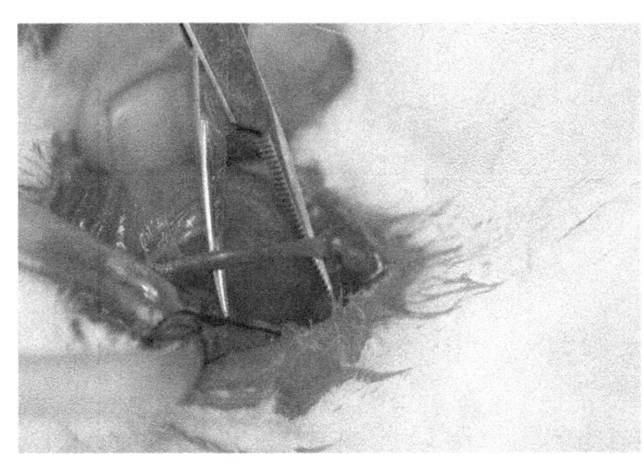

附图 7 颈总动脉分离

2. 胸部手术 沿胸部正中线，自颈部皮肤切口向尾侧延长，继续切开皮肤长约 6cm，于第 4 肋软骨表面近胸骨左缘处，用手术刀做横向小切口，切开胸大肌、胸小肌，以长直止血钳紧贴胸骨左缘，钳夹全层胸大肌、胸小肌，并沿止血钳左缘全层剪断胸大肌、胸小肌，充分暴露肋骨与肋间肌，用小弯止血钳，在第 2 肋骨和肋软骨交界的前缘垂直刺破肋间内、外肌及壁层胸膜，斜向内前方走行，从第 1 肋软骨和胸骨交界的后缘穿出，夹住一根 4 号结扎线退出止血钳，牢固结扎，再从原刺入点刺入，斜向内后走行，从第 2 肋软骨下方穿过，于第 2 肋间隙紧靠胸骨左缘处中点穿出，夹住 4 号结扎线，退出止血钳，牢固结扎（附图 8、附图 9）。用粗剪刀紧贴胸骨左缘，小心剪断第 4、3、2 肋软骨和肋间内、外肌，用乳突牵开器缓慢撑开胸部切口约 1.5cm（不可过大，以免撕破壁层胸膜造成气胸），充分暴露心包和心脏。手术完成后以湿生理盐水纱布覆盖胸部手术创面。

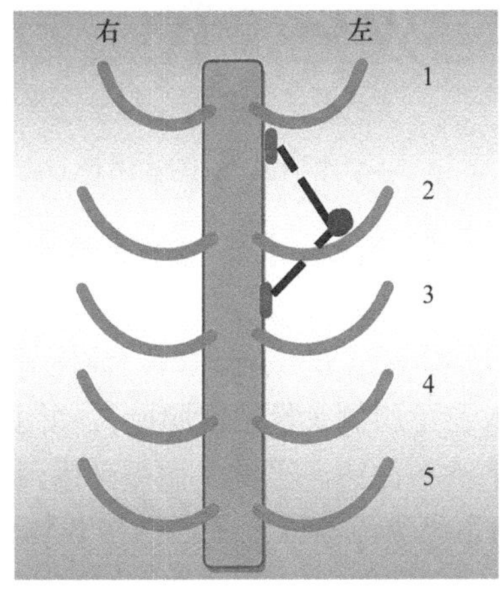

附图 8 “V”形结扎示意图

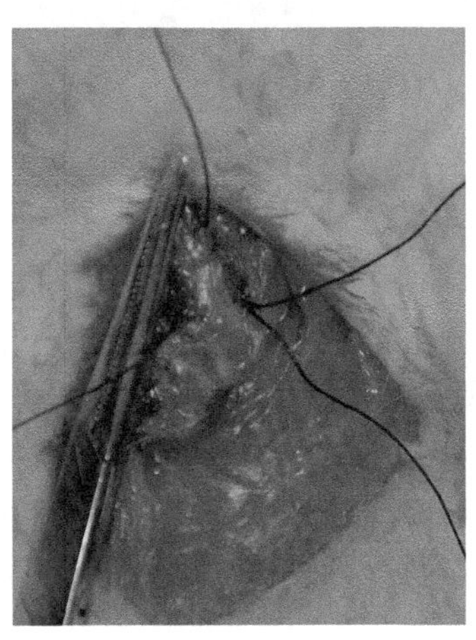

附图 9 “V”形结扎

3. 腹部手术

（1）肝脏切除术：自剑突下 1cm 沿腹正中线向尾侧端纵行切开皮肤约 5cm，沿腹白线纵行切开腹直肌鞘，暴露肝脏，切断肝镰状韧带和肝胃韧带，以右手示指、中指夹持棉绳沿肝左外叶、左中叶、右中叶和方叶的根部围绕一周并结扎（附图 10），以阻断肝脏血流的大部分，并用组织剪将所结扎的肝叶逐叶剪除，造成家兔急性肝功能不全。

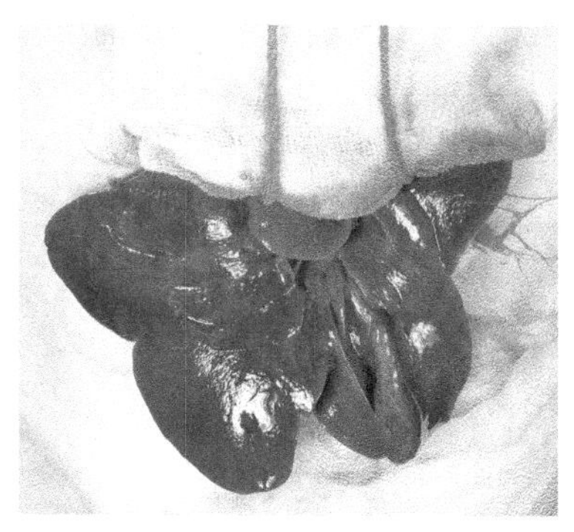

附图 10　肝脏结扎

（2）十二指肠插管术：沿幽门向下找出十二指肠，将塑料管于十二指肠降部前壁刺入肠腔，沿插管一周做荷包缝后将塑料管向十二指肠远端方向插入约 5cm 后固定（附图 11），将肠管送回腹腔，插管的另一端置于腹腔外，用皮钳关闭腹腔。

（3）输尿管插管术：在耻骨联合上 4cm 处沿腹白线向下做长约 3cm 的皮肤切口，逐层切开腹肌和腹膜，以温生理盐水纱布保护后，将膀胱牵拉出腹腔，于膀胱三角处找出两侧输尿管，各分离 1.5cm（附图 12），分别结扎远心端后，向心插入充有生理盐水的输尿管插管，将输尿管插管末端与尿液记滴器相连，可记录单位时间尿量，亦可做膀胱插管记录尿滴。

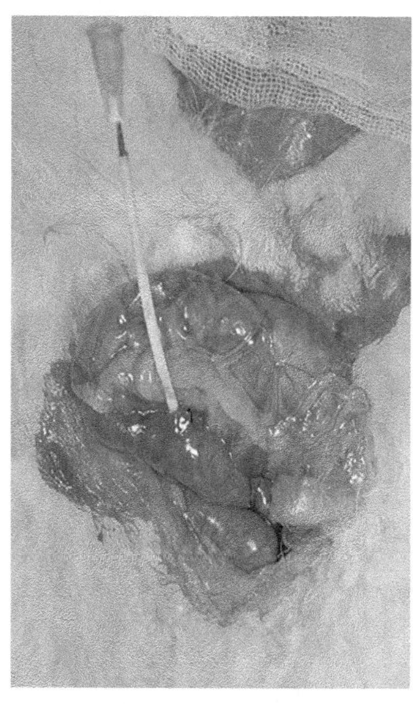

附图 11　十二指肠插管

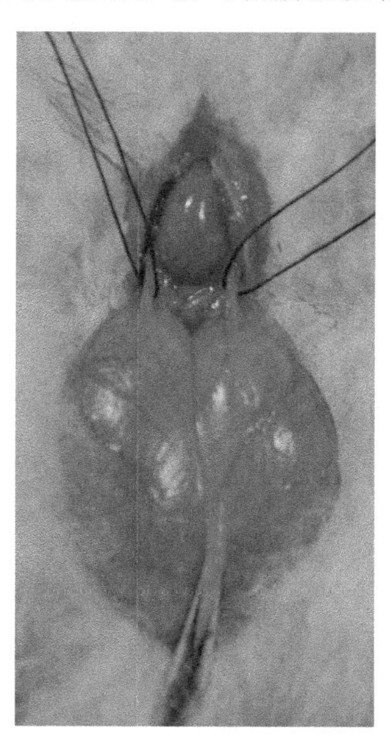

附图 12　双侧输尿管分离

（4）膀胱插管：用两把止血钳钳夹膀胱底部，剪开并插入充满生理盐水的膀胱插管，用 4 号线结扎固定，把膀胱送回腹腔用皮钳关闭腹腔。

（5）暴露小肠系膜：在左侧腹直肌旁做长约 6cm 的纵行切口，钝性分离肌肉，打开腹腔后，将卵圆钳衬以湿的生理盐水纱布伸入左下腹侧（紧贴前腹壁），钳出 10cm 的回肠袢，轻轻拉出腹腔（附图 13），以温生理盐水纱布保护，平铺于微循环灌流盒观察台上，盒内以 38℃任-台氏液恒温灌流，然后将兔肠系膜灌流盒固定于显微镜载物台上。

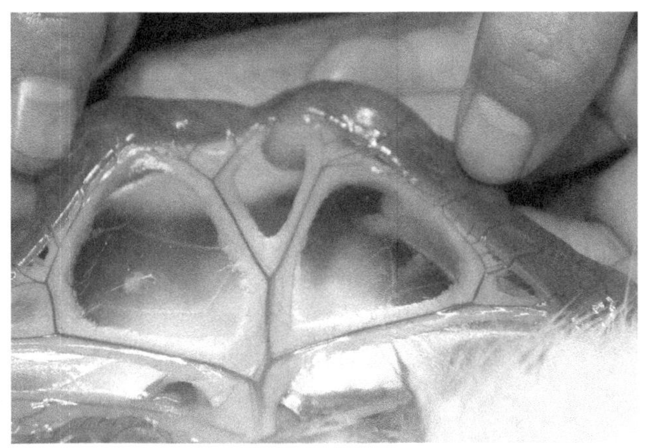

附图 13 暴露小肠系膜

4. 股部手术 在股三角区（骨三角区上界为鼠蹊韧带，内界为缝匠肌，外界为内收长肌。鼠蹊韧带（相当于人的腹股沟韧带）中点下方 1cm 股动脉搏动处，沿动脉走行方向切开皮肤长约 4cm，钝性分离股血管神经鞘后，即可见到乳白色的股神经位于外侧，暗红色的股静脉位于内侧，股动脉位于神经静脉的中间背侧，分离股动脉长约 2cm，置 2 根 0 号线备用（附图 14）。手术完成后以湿生理盐水纱布覆盖股部手术创面。

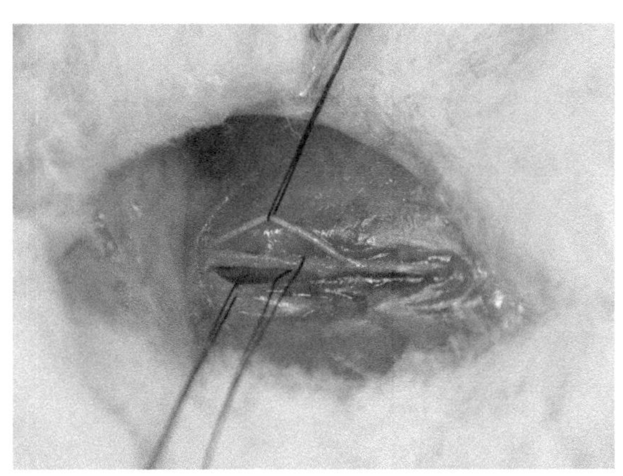

附图 14 股三角区血管、神经

5. 肝素化 取 10ml 注射器抽取 0.5%的肝素溶液（2ml/kg），通过耳缘静脉穿刺针的三通接头处，静脉注射肝素溶液，使家兔全身肝素化。

6. 血管插管术

（1）颈总动脉插管：首先靠远心端结扎颈总动脉，用动脉夹夹闭近心端，形成一段约 1.5cm 的盲管，提起远心端结扎线，将左手示指置于该段血管的下方，在靠近结扎线处用眼科剪垂直剪开动脉周径的一半，将预先充满 0.5%肝素溶液并连有压力换能器的动脉插管，插入侧颈总动脉，以另一根备用线打结、固定后，解除动脉夹，打开三通开关，使动脉插管与压力换能器相通，以 BL-420 生物机能实验系统测量、记录血压。如果测量左心室功能，则要进行左心室内插管，则在动脉插管外周涂抹液体石蜡，继续向心方向插入动脉插管约 6cm，直至拇指和示指能够感受到来自动脉插管受到的主动脉瓣有节律的拍击感，找准时机再插入 0.5cm 后，固定结扎线（附图 15），同时可以从测量界面中看到原来描记的血压曲线变为左心室内压力曲线。

（2）颈外静脉插管：先用动脉夹夹闭颈外静脉近心端，待静脉充盈后再用结扎线结扎远心端，在靠近远心端结扎线处用眼科剪垂直剪开静脉周径的一半，向心方向插入预先充满 0.5%肝素溶液并连有压力换能器的静脉插管，插入深度约为 5cm，然后用结扎线打结、固定后（附图 16），打开三通开关，使静脉插管与压力换能器相通，以 BL-420 生物机能实验系统测量、记录测定中心静脉压。

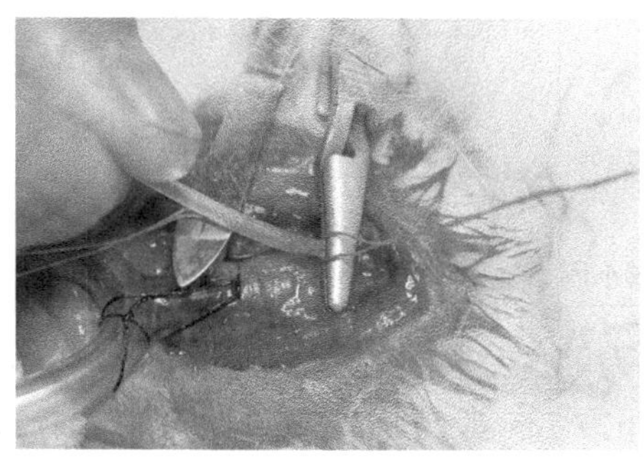

附图 15　颈总动脉插管

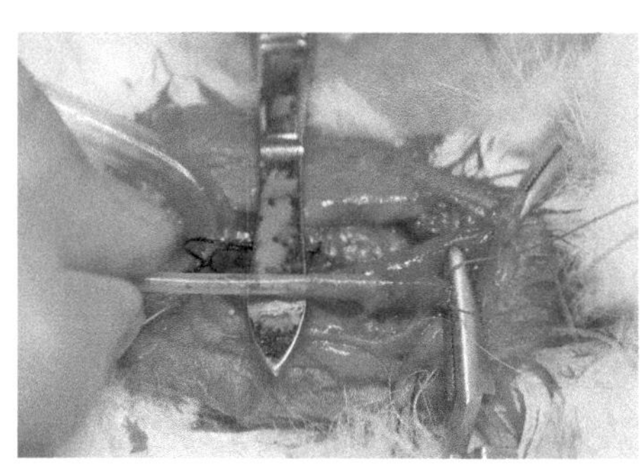

附图 16　颈外静脉插管

（3）股动脉插管：方法同颈总动脉插管。

（李桂忠　张鸣号　秦凯悦）